中医门径——中医基础通识

崔姗姗◎主编

河南科学技术出版社
·郑州·

内容提要

中医门径是开启中医奥秘之门的一把钥匙。中医如何认识奇妙的生命？人为什么会生病？中医诊病治病有什么特色？如何正确地养护生命、维护健康？哲学与中医有着怎样的渊源？本书为您解惑答疑，引领您进入中医的殿堂。全书分为九讲，第一讲，初识中医；第二讲，中医的哲思；第三讲，开放的人体系统——藏象；第四讲，生命的物质与主宰——精、气、血、津液、神；第五讲，神奇的网络——经络；第六讲，认识体质；第七讲，疾病之源——病因；第八讲，病证之机要——病机；第九讲，养生与治则。中医是医理、哲理、事理的融合，本书将抽象的理论形象化、简明化，为您搭建与中医学近距离沟通的桥梁。读完此书，您会感到：生活无处不中医，中医就在我们身边。

图书在版编目（CIP）数据

中医门径：中医基础通识 / 崔姗姗主编. —郑州：河南科学技术出版社，2021.5

ISBN 978-7-5725-0322-1

Ⅰ.①中…　Ⅱ.①崔…　Ⅲ.①中医医学基础　Ⅳ.①R22

中国版本图书馆CIP数据核字（2021）第039695号

出版发行：河南科学技术出版社

地址：郑州市郑东新区祥盛街 27 号　　邮编：450016

电话：（0371）65788613　65788629

网址：www.hnstp.cn

策划编辑：邓　为

责任编辑：李振方

责任校对：张艳华

封面设计：中文天地

责任印制：朱　飞

印　　刷：河南省环发印务有限公司

经　　销：全国新华书店

开　　本：720mm × 1020mm　1/16　印张：23　字数：290 千字

版　　次：2021 年 5 月第 1 版　2021 年 5 月第 1 次印刷

定　　价：78.00 元

本书编写委员会名单

主　编　崔姗姗

副主编　高小玲　梁　鹤　刘紫阳

编　委（以姓氏笔画为序）

马锦地　包海燕　刘　陆　刘文礼

刘雪宁　李艳坤　李墨颜　邵　雷

周　凌　侯凌波　娄翔宇

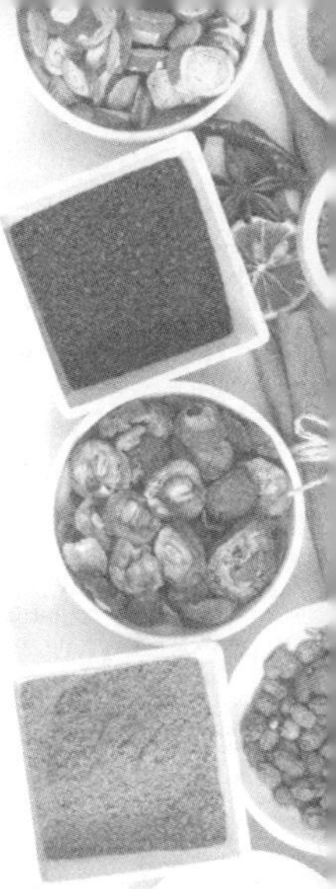

序

中医，仁和之医，开启天人相应之模式，自成理法方药之体系，心往修之，体健是赖。然中医之学，又非易学，其理虽朴，其道堪幽！学须心领神会，用要悟高智深，往往初学之士，难得耕读要领。面命浩瀚之著，望而却步；耳提诸子之学，手足无措。茫茫乎无所依，困困乎有所惑。如此之窘，乃不知入门之径故，王冰曰：“且将升岱岳，非径奚为”，此之谓也。是寻其门径，自能登堂入室；执其锁钥，方可启门探幽。而欲寻中医之门径、锁钥者，当首从《中医基础理论》及经典名著始，踏步而入，循序而进，自会渐入佳境，觅得无限风光。试观名老中医之路，皆从此径走来，厚德济生，绽放医术辉煌！

崔君姗姗，余曾经同事，乃同仁之翘楚，聪敏贤达，学贯古今，掌中医基础教鞭三十五载，烛光蚕丝，执着耕耘，精心打造课程，呕心培育人才，屡获教学大奖，荣获省级教学名师称号，可谓全国中医基础教学之领军者。2017 年，崔老师带领团队讲授的《中医基础理论》慕课上线，引来数以万计莘莘学子争相学习研修，一时线上点赞者众，反响极大，近日又喜获首批国家级线上一流课程。今因应学情，将其所讲内容规范整理，名为《中医门径》，将付剞劂，可喜可贺！

纵观全书，特点有四：

一者，理论联系实践。理论源于实践，实践升华理论。理论不付实践，则为无源之水；实践不依理论，犹人夜行无烛。二者结合，方为中医研学之门道。是书理论阐述精准，案例引入生动。以理寻案，落实理论之运用；以案明理，夯实理论之掌握。对初学中医者，尤为适宜。

二者，传统结合现代。回归经典，服务现代，乃中医当务之急。是书引经据典，脱去古奥之晦涩；紧扣现代，横生今时之妙趣。以浅显之词，发高深之理；令经典之学，为现代所用。做到易学、易懂、易记、易用。

三者，医理圆融事理。中医之理，应于生活事理；天人相应，本是内外相通。生活无处不中医，中医处处有生活。是书医理圆融事理，以生动之生活事例阐述中医朴素之理。如讲阴阳，以天地之阳光明媚与阴雨连绵、历法之阳历与阴历、起居之欲住向阳房与体检之欲得阴性结果等，令阴阳概念跃然而出，贴切生动。

四者，文理含寓哲理。是书文理通晓明白，哲理发人深思。语之通俗，抛去华藻繁缛；言之生动，读来引人入胜。或抽丝剥茧之透解，或恍然大悟之点拨，详略得当，抑扬顿挫。读之既感一锤定音之刚，又享绕梁三日之柔。可谓厚积薄发，大道至简。

书稿甫成，余有幸先睹为快，后接崔君微信，命作弁言，余感其诚，复嘉其学，培养中医人才，功莫大焉！不揣固陋，因为之序。

陈　明

2020 年 12 月 16 日于北京中医药大学

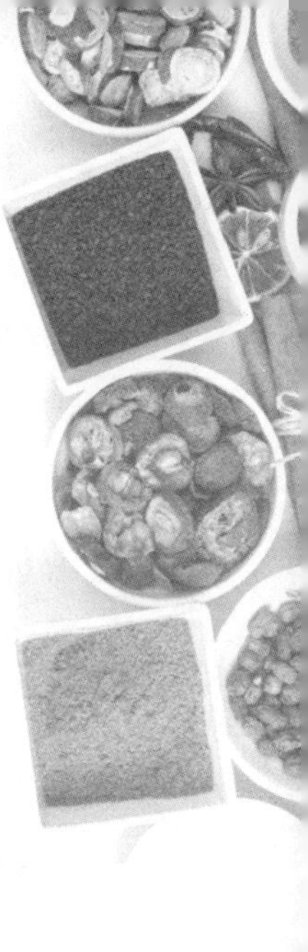

前言

2017年，我们团队建成《中医基础理论》省级精品在线开放课程，并在中国大学MOOC（慕课）上线，迄今已进行了七个学期，全国60多所院校的在校生、留学生及中医爱好者在线学习，选课人数9万多人次，获得一致好评。2020年被教育部认定为首批国家级线上一流本科课程。许多学员希望出版与之配套的书籍，以便更好地学习。诚然，随着中医药走向国际步伐的加快，传播中医药知识、弘扬中医药文化，是我们中医人义不容辞的责任与担当。

《中医基础理论》是中医入门之阶梯，中医之印象，中医之奥妙，中医之厚重，中医之体系，皆可从中而展现。“将升岱岳，非径奚为”，《中医基础理论》就是打开中医奥秘之门的一把钥匙。

本书以中国大学MOOC《中医基础理论》课程的讲稿为蓝本，精修重订，取其精要，析其余义，著成《中医门径》。全书以通俗易懂的语言、生动有趣的案例、贴近生活的比喻，来阐明深奥的中医理论，集学术性、规范性和通俗性于一体。慕课中很多学员评论说：本课程“老师讲解透彻，课堂内容极其丰富，上到内经经典，诗词歌赋，下到成语俗语字词短语，更含中医病因病机，以及临床故事，学习之受益匪浅！”许多学习者评价本课程：层次清晰，逻辑严谨，深入浅出，语言优美。

全书以全国高等中医药院校规划教材《中医基础理论》的章节为顺序，分为九讲。内容涵盖《中医基础理论》的所有知识点，其概念准确、规范，全面展现了中医学的基本学术思想和理论体系。以浅显易懂的道理来阐释中医学的基本概念、基本知识、基本原理和基本思维方法。

初学中医，需要理解的概念比较多，诸如阴阳、五行、藏象、经络等。对这些大家认为比较晦涩的概念，我们一方面还原其产生的背景，一方面结合我们身边的生活事例进行阐述，使大家容易理解。比如阴阳，最初的涵义与太阳有关，即向日为阳，背日为阴。而生活中的阴阳场景和现象比比皆是：形容天气时的阳光明媚、阴雨连绵；历法中有阴历和阳历；成语中的阳奉阴违、阴差阳错；诗词中有“大江东去，浪淘尽，千古风流人物”这样阳刚豪放的作品，也有“杨柳岸，晓风残月”这样阴柔婉约的篇章；电池有阴极和阳极；大家买房子都愿意买朝南向阳的，而到医院检查身体的时候更愿意看见阴性结果等，阴阳的概念呼之即出。阴阳即指事物内部或事物之间相互对立的两种基本属性。

对于中医的基本知识和诊治疾病的基本法则和原理，我们结合生活中的事理以及经典中的论述进行阐述。比如：老年人以及产妇的大便秘结多是由于阴血不足而不能润泽肠道所致，受到水能行舟的启发，所以取象比类，采用滋阴润肠通便的方法来治疗，称之为“增水行舟”法。比如“增液汤”，用玄参、麦冬、生地来润肠通便。正如《老子·二十五章》中所言：“人法地，地法天，天法道，道法自然。”天道、地道、人道，其规律和法则是相通应的。所以，中医的许多思想就是效法自然规律而形成的。

本书的特色，借用中国大学MOOC学习者的评价，主要有：

1. 简明易懂，既有深度又有广度。

2. 理论阐述精准独到，引经据典，趣味横生。

3. 理论联系病例，形象直观。

4. 源于教材而又高于教材，深入浅出，旁征博引。

总之，本书具有自然科学知识与人文社科知识相结合、理论与实践相结合、医理与哲理相结合的特点，适合广大中医药爱好者、中医药院校在校生、中医学历教育、继续教育、各级晋职、执业医师和药师资格考试、考研及医院医师学习和掌握中医要旨所用，也可作为教师教学参考用书。

本书编写团队为中医基础理论省级优秀基层教学组织骨干成员，长期从事中医基础理论教学和中医临床诊疗工作，获得多项全国、全省教学和临床竞赛奖项，确保了本书的高质量编写。但鉴于我们水平有限，殷切希望广大读者及同仁提出宝贵意见，以便再版时修正，使之臻于完善。

编者

2021 年 1 月

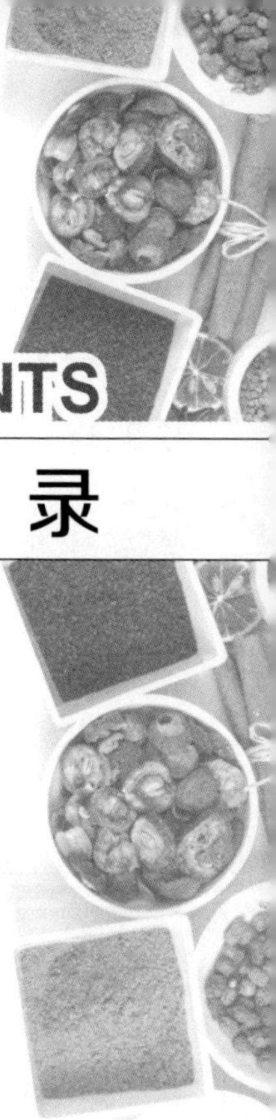

CONTENTS

目 录

第一讲　初识中医 / 1

第一节　中医学及中医学理论体系 / 1

一、什么是中医学 / 2

二、中医学的学科属性 / 5

三、中医学理论体系及其内涵 / 6

四、中医学之入门 / 7

第二节　中医学理论体系的形成和发展 / 9

一、中医学理论体系的形成 / 9

二、中医学理论体系的发展 / 11

第三节　中医学理论体系的主要特点 / 16

一、整体观念 / 16

二、辨证论治 / 26

第四节　中医学的主要思维方式 / 31

一、象思维 / 31

二、系统思维 / 33

三、变易思维 / 33

第二讲　中医的哲思 / 37

第一节　气一元论 / 37

一、气的哲学概念与气一元论 / 37

二、气一元论的基本内容 / 39

第二节　阴阳学说 / 41
一、阴阳的概念、特性与归类 / 41
二、阴阳学说的基本内容 / 45
三、阴阳学说在中医学中的应用 / 51
第三节　五行学说 / 58
一、五行的概念、特性与归类 / 58
二、五行学说的基本内容 / 61
三、五行学说在中医学中的应用 / 67

第三讲　开放的人体系统——藏象 / 73
第一节　藏象概述 / 73
一、藏象——中医整体观念的重要体现 / 73
二、藏与象的关系——以脏定象、以象测脏 / 75
三、藏象学说是如何形成的 / 77
四、脏腑分类及各自的生理特点 / 79
五、藏象学说的特点 / 80
第二节　五脏 / 81
一、君主之官——心 / 82
二、相傅之官——肺 / 97
三、仓廪之官——脾 / 110
四、将军之官——肝 / 122
五、作强之官——肾 / 135
第三节　六腑 / 151
一、中正之官——胆 / 152
二、水谷之海——胃 / 153
三、受盛之官——小肠 / 154
四、传道之官——大肠 / 155
五、州都之官——膀胱 / 156

六、决渎之官——三焦 / 157
第四节 奇恒之腑 / 159
一、脑——脑为髓海，元神之府 / 159
二、髓——养脑，充骨，化血 / 161
三、女子胞——主持月经，孕育胎儿 / 162
第五节 脏腑之间的关系 / 164
一、脏与脏之间的关系 / 164
二、腑与腑之间的关系 / 171
三、脏与腑之间的关系 / 171

第四讲 生命的物质与主宰——精、气、血、津液、神 / 181
第一节 精 / 181
一、人体之精的概念与分类 / 181
二、人体之精的生成、贮藏和施泄 / 183
三、人体之精的功能 / 183
第二节 气 / 185
一、人体之气的概念 / 185
二、人体之气的生成 / 186
三、人体之气的运动与变化 / 187
四、人体之气的功能 / 190
五、人体之气的分类 / 192
第三节 血 / 198
一、血的概念 / 198
二、血的生成 / 199
三、血的运行 / 200
四、血的功能 / 201
第四节 津液 / 202
一、津液的基本概念 / 202

二、津液的代谢 / 203
三、津液的功能 / 205
第五节　神 / 206
一、人体之神的基本概念 / 206
二、人体之神的生成 / 207
三、人体之神的功能 / 207
第六节　精、气、血、津液、神之间的关系 / 208
一、气与血的关系 / 209
二、气与津液的关系 / 210
三、津液与血液之间的关系 / 211
四、精、气、神之间的关系 / 212

第五讲　神奇的网络——经络 / 215
第一节　概 述 / 215
一、经络的概念 / 215
二、经络系统的组成 / 216
第二节　十二经脉 / 219
一、十二经脉的命名 / 219
二、十二经脉的走向和交接规律 / 220
三、十二经脉的分布规律 / 222
四、十二经脉的表里关系 / 223
五、十二经脉的气血流注次序 / 224
第三节　奇经八脉 / 225
一、奇经八脉的分布和功能特点 / 225
二、奇经八脉各自的循行和生理功能 / 226
第四节　经络的生理功能和应用 / 239
一、经络的生理功能 / 239
二、经络学说的应用 / 241

第六讲　认识体质 / 245
第一节　体质的概念与特点 / 245
一、什么是体质 / 245
二、体质的特性 / 246
第二节　体质的构成要素与形成因素 / 248
一、体质构成的三大要素 / 248
二、体质形成的先后天因素 / 249
第三节　体质的分类及特征 / 250
一、体质的阴阳三分法 / 252
二、体质的九分法 / 252
第四节　体质学说的应用 / 258
一、体质与养生 / 258
二、体质与发病倾向 / 258
三、体质与辨证论治 / 259

第七讲　疾病之源——病因 / 261
一、病因的概念及分类 / 261
二、中医如何认识病因 / 262
第一节　外感病因 / 263
一、六淫 / 263
二、疠气 / 274
第二节　内伤病因 / 277
一、七情内伤 / 277
二、饮食失宜 / 281
三、劳逸失度 / 284
第三节　病理产物性病因 / 287
一、痰饮 / 287
二、瘀血 / 290

三、结石 / 293
第四节 其他病因 / 295

第八讲 病证之机要——病机 / 297
第一节 发病 / 299
一、发病原理 / 299
二、影响发病的主要因素 / 302
三、发病类型 / 303
第二节 基本病机 / 306
一、邪正盛衰 / 306
二、阴阳失调 / 311
第三节 内生五邪 / 320
第四节 疾病传变 / 328
一、病位传变 / 328
二、病性转化 / 330

第九讲 养生与治则 / 331
第一节 养生 / 331
一、养生、天年与衰老 / 331
二、养生的基本原则 / 333
第二节 治未病 / 335
一、未病先防 / 335
二、既病防变 / 338
三、愈后防复 / 339
第三节 治则 / 340
一、概述 / 340
二、七大治则 / 341

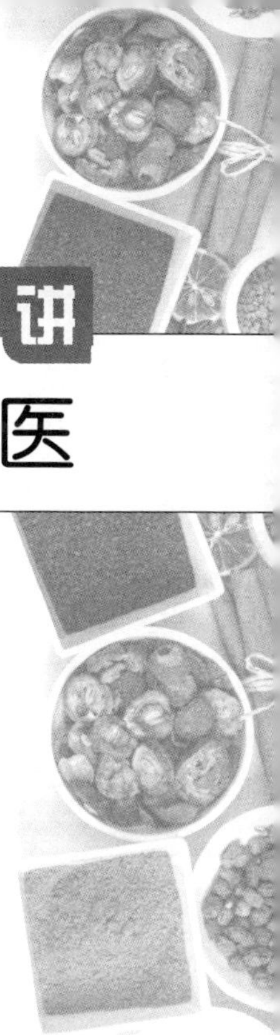

第一讲 初识中医

【导言】博大精深的中医学蕴含了中华民族的大智慧。以“系统整体思维”“象思维”“中和思维”等为基本思维方式，经过长期的临床实践，形成了完整、系统的中医学理论体系。什么是理、法、方、药？中医诊治疾病的基本思路是什么？如何打牢学习中医的根基？中医学的发展趋势是什么？初识中医，为您揭开中医学的神秘面纱。

第一节　中医学及中医学理论体系

中医学发源于中国，有着数千年的悠久历史，为中华民族的繁衍昌盛做出了巨大的贡献。中医学传播到世界各地，对全人类的身体保健和疾病防治，产生了重要的影响和促进作用。

一、什么是中医学

1. 中医学——中国的医学

一提到中医，大家脑海中或许会出现这样一个画面：一个小老头，三个手指头，一个小枕头。大家都知道：这个场景刻画的是号脉。脉诊又叫切脉，是中医四诊中望闻问切的方法之一。四诊含有中医学独特的理论和思维认识方法（图1–1）。

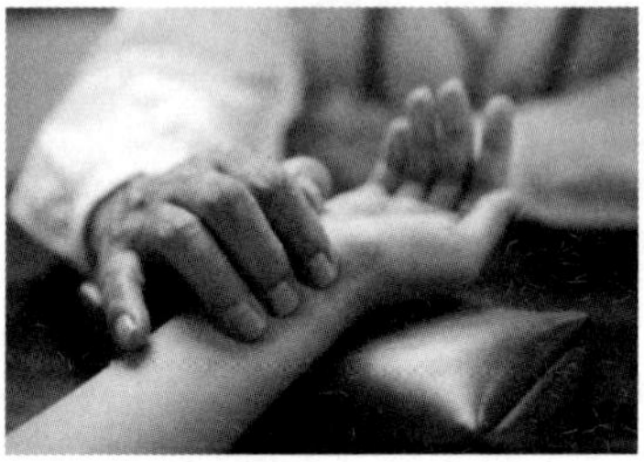

图1–1　诊脉

至于睿智的老者形象，是告诉我们，在理论指导下，长期临床经验的积累非常重要。也就是说，中医的传承性非常强。

中医属于传统医学的范畴。

在人类历史上，存在着多种传统医学，它们各自在维持本民族的繁衍生息和维护生命健康上，发挥了重要作用。但大多数传统医学已经销声匿迹，而中医学以它强大的生命力传承至今，并且逐步走向世界，被越来越多的国家和人民所接受，成为和现代医学并驾齐驱的医学体系。

那么，什么是中医学？中医的优势是什么？为什么它能发展至今而长盛不衰？

我们首先来认识一下中医学的概念。

中医学，是以中医药理论与实践经验为主体，研究人类生命活动中健康与疾病转化规律及其预防、诊断、治疗、康复和保健的综合性科学。

毛泽东主席早在1958年就指出：中国医药是一个伟大的宝库，应当努力发掘，加以提高。

习近平总书记也强调，中医药学凝聚着深邃的哲学智慧和中华民族几千年的健康养生理念及其实践经验，是中国古代科学的瑰宝，也是打开中华文明宝库的钥匙。

由此可见，中医学承载和蕴含了中华民族的大智慧，是一门博大精深的学问。

目前，对人类健康危害较大的心脑血管疾病、恶性肿瘤、病毒感染等，尚无理想的治疗方法和有效的控制手段。经过认真的反思，1996年世界卫生组织在《迎接21世纪的挑战》中提出了21世纪的医学将从“疾病医学”向“健康医学”发展的战略思想。其中有六大重要的转变：

（1）从重治疗向重预防发展。

（2）从针对病源的对抗治疗向整体治疗发展。

（3）从重视对病灶的改善向重视人体生态环境的改善发展。

（4）从群体治疗向个体治疗发展。

（5）从生物治疗向心身综合治疗发展。

（6）从强调医生的作用向重视病人的自我保健作用发展。

这些理念恰好体现了传统中医学的伟大思想，可以说中医承载了两千多年的有关生命健康的古老命题，正引领新世纪健康医学的诞生。这也是中医在当代世界迅速兴起的内在缘由。

2. 中医学——中和的医学

“中和”，就是中正平和。

“中和”出自《礼记·中庸》：“中也者，天下之大本也；和也者，天下之达道也。”

中，就是不偏不倚，无太过也无不及；和，就是和谐，调和。

中国有一句古言，叫做“和为贵”。

中医学以中和、平衡为准绳，认识问题和解决问题采用不偏不倚，执中适度，恰到好处的思维方法。

中医的经典之作《黄帝内经》，有两百多处论及“平”与“和”。比如，人是天地自然“和”的产物，天地和则生，不和则不生。《内经》把正常脉象称为“平脉”；把健康的人称作“平人”。平人不但要与自然保持“内外调和”，也要保持脏腑气血中和，即“五脏安定，血脉和利”。

对于疾病产生的原因，《内经》提出了“生病起于过用”这样一个观点。再好的食物，吃多了就变成了毒，就会得病。天天熬夜，劳神过度，日久也会生病。快步走不失为健身的好方法，但是我们不提倡暴走，每天走几万步也会伤筋动骨。所以，东方文化是“致中和”，我们不提倡马拉松比赛等剧烈运动，我们锻炼的理念是刚柔相济，恰到好处。

有的老年人，把身体这里不舒服或那里疼痛，认为是“血气不和”。确实，《内经》就有“血气不和，百病乃变化而生”的论述。

治疗疾病，是要“谨察阴阳所在而调之，以平为期”，以恢复人体阴阳协调平衡为目的。

在养生方面也要遵循“中和”的思想，指出饮食上要“谨和五味”，五谷杂粮应当调理得当；情绪上，要“和喜怒”“志意和”，恰当地表达喜怒哀乐等。

医圣张仲景深得《内经》要旨，指出疾病如果“阴阳自和”，必自愈。

《伤寒论》中的第一方桂枝汤，就是针对营卫失和而设立的。充分体现出“和”为贵的思想。

我们临床在用药配伍时也要遵循动中有静、静中有动的原则。比如黄芪要配陈皮，熟地习惯上配砂仁就是这一思想的运用。

这些思维方式，体现出中医学鲜明的特色和高超的智慧。所以有人说，中医就是“中和”的医学。

中医不但有长期临床实践的积累，并且站在哲学的高度认识人的生命与健康，形成了天人合一、形神一体、防治结合、纠偏致和的中医学独特思想。并且用阴阳之道一以贯之，力求达到人与自然的和谐共处。

二、中医学的学科属性

中医学的学科属性是以自然科学为主体，与人文社会科学等多学科相互交融的综合性医学科学知识体系。

中医学在形成之初，就把人放在天地之间的大环境中进行考察，认为天地人三才一体。形成了人—自然（环境）—社会环境—心理因素相互交融的综合性医学模式。

中医强调，人是社会中人，社会的礼仪规范、人际关系等，对于人的健康状况有着重要影响。

下面给大家举一个案例。

旧时天津有一位名叫陈方舟的医生，他曾经遇到过这样的一件事：有位富商得了重病，陈方舟医生给他开了个药方，要他连服三剂以后再来复诊。商人服完三剂以后，觉得病症仍然没有好转，于是另请名医施今墨先生为他治病。施老先生诊脉以后，又看了看陈方舟医生开的药方，只见药方上写着："人参、白术、茯苓、甘草"四味，于是告诉富商可以按这个方连续服用。但是，富商连说不行，一定要施老另开处方。施老发现眼下无法说服富商，只好挥毫写下这样一张药方"鬼益、杨枪、松腴、国老"，商人如获珍宝般地走了。

富商按施今墨的嘱咐，连服了二十剂以后，病果然好了。于是，富商携厚礼向施老致谢，施老却要他去感谢陈方舟医生。因为，"鬼益""杨枪""松腴""国老"分别就是"人参""白术""茯苓""甘草"的别称，是中医的常用方剂——四君子汤。施老的高明之处就在于能够掌握患者的心理，通过变换药名，使患者能够好好地配合医生的治疗。

所以，中医从不把疾病和治疗看作纯粹是形体和技术之事。不但关注病，更关注人，要了解人的心理活动和社会属性。要想做一个好医生，就要"不失人情"（《内经》），也就是说，医生必须明事理，通人情。

说到心理的疏导，《内经》记载有“祝由”疗法。主要说的是针对一些疾病的心理因素来祝说疾病的原由，加以疏导，相当于我们现在的心理治疗。

中医学的综合性医学模式，还表现在哲学思维的渗透与运用。比如天人合一、气一元论、阴阳学说、五行学说，这些哲学思想的渗透，形成中医学“道”与“术”结合统一的特点。在努力学习术的同时，还要不断感悟道，力求达到以“道”统“术”的境界，使认识上升到一定的高度。

三、中医学理论体系及其内涵

中医学理论体系是包括理、法、方、药在内的医学体系。

那么，什么是理、法、方、药呢?

我们以一首常用的方子——桂枝汤为例，先来做一下初步的了解。

桂枝、白芍、炙甘草、生姜、大枣，是常用的五味中药，这五味药以一定的量，按照君臣佐使的配伍原则组成的方，就叫做桂枝汤。桂枝汤能够调和营卫，主要用来治疗营卫失调的病证。

那么什么是营气和卫气？为什么会出现营卫失调？营卫失调的异常表现又是什么？这就是我们要学习的医理，调和营卫是治则治法，方子为桂枝汤，方由药物来组成。

怎么认识中医学理论体系中的理、法、方、药呢?

理，是指中医理论，包括医理、哲理、事理。

法，是法则、法度。主要是指诊法和治法。

方，具有君、臣、佐、使配伍原则所组成的方剂。当然方也包括针灸疗法，推拿熏蒸等其他治疗方法。

药，是指各个种类的中药。

理、法、方、药体系就是在中医理论指导下，分析病因病机，辨清证候，确定治则治法，然后组方遣药。理法方药环环相扣，以理统法，以法统方。

中医学这一理论体系的特征和内涵主要是：以气一元论和阴阳、五行学说为哲学思辨模式，以整体观念为指导思想，以藏象、经络和精气血津液神等生理和病理为基础，以辨证论治为诊疗特点。

四、中医学之入门

《中医基础理论》是中医学的专业基础课，也是学习中医的第一门主干课程。老子说过：九层之台，起于累土；千里之行，始于足下。要想学好中医，《中医基础理论》就是敲门砖，它是打开中医奥秘之门的一把钥匙。

《中医基础理论》我们平时简称为《中基》，它是以《内经》理论为基础，融合后世历代著名医家的学术观点和临床实践而形成的一门课程，集中体现了中医学的基本学术思想和理论体系。

通过学习，要求大家达成以下目标：掌握中医学的基本概念、基本知识、基本原理和基本思维方法。基本概念：比如什么是阴阳、五行、藏象和经络等。也就是我们常说的名词术语解释。基本知识：比如阴阳运动的规律、五行学说的内容，藏象及精气血津液的内涵，生命活动的规律等；基本原理：比如发病的原理，治疗疾病的基本法则和原理等。值得注意的是，在学习过程中，中医学的思维方法要贯穿始终。

在学习中要探索所学知识的规律，逐步培养举一反三、触类旁通的能力。下面，简单谈一下如何学习中医。

首先，要坚定信念。要学好中医，必须坚信中医。中医学几千年来长盛不衰的原因就是有好的疗效。不但要相信中医，而且要用感恩的心来学习，感恩古人给我们留下这些宝贵财富。

第二，学习中医必须重视经典。徐灵胎在《慎疾刍言》中说：“一切道术，必有本源。未有目不睹汉唐以前之书，徒记时尚之药数种，而可为医者。”中医的本源就是《黄帝内经》《难经》《伤寒杂病论》《神农本草经》，一定要认真学习这些经典。

初学中医，大家可以读一些比较基础的书籍，比如秦伯未的《中医入门》，张奇文的《名老中医之路》。另外，我们平时说的中医“四小经典”，即《医学三字经》《濒湖脉学》《药性歌括》《汤头歌诀》，也可以选择来读。

第三，加强中国传统文化知识学习，培养中医思维。中医学根植于中国传统文化的沃土之中，中医学象、数、理、气等思维与中国的传统文化一脉相承。古人常用“秀才学医，笼中捉鸡”来比喻文人学医的得心应手，就是因为中国文化和中医，它们的知识属性和基本思维方式是相通的。如果没有中国传统文化的知识，就如同无源之水，无本之木，学习和理解中医学就会很费力。

这里给大家介绍《素问·著至教论》中所明示的学习过程，就是诵、解、别、明、彰。诵：就是背诵，这是基础；解：就是在背诵的基础上要理解；别：区别，在对比分析中学习；明：是知识融会贯通的过程，要明确其要点与关键，也就是我们在前面所说的“道”的层面；彰：彰显，就是说要会应用，主要是运用于临床，取得好的疗效。

思考

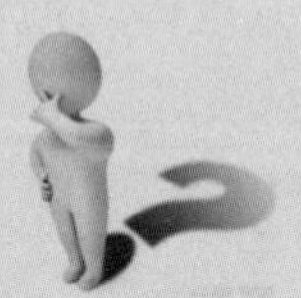

1.“中和思维”在中医学中有哪些应用？

2. 理、法、方、药的内涵你掌握了吗？

3. 中医的“四小经典”指的是哪些书？

第二节　中医学理论体系的形成和发展

一、中医学理论体系的形成

中医学理论体系形成于战国至两汉时期。

中医学在长期的实践中，积累了丰富有效的诊疗方法，比如中药有多种剂型。除了传统的汤剂外，还有丸、散、膏、丹。丸剂包括水丸和蜜丸等，还有散剂、颗粒剂（图1–2），以及酒、露、茶、胶等剂型（图1–3）。

图1–2　药膏

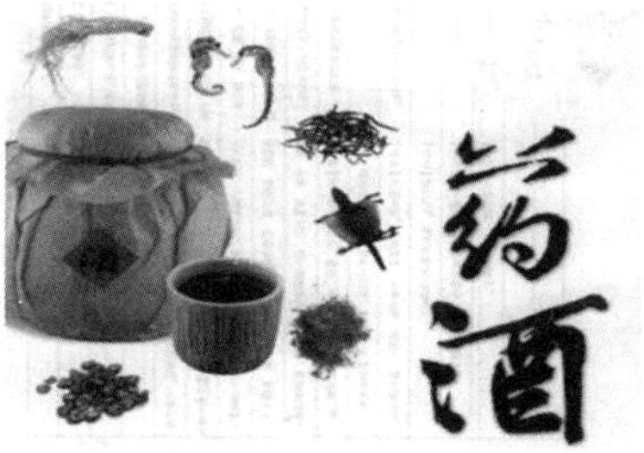

图1–3　酒剂

除了药物之外，还有针灸、推拿、按摩、刮痧、火罐、水疗、蜡疗、泥疗、洗浴、熏蒸等治疗手段（图1–4，图1–5）。

战国和秦汉时期，道、儒、阴阳、法、墨、兵等各种学术流派，为中医学理论体系的形成奠定了坚实的社会文化基础。中医学受系统思维和阴阳五行等哲学思想的影响，逐渐形成了自己的理论体系。

中医学理论体系形成的标志是《黄帝内经》《难经》《伤寒杂病论》《神农本草经》等医学专著的问世。

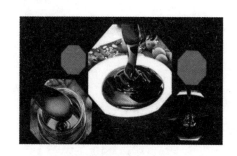

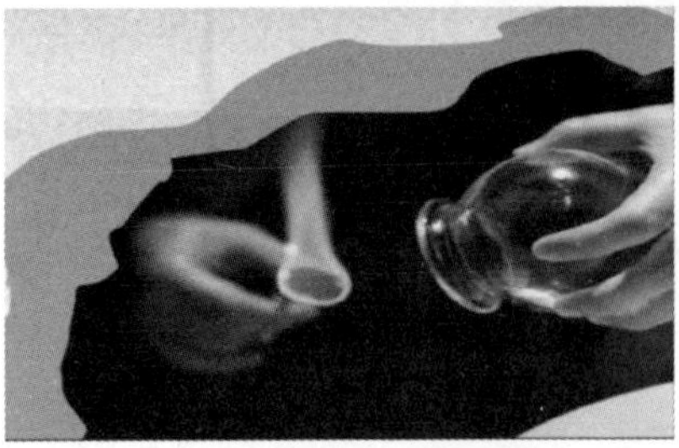

图1-4　拔火罐

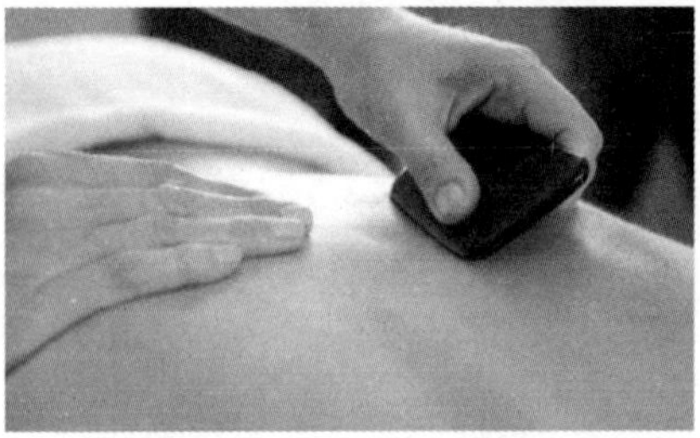

图1-5　刮痧

1.《黄帝内经》

《黄帝内经》（简称《内经》），是我国现存最早的中医学经典著作。《内经》的问世，奠定了中医学理论体系形成的基础，是中医学形成的基石和发展的源泉。

《内经》分为《素问》和《灵枢》两部，各9卷，81篇，共162篇，约成书于战国至秦汉时期。

《内经》的作者不是黄帝，黄帝只是托名，表示这本书的重要价值。《内经》“非一人一时之作”，而是集体智慧的结晶，是众多医家对先秦至西汉医学成就的整理和总结。

《内经》162篇，每篇都有一个篇名。如《素问·上古天真论》《素问·四气调神大论》《灵枢·本神》等。

《内经》的体例多是黄帝和他的大臣岐伯一问一答的形式，所以后世把中医事业又叫做“岐黄事业”。历代医家都以《内经》为源，把这本著作称为“医家之宗”“医术之母”，强调“业医必读内经”。

2.《难经》

《难经》又称《黄帝八十一难经》，是以问答的形式来解释八十一个疑难问题，大约成书于东汉，传说是秦越人所作。《难经》在《内经》的基础上，对中医基本理论有所阐发。

3.《伤寒杂病论》

《伤寒杂病论》成书于东汉，作者是张仲景。

这是一部理、法、方、药具备的著作，是中医学第一部辨证论治的专著。

张仲景，名机，南阳人，官至长沙太守，所以张仲景被后世称为张长沙。其方书又被称为“长沙方”。

张仲景勤求古训，博采众方，总结东汉以前的医学成就，结合个人临床经验，成就了《伤寒杂病论》这部划时代的著作。

如果说《内经》是一部理论巨著，那么《伤寒杂病论》就是从理论过渡到临床的一部经典著作。《伤寒杂病论》经过晋·王叔和的整理，分为《伤寒论》与《金匮要略》两部。

《伤寒杂病论》中的方子药精效宏，后世医家奉之为“经方”，张仲景也被誉为“医圣”。河南南阳的医圣祠就是为了纪念张仲景而建。张仲景之于中医，就如同儒家的孔子一样，他的贡献与地位是不可替代的。

张仲景不但医术高明，而且医德高尚，农历每月的初一、十五，他会停止一切公务，专门在大堂之上设案为老百姓治病，称之为坐堂。

4.《神农本草经》

《神农本草经》简称《本草经》或《本经》，成书于东汉，为现存最早的中药学专著。

《神农本草经》提出中药寒、凉、温、热四性，以及酸、苦、甘、辛、咸五味，为中药学“四气五味”的药性理论奠定了基础。

二、中医学理论体系的发展

“四大经典”奠基了中医学理论体系。三国以降，中医学各学派不断涌现，造就出众多的大医家，他们用精湛的医术挽救无数生命，留下了一部部不朽的医学典籍，他们将中国传统医学发扬光大，汇聚成一条奔流于世界东方的医学长河。

1. 魏晋隋唐时期（承前启后，分化发展）

晋·王叔和著《脉经》，是中医学第一部脉学专著。《针灸甲乙经》由晋·皇甫谧所著，是我国现存最早的针灸学专著。《诸病源候论》由隋·巢元方所著，又称《巢氏病源》，为中医学第一部病因病机证候学专著。

唐代大医孙思邈著《备急千金要方》与《千金翼方》，为中医学医学百科全书。孙思邈提出的“大医精诚”为医学道德准则和追求的境界，开创了中国医学伦理学之先河。

东晋·葛洪著《肘后备急方》。我国科学家屠呦呦和她的研究团队多年致力于抗疟疾药的研究，在葛洪《肘后备急方》中“青蒿一握，以水二升渍，绞取汁，尽服之”的启发下，采取低沸点溶剂提取方法，成功发现具有100%抗疟活性的青蒿素结晶，挽救了数百万人的生命。2015年10月，屠呦呦获得诺贝尔生理学或医学奖，成为首位获得诺贝尔科学奖项的中国本土科学家。

青蒿素的研究成功得益于对中医药传统知识的传承和发扬。由此也证明了中国医药学确实是一个伟大的宝库！我们作为中医传承者任重而道远，要努力发掘，为人类的健康做出自己的贡献。

2. 宋金元时期（学派涌现，百家争鸣）

南宋的陈言，著《三因极——病证方论》（简称《三因方》），将病因归纳为三大类：外感六淫为外因；七情内伤为内因；而饮食所伤、虫兽所伤、跌打损伤、中毒金疮等为不内外因。

北宋时期杰出的医学家钱乙著《小儿药证直诀》，开创了脏腑辨证的先河。钱乙提出“小儿脏腑柔弱，易虚易实，易寒易热”这一生理、病理特点，遣方用药寒温适度，补泻并用，扶正祛邪兼顾，以柔养脏腑为本。其中许多优秀的方剂至今仍广泛应用于临床，如导赤散、泻白散、泻黄散、六味地黄丸等。

金元时期的刘完素、张从正、李杲、朱震亨，被后人尊称为“金元四大家”，对中医理论和实践有突破性创新，对中医学的发展起到了里程碑作用。

刘完素，后人尊称刘河间，创立河间学派。刘完素主张火热论，提出“六气皆从火化”“五志过极皆能化火”的观点。

六气化火，是指风寒暑湿燥火在一定的条件下都容易化热化火，比如感冒，有的人一开始是流清水鼻涕，咳吐清稀的痰，怕冷比较明显，我们称之为风寒感冒。过了几天之后，可能会变为咳吐黄痰，鼻涕也浓稠发黄，咽喉红肿疼痛，这就是由寒转为热，风寒感冒转化为风热感冒了。大家想想，寒可以转化为热，暑邪和燥邪是不是在一定条件下也容易化热化火?

五志过极皆能化火，是指喜怒忧思恐等情志过激也容易化热化火，比如我们大家熟知的怒火万丈、忧心如焚指的就是这种病机变化。

刘完素在临床上善用寒凉药来治疗火热病症，后人称之为“寒凉派”。后世有“热病宗河间”的说法。现在临床上常用的防风通圣散、双解散等方就是出自刘完素。代表著作有《素问玄机原病式》。

张从正，字子和。张从正力主攻邪，提出“病由邪生，邪去正安”的观点。认为人之所以生病，是由于邪气所造成的，或者邪从外来，如感受风寒之邪；或者邪自内生，比如瘀血、痰饮等，所以“攻邪祛病”是张从正的主要思想。这一思想具有很重要的指导意义。请大家记住，中医治病，一定要给邪气找出路，祛除了邪气，人体才会安宁。

这类例子有很多。比如，有的小孩子总是感冒，妈妈就很着急，问大夫：大夫，我们家孩子是不是体质太虚了，怎么老是感冒，你给我们补一补吧。大夫一瞧孩子，哇，孩子吃的像吹起来的气球一样，圆圆胖胖的，看看舌苔厚腻，这是孩子体内有痰湿淤积，内有邪气，就容易招致外邪的入侵。还有的年轻人脱发，用滋补的药补不进去，也需要先清理一下淤滞才行。

关于祛邪的方法，张从正也是受《内经》的启发，根据《内经》提出的“其在皮者，汗而发之”“其高者，因而越之；其下者，引而竭之”的治法思想，祛邪多用汗、吐、下三法，后人称之为“攻邪派”。

对于补养正气，张从正明确提出“养生当论食补”，重视保护人的胃气，代表著作是《儒门事亲》。

李杲，后人尊称李东垣，创立脾胃论。提出“内伤脾胃，百病由生”的观点，认为脾胃一伤，气血产生乏源，人就容易生病。所以治病善用温补脾胃的方法，后人称为“补土派”。代表著作为《脾胃论》和《内外伤辨惑论》。后世研究脾胃学说的医家都会参考李杲的学术思想。

朱震亨，后人尊称朱丹溪，提出“阳常有余，阴常不足”的观点。代表著作为《格致余论》。朱丹溪结合《内经》“年四十而阴气自半”的论述，认为人体阴精难成而易亏。临床善用“滋阴降火”之法，后世尊称他为“滋阴派”。此外，朱丹溪对于痰证和郁证的病机也有独到的见解。

“金元四大家”师古而不泥古，在继承前人的基础上各有创新，从不同角度丰富和发展了中医学理论。

3. 明清时期（综合集成，深化发展）

明清时期的发展主要有温病理论的创新，以及大量的医学全书、丛书及类书的编撰集成。

温病是感受温邪所引起的一类外感急性热病的总称。多数病种还具有传染性。

明代的吴有性，字又可，著《温疫论》，认为温疫病的致病原因不是风寒暑湿等六淫邪气，创新性提出了“戾气”致病学说。“戾”有凶暴、猛烈的意思，所致温疫病具有传染性。

清代，以叶天士、薛生白、吴鞠通为代表的医家，创立了温病学辨证的完整体系。

叶天士，著《温热论》，创立温热病的卫气营血辨证理论。

薛雪，著《湿热条辨》，阐明湿热病的病因、症状、传变规律、治则治法等。

著名温病学家吴塘，字鞠通，代表著作为《温病条辨》，创立温热病的三焦辨证理论。并为后人留下了许多优秀实用的方剂，比如银翘散、桑菊饮、藿香正气散、清营汤、犀角地黄汤等，至今仍有效地运用在临床中。

明清时期有代表性的医学著作：明·李时珍著《本草纲目》，是驰名中外的中药学著作。明·徐春甫的《古今医统大全》是著名的中医学全书。明·王肯堂的《证治准绳》是著名的中医学临床医学丛书。清·陈梦雷等医家编著《古今图书集成》是著名的中医学类书。清·吴谦等人著《医宗金鉴》是当时太医院的中医学教科书，直到今天其学术价值也非常大。

清·王清任著《医林改错》，发展了瘀血理论，创立了多首行之有效的治疗瘀血病证的方剂，比如血府逐瘀汤、少腹逐瘀汤、膈下逐瘀汤、通窍活血汤、身痛逐瘀汤等。

4. 近代与现代（中西汇通学派，中西医并重，中医药法）

近代，以1840年鸦片战争为历史界限，其特点为西学东进。西方科技和文化传入中国，中西方文化出现碰撞与交融，中医学理论的发展呈现出新旧并存的趋势。这一时期，中医的发展可以从两方面来认识。一是继续整理和汇总前人的学术成果，二是形成中西汇通学派。

20世纪30年代曹炳章主编了《中国医学大成》，这是一部集古今中医学大成的巨著。

中西汇通学派的代表医家有：唐宗海、朱沛文、恽树珏、张锡纯。张锡纯的《医学衷中参西录》，医学界给予了很高的评价。他的方具有非常突出的“可操作性、可重复性”。比如在临床上常用的镇肝熄风汤、活络效灵丹、升陷汤等。

1929年，南京政府中央卫生委员会提出“废止中医药案”。这一举措激起了全国中医界的强烈愤慨，当局迫于压力，最终收回了成命。

1949年新中国成立，国家大力扶持与推进中医的发展，中医进入了复兴和繁荣时期。1956年以后，全国各地相继建立了中医院校，重视中医人才的培养。

2016年12月25日，全国人大常委会审议通过了《中华人民共和国中医药法》。这是中医药发展史上具有里程碑意义的大事，该法于2017年7月1日正式实施。

目前，中医药在世界范围的传播与影响日益扩大，我们一定要传承精华，守正创新，继续推动中医药走向世界。

思考

1.“四大经典”对中医学的贡献你都了解吗?

2.《中华人民共和国中医药法》是什么时间颁布和实施的?

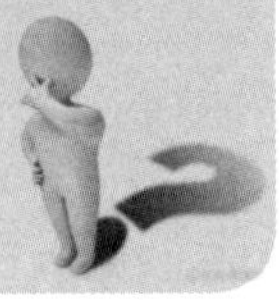

第三节　中医学理论体系的主要特点

中医学理论体系的主要特点，包括整体观念和辨证论治。

一、整体观念

什么叫做整体观念，整体观念是一种什么样的思想呢?

北齐《檄梁文》中有一个“城门失火，殃及池鱼”的故事。城门失火了，人们为了救火，都拿着器具来护城河取水。最终，火被扑灭了，但河里的水也被取干了，满河的鱼都遭了殃。这个故事告诉我们：事物之间的联系是普遍存在的，一定不能孤立地看问题。

中医学就非常重视事物之间的这种联系性和统一性。所以，咳嗽不一定治疗肺，也可以治胃；胃痛不一定治胃，也许通过调理肝气，胃痛就好了。这说明人体脏腑之间有着密切的联系。

再比如，藿香正气散多在夏季运用。这是因为夏季湿气盛，藿香正气散可以祛除体内的湿邪。这又体现了人与自然整体性的观点。

所以整体观念，就是指人体自身以及人与环境之间联系性和统一性的思想。这种思想贯穿在中医学的生理、病机、诊断、辨证、养生、防治等各个方面。

（一）人是一个有机整体

人的生命活动极其复杂，各部分之间密切配合，高度协调统一。下面我们从生理功能、病机变化、诊断防治、养生康复这四个方面来谈谈人体整体性的思想。

1. 生理上的整体性

从五脏一体观、形神一体观和精气神一体观三个方面来阐述。

（1）五脏一体观：是指以五脏为中心的五个系统结构与功能协调统一的观点（表1-1）。

请大家结合“人体五脏生理系统简表”来进行学习。

表1-1　人体五脏生理系统简表

系统	五脏	六腑	五体	官窍	经脉
心系统	心	小肠	脉	舌	手少阴心经，手太阳小肠经
肝系统	肝	胆	筋	目	足厥阴肝经，足少阳胆经
脾系统	脾	胃	肉	口	足太阴脾经，足阳明胃经
肺系统	肺	大肠	皮	鼻	手太阴肺经，手阳明大肠经
肾系统	肾	膀胱	骨	耳及二阴	足少阴肾经，足太阳膀胱经

大家对五脏的认识，一般停留在心、肝、脾、肺、肾五个器官上面。而中医学认为：五脏是组成整个人体的五个系统，人体所有的脏腑组织器官都可以包括在这五个系统之中。比如心系统，包括六腑中的小肠，以及脉、舌、面等组织，手少阴心经和手太阳小肠经构成经络的表里配属关系。这是以心为中心的心系统。其他脏以此类推。

这样就形成了以五脏为中心，配合六腑、形体、官窍，通过经络系统相联络的心、肝、脾、肺、肾五个生理系统。五脏整体系统具有以下特点：

1）每一系统内部功能相互配合，相互支持，比如我们常说的肝胆相照、脾胃共济等。

2）五个系统之间，也相互促进，相互制约，比如心肾相交、肝肾同源等。

3）内在的脏腑与外在的形体官窍相互沟通，比如肝开窍于目，肺开窍于鼻等。

这种以五脏为中心的结构与功能相统一、相联系的观点，就称为“五脏一体观”。

（2）形神一体观：指形体与精神的协调和统一。

形与神的关系我们可以用“形乃神之宅”“神乃形之主”来概括。

“形乃神之宅”是说形体结构，包括精气血津液这些生命活动的基本物质是神产生的基础和藏舍之处。“神乃形之主”是说神主宰支配形体的功能活动。

有一句名言是：我思故我在。人有思想，思想支配行动。这叫做神主宰形体。大家听说过“望梅止渴”的故事吧。一想到梅子的酸味，人口里顿时生出不少津液。这也是神在支配形体。

但是在生活中我们有时会看到有些老人，出了家门却回不了家，不知道自己的家在哪里，就是神支配不了行动了。所以《黄帝内经》强调，形与神俱，乃成为人。如果形与神离，则形骸独居而终。

（3）精气神一体观：是指精、气、神的密切相关性和不可分离性。

中医把精、气、神称为人之“三宝”。

民间有这样的说法：天有三宝日月星，地有三宝水火风，人有三宝精气神。可见精气神在人体生命活动中的重要性。

精是生命活动的精华物质，精可以化为气，精足气旺才会生神、养神。我们有时会说，这个人真精神。精神，就是有精才有神，而神又可以统领精气。

由此可见，无论是形神一体观还是精气神一体观，都强调神在人体生命活动中的重要性。所以，关于健康，关于治疗，关于养生，中医有“得神者昌，失神者亡”的谆谆告诫。

2. 病机上的整体观（疾病传变，相互影响）

中医学在分析疾病时，善于从整体出发，去分析局部病机变化的整体性根源。

举一个简单的病例。一学生来诊，口唇周围生疮疖，疼痛明显。病在面部，根儿在哪里呢？经过问诊得知，他住校后感觉食堂的饭不合胃口，买了许多辣椒酱狂吃。显然，这个口唇局部的疮疖，是由于过食辛辣，导致胃火过盛，在胃经循行的部位口唇上反映出来了。所以中医学认为，局部病变往往是整体生理功能失调在局部的反映。

人体不但内外有着整体性的联系，内在脏腑之间的联系也非常密切。我们在生活中可以见到有的人生气吵架之后，胃痛，吃不下饭，这是肝气犯胃所造成的。中医学认为，人的精神情志受肝的调节。肝气调畅，可以促进脾胃的运化。如果肝气不舒，情志郁结，就会影响脾胃的运化功能。

因此，在分析某一脏腑的病变时，还必须从脏腑相关的角度，考虑其他脏腑对这一脏腑的影响。

中医整体观念的思路还有很多。比如有些病灶，通过仪器检查可以准确定位，进而把病灶切除。但是有时病灶虽然切除了，过一段时间，又产生了新的病灶，这时我们就必须深究局部病变产生的背后原因。

我们可以用苍蝇与垃圾的关系来说明这个问题。苍蝇的孳生是整体环境差所造成的。所以只打苍蝇，不清理垃圾，不治理环境，就是只看局部不看整体的结果，就会造成“一叶障目”，认不清疾病的根本原因。因此，在认识疾病查找病机时，只有将人体作为一个整体来考虑，我们才能建立正确的疾病观。

还有一种情况是，病人告诉医生许多症状，非常难受，但仪器就是检查不出来，检查结果都是阴性。这是什么原因呢?

这往往是整体之间各部分关系失调所造成的。就如同打篮球、踢足球，需要整体配合协调。如果队员之间不和睦，配合不好，尽管队员个个都技术高超，也无济于事。再严重一点，队员之间处处对着干，其结果就可想而知了。所以人体各部分之间的协调关系非常重要。而这种关系是用仪器测不出来的。中医可以从气机和气化失常等方面进行分析。

3. 治疗上的整体观（立足局部，着眼整体）

老百姓常说中医治病是治本的。实际上就是说要找到局部病变的根本原因来进行治疗。

比如更年期的女性容易出现两目干涩的情况，治疗上可以用杞菊地黄丸，就是六味地黄丸加上枸杞子和菊花。中医认为，肝开窍于目，可通过滋补肝肾精血来改善眼睛的干涩。

再比如，舌尖红伴有疼痛，多由心火上炎所致，可以用导赤散导热从小便而出。中医清心火的思路体现出心开窍于舌，以及心与小肠相互联系的整体观念。

整体治疗还可以上病下治，下病上治。如久泻不愈，或脱肛，其病虽在下，但可以艾灸头顶的百会穴进行调理，百会穴为许多阳经汇聚的地方。阳气得温，疾病自愈。有的人肝火旺，头胀头痛，可以取脚上肝经的太冲穴来治疗，这属于上病下治。

4. 养生康复上的整体观（形神共养，整体调理）

养生康复，不是吃某一样或几样东西就养生了，也不是一天走一两万步就养生了。而是要调摄饮食，生活起居有规律，适量运动，心情舒畅等，体现出整体调理的思想。

养生康复方面，中医强调形神共养。《内经》的开篇《素问·上古天真论》提出养生的重要原则之一，就是要调摄精神，指出“恬淡虚无，真气从之，精神内守，病安从来”。也就是说心情愉快，各脏腑功能活动就井然有序，这是保障健康的前提。《素问·四气调神大论》进一步指出，要按照四时之气来调神养形。所以，整体调理、形神共养就是养生康复上的整体观。

（二）人与自然环境的统一性

《素问·宝命全形论》中指出：“人以天地之气生，四时之法成。”人生于天地间，一定按照四时的规律而成长。所以，中医强调“天人一体观”的整体性思想。

下面我们从季节气候、昼夜时辰、地域环境三个方面来认识人与自然的统一性。

1. 季节气候与人体生理病理的关系

大家有没有发现这种现象：春夏季节人体多汗少尿，而在秋冬季节则表现为多尿少汗。这是为什么呢?

这是因为春夏季节天气热，人们出汗多来排出体内多余的热量；秋冬天气冷，汗出减少，从而防止热量大量散失。

《灵枢·五癃津液别》这样来阐述：“天暑衣厚则腠理开，故汗出……天寒则腠理闭，气湿不行，水下留于膀胱，则为溺与气。”

腠理，泛指皮肤、肌肉、脏腑的纹理，以及皮肤肌肉间隙交接处的组织，具有渗泄体液、流通气血等作用。

体温调节受自然气候的影响，人体气血运行也受季节气候的影响：春夏时节艳阳高照，人体阳气随之充盛，气血运行相对通畅；秋冬季节天气寒冷，气血运行相对迟缓。就如同秋冬季节，河水流速会减缓，甚至凝结成冰一样。所以到了冬季，血液阻滞不通的病变就比较多，比如心脑血管的阻塞性疾病在冬季多发就是这个道理。

所以，明白天人合一的道理，对于疾病的预防具有积极意义。

疾病的产生，同样也会表现出季节性的特点。夏季呈现出以湿热为主的气候特征，患胃肠道疾病的患者会增多。

《素问·金匮真言论》中指出："长夏善病洞泄寒中。"长夏是指农历六月。洞泄，泄泻如从洞中而出，就是水样泄，是寒性泄泻的特征。寒中，即中寒，寒邪直中于脾胃。

这是由于夏季人体腠理开泄，阳气发散在外，人体内部脾胃的阳气处于相对不足的状态，再加上夏季人们喜食生冷瓜果，外入的饮食之寒与内部的脾胃之寒相加，患寒性腹泻的人就比较多。

除了发生季节性的常见病和多发病之外，在大的节气交替，如二分二至，即春分秋分、冬至夏至之时，体弱多病的人不适应自然界阴阳之气的变化，会身体感觉不适，或者旧病复发。所以预先做好心理以及身体的一些调护是非常必要的。

2. 月相盈亏、昼夜时辰与人体生理和病理的关系

月球绕地球公转相对于太阳的平均周期，也就是月相盈亏的平均周期，大约是29天半，在自然界中形成了典型的潮汐现象，而人体随之发生的显著改变是女性的月经，我们也称之为月经来潮，如潮汐一样每月一次。月经周期为28天左右，基本与一个朔望月周期相同。古代人们把女子的月经称为"月信"，信就是可靠之意。此外，现代研究表明：人体情绪波动也会呈现出一月的规律性变化，每个人每个月都会有情绪的高涨和低落的规律性改变。

与月节律相关的还有"七日节律"。七日节律正好是月节律的四分之一。动物的繁衍与"七日节律"有关。鸡孵蛋变为小鸡是21天，猫的怀孕天数是63天，老虎的是105天，我们人类十月怀胎指的是妊娠月280天。怀孕时间都是7的倍数。

生理上有七日节律，疾病也能反映出七日节律。比如感冒，一般痊愈的时间是七天。这在张仲景的《伤寒论》中，就有明确的记载，书中说：“太阳病，头痛至七日以上而自愈者，以行其经尽故也。”

另外，外科手术后拆线的最佳时间是术后第7天。器官移植中令人棘手的排异现象，也遵循着7天一个周期的规律。急性疾病，要判断它是否转为亚急性或慢性，也常以7天为界限。肿瘤患者进行化疗，白细胞一般会在化疗后7天左右开始下降，14天左右降到最低点，21天左右又开始上升。

中医开处方，一般也多是以七日为一个疗程，这也是考虑到了疾病变化的时间节律。

正如《黄帝内经》里所说：“人与天地相参也，与日月相应也。”

昼夜时辰也与人的生理病理息息相关。

《素问·生气通天论》中说：“阳气者，一日而主外，平旦人气生，日中而阳气隆，日西而阳气已虚，气门乃闭。”古人认识到，人体的阳气与自然界的阳气同步，会随着自然界阳气的升降而变化。千百年来，人们一直遵循着“日出而作，日落而息”的生活规律。

对于疾病与时辰的关系，《内经》中有一个概括性总结，就是：旦慧、昼安、夕加、夜甚。大多数疾病，具有白天比较轻，夜晚加重的特点。比如对于心病患者，《素问·脏气法时论》中就记载：“日中慧，夜半甚，平旦静。”也就是说心脏病患者，尤其是重症病人，一定要注意夜间的观察和护理，因为夜间病情会加重，甚者会危及生命。

现代医学研究也表明，人体的血压、体温在一日之中也会出现规律性的改变。新兴的时间生物学进行了更广泛、深入的研究，比如：人体的二氧化碳释放量、激素分泌等机能活动也具昼夜节律性。

这些节律性的变化，可以帮助我们合理选择治疗及用药的时间。

3. 地域环境与人体生理与病理的关系

地域环境主要指地势高低、地域气候、水土、物产及人文地理、风俗习惯等。

俗话说："一方水土养一方人"，不同的地域环境，造就了不同的体质和性格。我们想一想：在我国，为什么北方人通常体格高大、性格豪爽，而南方人相对柔弱婉约呢?

北方寒冷而干燥，人体要抵御寒冷，腠理就比较致密，体型壮实；而南方湿热，人体经常出汗，腠理就疏松，体型比较清瘦。

北方一望无际的平川，造就了北方人豪爽的性格；南方小桥流水，曲径通幽，所以南方人性格多婉约含蓄，过日子也是精打细算。

长期居住某地的人迁居到其他地方，容易出现"水土不服"现象，比如身上起疹子、拉肚子、女子月经失调等。但人具有能动性，多数人经过一段时间调整会逐渐适应新的环境。

不同地域的人容易患某些疾病，这也与环境有一定的关系。如北方水质硬，易患结石；南方湿热，容易得风湿以及一些传染性疾病。血吸虫病多见于南方，单纯性甲状腺肿多见于山区等。

基于人与自然环境的密切关系，中医学在防治疾病的过程中，必须遵循因时制宜、因地制宜的原则。正如《素问·阴阳应象大论》所说："故治不法天之纪，不用地之理，则灾害至矣。"

（三）人与社会环境的统一性

人生活在特定的社会环境中，必然受到社会因素的影响。所以，人除了具有自然属性之外，还具有社会属性。

1. 社会治乱

社会的治乱与健康息息相关。和平的环境中，社会安定，人们安居乐业，健康就有了保障。如果社会动乱，战争连绵不断，人们颠沛流离，心理和身体必然会受到一定的伤害。

2. 社会特征

社会转型期的一些特征，会使疾病谱发生改变。

大家思考一下，为什么现在糖尿病、高血压、高血脂，也就是我们所说的“三高”人群迅速增多？肥胖人群在不断地增加？

世界卫生组织数据显示：肥胖正在全球流行，每年至少有280万人的死亡可归咎于超重或肥胖。肥胖曾被视为高收入国家的问题，而现在正在向中等收入和低收入国家蔓延。

糖尿病病人数量从1980年的1. 08亿增加到2014年的4. 22亿。

全球18岁以上成人糖尿病患病率从1980年的4. 7%增加到2014年的8. 5%。

经济快速发展，带来的废水、废气、噪音、废渣，这些因素对人类健康危害极大。比如严重的雾霾，使得患肺部疾病的人迅速增加。经济发展给人们生活带来便捷的同时，也增加了一些疾病的发生率。比如，智能手机、电脑的普及，使得肥胖、颈椎病、腰椎病等发病率迅速攀升，并且侵害到了年轻人。这些可以说是社会因素带来的生活方式疾病。

3. 地位变化

人在社会中扮演着各种角色，社会地位、经济地位的变化，会对人的心理造成影响，进而影响到身体的健康。

《素问·疏五过论》指出：“尝贵后贱”可致“脱营”，“尝富后贫”可致“失精”。并进一步解释说：“故贵脱势，虽不中邪，精神内伤，身必败亡。”也就是说，社会地位的改变会造成较大的心理反差与失落，虽然没有感受外来的邪气，也会伤及心神，耗伤营血，造成疾病。

所以，中医学非常强调心理的健康，也就是我们前面讲到的形神的统一性。随着社会的快速发展，竞争的激烈，人际关系日趋复杂，亚健康和心身疾病也逐渐增多。

从以上分析可以看出，人与社会环境息息相关，这就告诉我们，在预防和治疗疾病时，必须充分考虑社会以及心理因素对人体健康的影响，除了药物的治疗，还必须进行一定的精神心理调节。

让我们重温美国著名医生特鲁多的名言：有时是治愈，常常会帮助，总是去安慰。

中医学的整体观念，使我们认识到，中医是一个开放的系统，中医学涵盖的内容非常广泛。所以作为医生，要“上知天文，下知地理，中知人事”，这样才能更好地维护健康和防治疾病。

二、辨证论治

辨证论治，是中医学认识疾病和治疗疾病的基本原则。

1. 病、症、证及其关系

病，是疾病的简称，指有特定的致病因素、发病规律和病机演变的一个完整的异常病理过程，常常有较固定的临床症状和体征。

比如感冒，是一个病的概念。感冒的致病因素是外感六淫之邪，病机是肺卫失宣，临床表现有鼻塞、流涕、喷嚏、咳嗽、头痛、身痛、恶寒、发热等。病程一般为5~7天。

症，是人体发病之后的异常表现。症又可分为症状和体征。头痛、身痛、恶寒称为症状，是病人自己感受到的痛苦，必须由病人来告诉医生，医生才会知道。鼻塞、流涕、喷嚏、咳嗽称为体征，是病人身体表现出来的异常征象，即使病人不说，医生也能够通过望诊和闻诊等收集到的信息。还有舌象、脉象，这些都属于体征。主观的症状和客观的体征合在一起，统称为症，也可以称为广义的症状。

证，是对疾病过程中一定阶段的病因、病位、病性、病势等病机本质的概括。证也有证据的意思。

下面来看病、症、证三者之间的关系。

病是疾病的全过程。症状和体征是构成疾病和证的基本要素，是疾病的现象。证是对疾病过程中病机本质的准确判断。

证具有个体差异性、时相性、空间性和动态性特征。

比如感冒这个病，通常会表现出不同的证。

比如风寒感冒证、风热感冒证、暑湿感冒证、气虚感冒证、阴虚感冒证。

同样感受风寒，有的人表现为风寒感冒，有的人是风热感冒，有的人是气虚感冒。这是个体的差异性所造成的。

夏季生活在南方的人容易出现暑湿感冒证。这些体现出证的时相性和空间性特点。

有的人开始是风寒感冒，在一定条件下会转化为风热感冒。这是证的动态性特征。

病与证，虽然都是对疾病本质的认识，但病所反映的重点是贯穿疾病全过程的基本矛盾，而证反映的重点是当前阶段的主要矛盾。

与证相关的还有一个证候的概念。

证候，就是证的外候，是由一组相对固定的、有内在联系的症状和体征构成。比如脾胃虚弱是证的名称，食少纳呆，腹胀便溏，倦怠乏力，面黄，舌淡红苔白，脉沉缓等，就是脾胃虚弱证的证候。

所以，证和证候的区别在于，证是对病机本质的高度概括，证候是指这一病机本质的反映状态，也就是外在表现。

2. 辨证论治的概念以及运用

辨证是用中医理论对四诊（望、闻、问、切）所收集的资料（症状和体征）进行综合分析，辨明疾病的病因、病位、病性及其发展变化趋势，并确立证的思维和实践过程。

论治又称施治，是根据辨证的结果确立相应的治则和治法。

下面，我们来举例说明如何进行辨证论治。

门诊来了一位老太太。老太太一进门我们就可以运用四诊来收集信息了。我们看到老太太满面愁容、眉头紧锁；一手拄着拐杖，一手捂着胃部；一走一叹息。通过望诊和闻诊，你对这个老太太的病情就应有了初步的印象。老太太走到诊病的桌子前面坐了下来，把胳膊伸出来，干什么呢？是让你把脉。哎，这时你先不要着急问，问了老太太也不说。有的老百姓误认为，什么病中医都是一把脉就能诊断清楚。他们不了解问诊是中医四诊中的一个非常重要的环节。我们在临床上也要掌握接诊的技巧。你就顺应老太太的心理，先把脉。把一会儿脉，你可以问老太太说：大娘，你这两天心情是不是不舒畅啊？

你这一问，老太太的话匣子就打开了，老太太的拐杖一点，说：闺女啊，你可说到我心里了，这两天呀，我在家里正和我儿媳妇生气呢，气得我饭也不想吃，心口直痛，有时候两胁肋也胀痛，这疼还会跑呢。

这里需要注意，老百姓所说的心口痛，不是我们平时所说的心绞痛，而是指的胃痛。因为胃位于人体上腹部的正中位置，老百姓就认为这里是心口。而我们现在说的心绞痛，在《内经》中叫做“真心痛”。

把脉得知，这个老太太的脉是弦脉。

下面，我们按照证的四大要素分析一下，来给老太太辨一下证。

病因是生气，我们用中医术语来表述，叫做“情志不畅”。

病位首先在肝，其次才是胃。

病性属于气滞，是属于实证。

分析病变的发展变化趋势，是属于七情内伤，导致肝气不舒，进而影响到脾胃的运化功能。

综合以上分析，我们可以辨为肝气犯胃证。

证候是：胃部胀痛，痛连两胁，遇烦恼疼痛加剧，喜长叹息，舌质红，苔白，脉弦。

证确定了，下一步就要制订治疗方案了，也就是论治。

根据肝气犯胃证，采用的治疗原则是：疏肝理气，和胃止痛。

方药可以选用柴胡疏肝散进行加减。同时，不要忘了对老太太适当进行一下心理疏导。

临床上，我们无论遇到什么病，都要这样按照中医的思维来进行辨证论治。

所以，辨证要注意辨病因，辨病位，辨病性，辨病势。论治要因证立法，随法选方。

从以上过程可以看出，辨证与论治是理论与实践相结合的体现，是理、法、方、药理论体系在临床上的具体应用，也是中医临床诊治的基本原则。

3. 同病异治与异病同治

同病异治，指同一种病，由于发病的时间、地域不同，或所处疾病的阶段或类型不同，或患者的体质有异，故反映出的证不同，因而治疗方法也不同。

如上面讲到的感冒，中医是分证型来治疗的，中医没有统一的治感冒方。比如风寒感冒证，要用辛温解表法，可以选用麻黄汤等方。风热感冒证用辛凉解表法，可以选用银翘散或桑菊饮来治疗。暑湿感冒证用祛湿解表法，选用藿香正气散来治疗等。

同病异治在中医学中运用非常广泛，比如同样是咳嗽，由于证不同，也就是说病机不同，治疗的方法就不同。

异病同治，指几种不同的疾病，在其发展变化过程中出现了大致相同的病机，表现为大致相同的证，因而采用大致相同的治法和方药来治疗。如胃下垂、肾下垂、子宫脱垂、久泻脱肛等不同的病变，其病机的关键是“中气下陷”，可表现为大致相同的证，都可以用补益中气的方法来治疗。

因此，中医学对疾病治疗的着眼点是证，即所谓“证同治亦同，证异治亦异”，这是辨证论治的精神实质。

这提示我们，在临床上辨准证、抓病机非常重要。

4. 辨证与辨病相结合

中医强调辨证与辨病的结合，以更准确、更全面地认识疾病。

运用辨病思维来确诊疾病，比如麻疹与感冒起初的症状很类似，只有辨清是哪种病，才能明确其病变特点和病变规律；如果是麻疹，就需要以透疹为要，防止麻毒内陷。辨清楚了病，再运用辩证思维，抓住当前阶段的主要矛盾，确立当前的“证”，来确定治则治法和处方遣药。

再比如，前面讲到的子宫脱垂和久泻脱肛虽然都是“中气下陷”证，但一个是妇科病，一个是内科病，我们在治疗时，还要结合辨病，这样局部与整体结合，既认识了基本矛盾也抓住了主要矛盾。

此外，在临床上，对某些难以确诊的疾病，我们可以发挥辨证思维的优势，依据患者的临床表现，辨析出证，随证治疗。这就是我们常说的有证无病。西医仪器检查不出任何指标的异常，无法确诊是什么病，但是病人有许多痛苦的症状表现。我们就可以依据症状和体征来辨证治疗。

反之，有时也可以使用“辨病施治”的方法，如用常山、青蒿治疗疟疾，黄连治疗痢疾等。

岳美中老中医强调辨证论治与专病专方专药相结合。如肺痈用千金苇茎汤、胸痹用栝楼薤白汤。食积中谷类停食，用麦芽、神曲；肉类停食用山楂等。

这些都反映出中医治病的灵活性与方法的多样性。

中医学在长期的临床实践中，总结出了不同的辨证体系与方法。有八纲辨证、脏腑辨证、经络辨证、气血津液辨证、病因辨证、六经辨证、卫气营血辨证、三焦辨证等。

思考

1. 你了解病、症、证吗？三者有何关系？
2. 对于感冒，中医为什么会开出不同的方药？

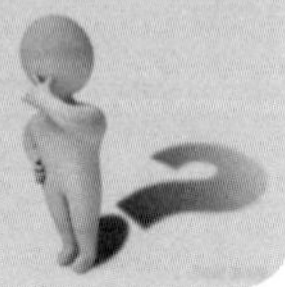

第四节 中医学的主要思维方式

思维方式对一门学科理论的构建具有重要意义。思维方式决定了学科的整体形貌和理论特色。所以，掌握思维方式可以起到事半功倍的学习效果。

中医学的思维方式根植于中国传统文化，同时也具有其自身的原创性。

一、象思维

如何来认识象思维呢?

生活当中，我们经常会说，你这个比喻很形象。比如描写“愁”的名句：“问君能有几多愁，恰似一江春水向东流”，让人久久回味，体悟深刻。

对于象思维，我们分三步来理解。

1. 形象思维

就是用直观形象和表象来认识问题、解决问题的思维方式。如中医学对五脏形态的描述，心“似倒垂未开之莲花”、脾“扁似马蹄”、肾“状如豇豆”等。再如有的中药是以“象”来命名的，人参就是根的形象很像人形；有一种植物全身有白色茸毛，很像白头老翁，这个药就叫做白头翁等。

形象思维还善于“观物取象”，进而进行“取象比类”。如自然界的风有动摇不定的特点，所以临床上凡是具有动摇震颤，病位游走不定的病症，都可归因于“风邪”。再比如，湿衣服晾晒时，有风就干的快，于是中医就有了“风能胜湿”的治疗思路。

2. 意象思维

意象思维是在形象思维的基础上，从具体事物或现象进行抽象的思维方式。

人们常说“只可意会，不可言传”，不可言传时怎么办？《周易·系辞上》讲到：“子曰：‘书不尽言，言不尽意，然则圣人之意，其不可见乎？’子曰：‘圣人立象以尽意’。”

阴阳太极、五行、八卦都是“观物取象”“立象尽意”的运用。

太极阴阳鱼非常形象地说明了阴阳之间的交感互根、消长制约、自和平衡这样一个圆融和合的运动规律和统一的整体。

中医诊法中切诊观察脉的形象称为“脉象”。“脉象”具有更典型的意象性。通过手指的触摸，充分运用意象思维来进行体会和描述。比如“洪脉”的形象是滔滔向指，状如洪水，来盛去衰；形容“涩脉”艰涩不畅，叫做如“轻刀刮竹”，就是用小刀来刮竹子的感觉。这些都是意象思维的具体运用。所以，《后汉书·郭玉传》中说道:“医之为言，意也。”

3. 应象思维

《内经》中有一个非常重要的篇章，《素问·阴阳应象大论》。这个篇名是说：“天地之阴阳，合于人身之阴阳，其象相应。”

基于应象思维，人的生命活动，效法天地，所以应当“法象以行事”。比如河道中水多，船才能走得顺畅。这叫做水能行舟。老年人以及产妇的大便秘结多是由于阴血不足不能润泽肠道所致，受到水能行舟的启发，所以取象比类，采用滋阴润肠通便的方法来治疗，称之为“增水行舟”法，比如“增液汤”，用玄参、麦冬、生地来润肠通便。

中医象思维运用得非常广泛，中基课程的核心章节就叫做藏象学说。

二、系统思维

中医学认识问题，是把自然看成一个系统，把人也看成一个系统，而且，自然系统和人体系统通过气来进行沟通，从而形成天人合一的思想。

《素问·天元纪大论》讲到宇宙万物的产生时，有这样一段话："太虚寥廓，肇基化元，万物资始，五运终天，布气真灵，揔统坤元，九星悬朗，七曜周旋，曰阴曰阳，曰柔曰刚，幽显既位，寒暑弛张，生生化化，品物咸章。"

说明整个宇宙是太虚一元之气发生分化而来。所以，大千世界一气相牵，世间万物存在着普遍的联系。

道家著作《老子·四十二章》中说："道生一，一生二，二生三，三生万物。"儒家著作《易传·系辞上》记载："易有太极，是生两仪，两仪生四象，四象生八卦。"所谓"一"或"太极"，是强调世界的本原性、统一性和系统性。

天人合一思维，源自道家，《老子·二十五章》中说:"人法地，地法天，天法道，道法自然。"法，就是效法；道，指的是规律，是宇宙万物的本原和规律。天、地、人称为之"三才"。天道、地道、人道，其规律和法则是相通应的。

我们前面讲到的整体观念，就是整体系统思维的具体体现。大家可以结合前面的内容进行学习。

三、变易思维

1. 恒动变化

变易思维是指宇宙间的一切事物都处于恒动变化之中。在观察分析和研究处理问题时，要注重事物的运动变化规律。变易，就是改变，变化。变易思维突出体现于《周易》中。

明代医家张景岳在《类经图翼·医易》中指出："天人一理者，一此阴阳也；医易同源者，同此变化也。"

恒动变化是说运动是永恒的。比如我们经常说，生命在于运动。

变化无处不在，从襁褓中的婴儿到翩翩少年，从而立之年渐渐变为白发老人。一切都在变化之中。

病情也是在不断的变化中。我们在前面学习的辨证论治，讲到一个病在不同的阶段会形成不同的证，就是疾病不断变化的结果。

把握事物变化的原由和关键，称之为"机"。

《庄子·至乐》中说："万物皆出于机，皆入于机。""机"在《说文》中这样解释：主发谓之机，是指弓弩上发射箭的机关，相当于枪上的扳机，引申为事物的关键。

比如，气的升降出入运动，称为"气机"；精神情志的变化，叫做"神机"；疾病变化的关键，为"病机"。所以，唐代王冰说"得其机要，则动小而功大，用浅而功深"。

中医学非常重视和强调事物的运动发展和变化，所以提出了"治未病"的思想，主张未病先防、既病防变、愈后防复。也就是说要善于把握先机，防患于未然。

2. 动静相召

变易思维强调运动的同时，也重视相对静止，也就是动静相召。

《素问·天元纪大论》说："动静相召，上下相临，阴阳相错，而变由生也。"

有运动就有相对静止，相对静止是事物存在和发展的必要条件。

所以周敦颐在《太极图说》中指出："太极动而生阳，动极而静，静而生阴，静极复动。一动一静，互为其根。"

那么，我们如何把握动与静之间的关系呢?

动静相召运动的最佳模式，就是恰到好处、也就是"中和"的状态。关于“中和”我们在开篇已经讲到了。

除了以上所讲的思维方法之外，中医学还有一些具体的思维方法。比如司外揣内、试探和反证等，这些思维方法在后面的内容中会学习到。

思考

1. 你能举出中医运用“象思维”的例子吗？
2. 谈谈你对“机”的理解？

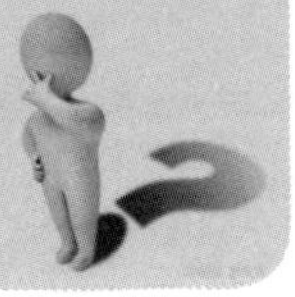

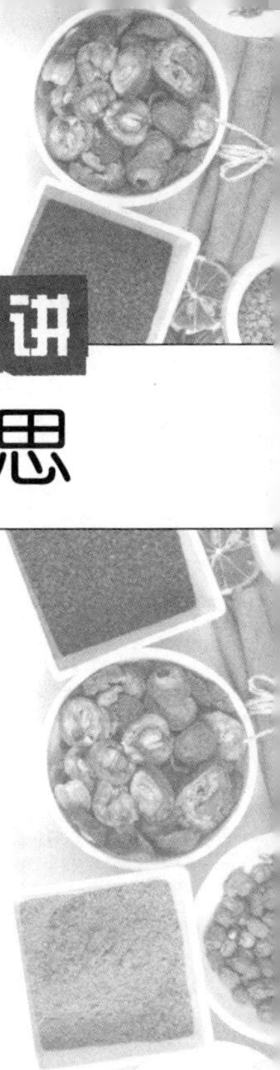

第二讲

中医的哲思

【导言】19世纪德国思想家、哲学家恩格斯指出：“不管自然科学家采取什么样的态度，他们还得受哲学的支配。”18世纪德国著名浪漫派诗人诺瓦利斯认为：“哲学是全部科学之母。”中医学将人放在天地的大环境中进行考察，研究内容广涉自然、社会、人文等诸多学科，且互相交叉、联系紧密，所以其与哲学的关系尤为密切。气一元论、阴阳学说、五行学说与中医理论、实践水乳交融，共同构建起了中医学术体系，并用来解释中医学中错综复杂的关系。

第一节　气一元论

一、气的哲学概念与气一元论

日常生活中经常会出现气的身影，比如我们每天都在意的天气，指导我国农业生产，有两千年历史的世界非物质文化遗产“二十四节气”，与我们的生活和生产息息相关的自然界之气；描述我们情绪反应的生气、发脾气；社会发展所需要的正气等。总之，在中华民族悠久的历史进程和优秀的传统文化中，气的思想闪烁着耀眼的光芒。

我国古代哲学认为，气是存在于宇宙之中，无形可见且运动不息的极细微物质，是宇宙万物的共同构成本原，并由此形成了“气一元论”思想。

早在甲骨文中就有“气”的形象：“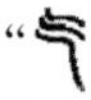”，主要是先民对天地之间云气、雾气等现象观察后的描述和记录。随着人们对气现象认识的深化，“气”字的写法经夏商周时期的金文、秦朝时期篆文的演化，加强了笔画的流动感，写法与现代的“气”字在形状上已经很接近了，说明气不但具有物质性，还具有运动性。

气是古人通过对自然界的云气、雾气、冷暖之气，及生活中的烟气、蒸汽、人体呼吸之气等客观现象的观察与思考而得出的认识。随着人们认知水平的提高，对气的认识逐渐从对世间物质现象的描述，拓展到对宇宙万物本原的描述上来。至此，气就上升到了哲学的范畴。这一过程，经历了“水地说”“云气说”等学说的探索和思辨。

古人通过观察认识到，自然万物由水中或土地中产生，并依靠水、地的滋养而成长，把水地视为万物生成之本原。这就是“水地说”。在水地说的影响下，产生了“精”，也就是精华的概念。

古人还发现气极其细微，接近于无形，还能够保持不断运动，以不同的形式聚合变化，从而形成各种不同的物质。这就是“云气说”。无形之气作为万物本原的思想，较好地诠释了“有生于无”（《老子·四十章》）的哲学命题。

古人认为气有“无形”与“有形”两种基本状态。无形之气凝聚而成有形之质，形消质散又复归于无形之气。以气为本原，自然界“无形之物”与“有形之体”之间处于不断的转化之中。正如《素问·六节藏象论》所说的“气合而有形，因变以正名”。

气作为万物本原的哲学思想逐渐处于主导地位，并成为万物统一的基础。万物的存亡、生命的起源和本质不外乎气的运动变化。甚至，在气的物质性和运动特性上继续延伸出了德性的特点。由此可见，气不但是宇宙万物的共同构成本原，也是集物质性、运动性、功能性于一体的代名词，其内涵和外延非常广泛。

这种以研究气的内涵及其运动，并用以阐释宇宙万物构成本原和发展变化的古代哲学思想就是气一元论。

二、气一元论的基本内容

（一）气是万物的本原

气是构成天地万物的本原。《老子·四十二章》里讲到："道生一，一生二，二生三，三生万物"，其中的"一"指的就是气。西汉以后，气作为宇宙万物本原的思想已经非常流行，气一元论的雏形也基本形成。如西汉董仲舒指出："元者，为万物之本"（《春秋繁露·重政》）。北宋时期，哲学家张载用气来表示物质存在的基本形式和物质运动基本状态，提出了"太虚即气""气为本体""气化万物"的唯物主义宇宙观。

中医学理论体系奠基时期充分吸收了气一元论的思想，把人的本质及其生命活动都以气来阐释。如在《素问·宝命全形论》中说："人以天地之气生，四时之法成""天地合气，命之曰人。"认为人是由天地间气交感而生成的。而《灵枢·决气》中则详细地把组成人体的各种成分都统一到气的概念下。人的生命活动、机体功能也都是由气化生和维持的。正如《素问·六节藏象论》中说："天食人以五气，地食人以五味。"

（二）气的运动是万物变化的根源

运动是气的根本属性，气的运动是万物变化的本原。

在中国传统哲学中，气的运动，称为气机。古人将自然界气的运动总结为升、降、聚、散四种形式。这种高下相召、升降相因、有形与无形之间的变化，是气的两种截然相反的成分——阳气和阴气相互作用的表现。以云雨为例，地球表面的水在阳光的蒸发作用下变成水蒸气，水蒸气上升到一定高度后遇冷变成小水滴组成了云，再遇到气温下降就会形成雨降落地面，这一过程就反映了气的运动变化。正如《素问·阴阳应象大论》所概括的："地气上为云，天气下为雨，雨出地气，云出天气"，这是古人以云雨的变化来阐释自然界气的升降聚散运动的范例。

在人体中，气的运动形式主要有升、降、出、入四种，最具代表性的，就是人体呼吸之气的循环过程。中医认为外界的新鲜空气由肺吸入，然后被肾摄纳，这是一个入和降的过程。同时肺中的浊气又被呼出体外，这又是一个升和出的过程。若肺失升降，肾失摄纳，气的升降出入失常，就会出现咳嗽、气喘不能平卧，或喘促气短，呼多吸少等症状。所以《素问·六微旨大论》说："升降出入无器不有。"一旦气的运动停止，就会出现"出入废则神机化灭，升降息则气立孤危"的严重后果。

气的运动产生各种各样的变化，称作气化。气化不仅仅是能量的转化释放，还有形态、性能及表现形式上的改变。比如人体的生长壮老已、自然界的生长化收藏、云雨之间的变化等。各种事物的生成变化、强盛衰退等都取决于气的运动和气化的正常与否。

思考

举例说明气的运动特点。

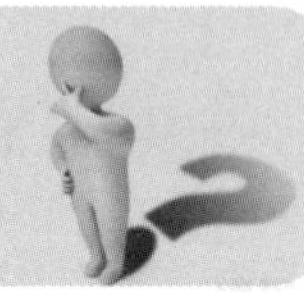

（三）气是万物相互联系的中介

宇宙万物都是由气构成的，一切事物的发展变化也都是由气的运动产生的。古人通过对大量自然和社会现象的观察和思考，如声光的传播、温度的感知、磁石吸铁、日月吸引海水形成潮汐等，认为天地万物之间充斥着有形与无形之气，无形之气与有形实体之间进行着各种形式的交换活动，故气成为天地万物相互联系的中介。

人位于天地之中，通过气与天地万物的变化息息相通，古人称之为“生气通天”“天人相应”。如日月、昼夜、四季变化都可影响人体的生理病理。

总之，气是世界万物的客观存在，是天地万物相互联系的中介。在气一元论哲学思想上建立起的中医气学理论，以气来阐释人体的生命活动，并用气来指导人体的生理、病理诊断以及治疗，最终成为中医学重要的理论基础和思维方法。

思考

你对“水地说”“云气说”是如何认识的？

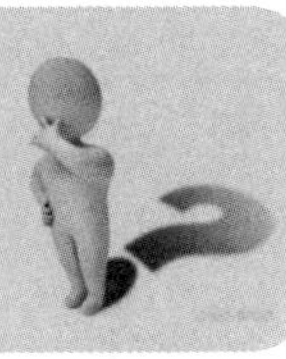

第二节　阴阳学说

一、阴阳的概念、特性与归类

（一）阴阳的概念

提起阴阳二字，我们立刻能联想起很多学习和生活中的场景和现象。比如我们形容天气时，会说阳光明媚、阴雨连绵；我国的历法有阴历和阳历；我国的地名有洛阳、襄阳、江阴、淮阴；成语有阳奉阴违、阴差阳错、三阳开泰、阳春白雪；诗词有“大江东去，浪淘尽，千古风流人物”这样阳刚豪放的作品，也有“杨柳岸，晓风残月”这样阴柔婉约的篇章；大家学过物理和化学，都知道电池有阴极和阳极；再比如大家买房子都愿意买朝南向阳的，而到医院检查身体的时候更愿意看见阴性结果。

那么我们如此熟悉的阴阳到底是怎么一回事呢？阴阳学说又是如何应用于中医学的呢？下面就来深入了解一下阴阳学说。

大家肯定都有这样的体会——我们所生活的这个世界，有很多特性是成对出现又彼此相反的。比如事物位置的前后、上下、左右，形态大小、胖瘦、天气凉热等。古代先哲很早就发现了这一规律，两千年前老子在《道德经》中就说过：“有无相生，难易相成，长短相形，高下相倾，音声相和，前后相随。”经过对这一规律深入的研究探讨，古代哲学家们创立了阴阳学说。

在远古时期，中国的先民通过对自然现象的观察，特别是对人类生活、生产影响很大的日升月落、昼夜交替的自然现象观察，由此形成了阴阳的最初涵义，即向日为阳，背日为阴。《春秋谷梁传・僖公二十八年》中说：“水北为阳，山南为阳。”比如洛阳的地名由来，是因为地处洛水的北面；而淮阴，则是因为地处淮河南岸。随着对自然的观察不断扩展，阴阳的涵义逐渐得到引申，如天地、上下、明暗、寒热、动静等。

春秋战国时期，阴阳学说作为哲学思想逐渐形成。《老子・四十二章》中说：“万物负阴而抱阳，冲气以为和。”认为阴阳相互作用所产生的冲和之气是推动事物发生发展变化的根源。《周易》提出“一阴一阳之谓道”的命题，把阴阳学说提升到哲学高度进行概括。五代至宋初，道士陈抟根据阴阳学说制成了一幅太极图，《爱莲说》的作者周敦颐据此图编成《太极图说》，使阴阳学说更趋完备。

春秋战国时期，阴阳观念已经应用到了医学领域。成书于战国至秦汉之际的中医理论的奠基之作《黄帝内经》，已将阴阳学说贯穿其理论体系始终。那么，阴阳的基本概念是什么呢?

阴阳，指事物内部或事物之间相互对立的两种基本属性，既可表示一事物内部相互对立的两个方面，又可表示相互对立的两种事物或现象。

作为哲学名词，阴阳是一个抽象的概念，代表一对相反相成的属性。如以天地而言，则天为阳，地为阴；以物质与功能而言，则功能为阳，物质为阴；所以《素问·阴阳应象大论》有“阳化气，阴成形”之说。以人而言，则男为阳，女为阴；以气血而言，则气为阳，血为阴等。《灵枢·阴阳系日月》说：“阴阳者，有名而无形”，强调了阴阳的抽象性，后世进一步阐释为阴阳无处不在，阴阳所指无定在。

思考

什么是阴阳？说说你身边的阴阳。

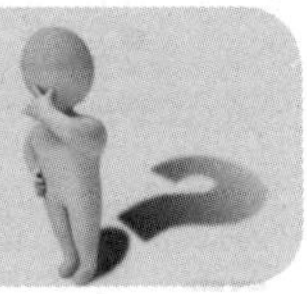

（二）事物属性的阴阳归类

从日光的向背这一基本涵义进行延伸，凡是具有运动、外向、上升、弥散、温热、明亮、兴奋等特性的事物和现象，都属于阳；反之，相对静止、内守、下降、凝聚、寒冷、晦暗、抑制等特性的事物和现象，都属于阴。由于水与火具备了寒热、动静、明暗的特性，集中反映了阴阳的属性，因此，常被作为阴阳的象征。所以《素问·阴阳应象大论》说：“水火者，阴阳之征兆也。”（表2-1）

表2-1　事物阴阳属性归类表

属性	空间					时间	季节	温度	湿度	重量	性状	亮度	事物运动状态				性别
阳	上	外	左	南	天	昼	春夏	温热	干燥	轻	清	明亮	上升	运动	兴奋	亢进	男
阴	下	内	右	北	地	夜	秋冬	寒凉	湿润	重	浊	晦暗	下降	静止	抑制	衰退	女

（三）阴阳的特性

1. 阴阳的普遍性

《素问·阴阳应象大论》指出：“阴阳者，天地之道也，万物之纲纪，变化之父母，生杀之本始，神明之府也。”阴阳是自然界的法则和规律，世界万物运动变化的纲领和根本，它贯穿事物新生消亡的始终，是事物发生、发展和变化的内在动力。作为医学研究对象的生命、健康与疾病自然也在其中。

2. 阴阳的关联性

对事物属性的阴阳划分，必须在同一范畴、同一层次内进行才有意义。比如空间的上与下，时间的昼与夜，温度的寒与热，生命物质的气与血等。若不是在一个统一体中，如左与火、天与水，则不能用阴阳来概括说明。

3. 阴阳的规定性

阴阳的属性从日光的向背推演，有着明确的规定，具有不可变性和不可反称性。如热为阳，寒为阴，不可反称。寒不能反称为阳，热不能反称为阴。

4. 阴阳的相对性

所谓相对性，是指对具体事物或现象进行阴阳划分时，其阴阳属性并非一成不变的。

其一，阴阳属性随比较对象而变。若比较的对象发生了改变，事物的阴阳属性也随之改变。

我们常说的“比上不足，比下有余”，反映的就是这个规律。如

60℃与90℃的水相比，60℃属阴，90℃属阳；而60℃与10℃相比，则60℃属阳，10℃属阴，即60℃的水到底属阴或者属阳，只能随比较对象不同而确定。

其二，阴阳之中复有阴阳。阴阳双方的任何一方都可以再分阴阳。如昼为阳，夜为阴。白昼的上午与下午相对而言，则上午为阳中之阳，下午为阳中之阴；夜晚的前半夜与后半夜相对而言，则前半夜为阴中之阴，后半夜为阴中之阳。

二、阴阳学说的基本内容

阴阳学说是以阴阳的对立统一和相互作用阐释宇宙间万物生成、发展和变化的根本规律，其主要内容包括阴阳对立、阴阳互根、阴阳交感、阴阳消长、阴阳转化、阴阳自和等方面。

（一）阴阳对立

对立相反是阴阳的基本属性。汉代董仲舒在《春秋繁露·天道无二》中说："阴与阳，相反之物也。"宇宙间众多事物和现象都存在对立相反的两个方面。如天与地、水与火、寒与热、动与静等。

属性相反的阴阳双方，通过相互制约达到动态平衡、取得统一。如温热可以驱散寒冷，冰冷可以降低高温。《类经附翼·医易》说："动极者镇之以静，阴亢者胜之以阳。"

阴阳对立制约的意义在于防止阴阳的任何一方亢盛为害，以维持阴阳之间的协调平衡。俗话说："冬吃萝卜夏吃姜，不用医生开药方"，正是体现了这个规律。冬天人们出汗减少，阳热之气内郁，容易上火，进食性寒属阴的白萝卜就可以制约体内的邪热。夏天人们出汗较多，阳气浮越于表，容易发生中寒泄泻，进食性热属阳的生姜就可以制约体内的阴寒。最终使得阴阳平衡，维护身体健康。即《素问·生气通天论》所谓的“阴平阳秘，精神乃治”。

如果阴阳之间对立制约关系失调，在人体标志着疾病的发生，可表现为“制约太过”的“阳胜则阴病”“阴胜则阳病”，或表现为“制约不及”的“阳虚则阴盛”“阴虚则阳亢”，从而形成阴阳失调的病机变化。吃烧烤、辛辣食物较多，而吃青菜、水果不足，导致体内阳热偏胜，最终上火的朋友对此想必深有体会。

（二）阴阳互根

阴阳互根，指相互对立的阴阳两个方面，具有相辅相成、相互依存的关系。阴阳互根的形式，通过阴阳互藏、互为根本而发挥作用。

阴阳互藏，指相互对立的阴阳双方中的任何一方都包含着另一方，即阳中有阴，阴中有阳。以自然现象而言，天为阳，地为阴。“地气上为云，天气下为雨”，天上的云为地气升腾所形成，则阳中蕴涵有阴；地上的雨乃天气下降所形成，阴中亦蕴涵有阳。在阴寒之气最重的冬至到来之际，阳热之气就悄悄萌动，花朵的蓓蕾已蓄势待发，等待春天一吐芬芳。

以社会现象而言，人类历史上，交战的双方常常是“敌中有我，我中有敌”。以人体而言，心在上，肾在下。心阳下降于肾，以温肾阳，使肾阴不寒；肾阴上济于心，以滋心阴，使心阳不亢，则心肾阴阳水火协调平衡。

阴阳互根，指阴阳互为根本、相互依存的关系，即“阳根于阴，阴根于阳”。比如在自然界，树根从土壤中吸收的营养和水分会输送到上部，滋养树冠的枝叶，而树冠枝叶光合作用生成的能量储备也会输送到下部，滋养树根。

在人类社会，夫妻之间是典型的阴阳关系，常常要“你耕田来我织布，你挑水来我浇园”，评剧《刘巧儿》里唱得很好：“他帮助我，我帮助他，争一对模范夫妻立业成家。”

对于人身，阴精主内，阳气主外。《素问·阴阳应象大论》说：

“阴在内，阳之守也；阳在外，阴之使也。”概括了阴阳相互依存，不可分离的关系。

阴阳互藏互根的意义，在于阴阳双方的密不可分。如果阴阳双方不能相互促进和助长，即“无阴则阳无以生，无阳则阴无以化”，日久可以导致对方的不足，形成“阴损及阳”或“阳损及阴”的“阴阳互损”的病变。严重时阴阳分离决裂，导致“孤阴不生，独阳不长”，甚至“阴阳离决，精气乃竭”，生命就会走向消亡。

（三）阴阳交感

阴阳交感，指阴阳二气在运动中相互感应而交合的相互作用。

首先，阴阳双方会彼此感应。比如磁极的N极和S极会彼此吸引，再比如正电荷与负电荷会彼此吸引，动物的雄性和雌性会彼此吸引。如果彼此之间不是阴阳的关系，就很难相互感应了，正所谓“风马牛不相及”。

其次，阴阳感应的同时会发生交合。比如当雄性的精子遇上雌性的卵子，就会结合成受精卵。

阴阳交感的意义有两个方面：

阴阳之间的交通相合，彼此交感相错，是宇宙万物赖以生成和变化的根源。

《周易·咸象》说：“天地感而万物化生”，阳气升腾而为天，阴气凝聚而为地。天气下降，地气上升，天地阴阳二气相互作用，交感合和，产生万物。《易传·系辞下》说：“天地氤氲，万物化醇；男女构精，万物化生。”在自然界，天地阴阳二气交感，形成云、雾、雷电、雨露，万物得以化生。人类作为宇宙万物之一，同样由天地阴阳之气交感合和而生成，因此，《素问·宝命全形论》说：“天地合气，命之曰人。”

第二，阴阳交感是事物和现象发展变化的动力。

阴和阳属性相反，两者不断相摩相荡，发生交互作用，宇宙万物才能生生不息，变化无穷。古代哲学家对阴阳二气能否氤氲交感十分重视。《周易》在论述卦象时指出：“天地交，泰”“天地不交，否。”天地交，卦象为坤上乾下；天地不交，卦象为乾上坤下。（图2-1）

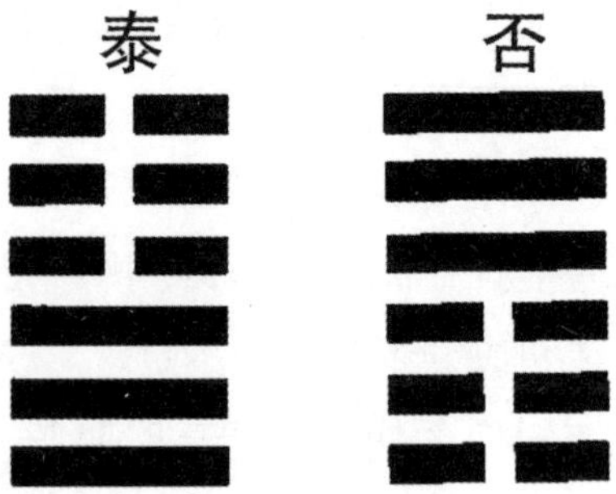

图2-1　泰卦、否卦

因天阳之气性本升浮，地阴之气性本沉降，阴居上而阳在下，天地阴阳二气方能交感相错，才能维系大自然生机勃勃的状态。

若阳在上而阴居下，则天地阴阳二气不得交感相错而离析分崩，上下不通，故称为“否”，那样的话，大自然的生机就会被遏制。

大家在以后学习《伤寒论》的时候，还会遇到上热下寒的痞证，其本质就是阴阳不交造成的病机变化。

（四）阴阳消长

阴阳消长，指阴阳双方不是静止不变的，而是处于不断的消减和增加的运动变化之中。

阴阳消长的形式包括两种，即阴阳互为消长和阴阳同消同长。

1. 阴阳互为消长

表现形式有二：一是此长彼消，指阴或阳某一方增加而另一方随之出现消减的变化，即阳长阴消，阴长阳消。二是此消彼长，是阴或阳某一方消减而另一方随之出现增加的变化，即阳消阴长，阴消阳长。

为什么阴阳会互为消长呢？这是由于它们相互制约。有个顺口溜叫做“困难像弹簧，看你强不强，你强它就弱，你弱它就强”，反映的就是这个规律。

以自然界四时气候为例，《素问·脉要精微论》说：“冬至四十五日，阳气微上，阴气微下。夏至四十五日，阴气微上，阳气微下。”从冬季寒冷，至春天温暖，再到夏天暑热，气候从寒冷逐渐转暖变热，即是“阳长阴消”的过程；由夏季暑热，到秋天凉爽，及至冬季寒冷，气候由炎热逐渐转凉变寒，这是“阴长阳消”的过程。一年当中，阴阳消长处于一定范围和限度，形成相对的动态平衡，则有四时寒暑交替推移、周而复始的正常规律。

就人体生理活动而言，子时一阳生，平旦阳气渐盛，日中阳气达到极盛，随着阳气的增长，阴气随之消减，人体的生理功能由抑制逐渐转向兴奋，即“阳长阴消”的过程；午时一阴生，到黄昏再到夜半，随着阴气的增长阳气随之渐减，人体的生理功能由兴奋逐渐转向抑制，即“阴长阳消”的过程。一日当中，阴阳消长处于一定范围和限度，形成相对的动态平衡，则有人体在昼夜晨昏表现出周期性变化规律。

2. 阴阳同消同长

相互依存的阴阳双方，在彼此相互资助和促进的过程中表现出同消同长的变化。

表现形式有二：一是此长彼长，是阴阳之间出现某一方增加而另一方亦增加，即阴随阳长或阳随阴长；二是此消彼消，是阴阳之间出现某一方消减而另一方亦消减，即阴随阳消或阳随阴消。

为什么会阴阳同消同长呢？这是由于阴阳相互为用。阳生可促进阴的化生，阴长又资助阳的生成。

以自然界四时气候为例，随着春夏气温的升高而空气湿度逐渐增加，随着秋冬气温的降低而空气湿度逐渐减少，即是阴阳同长同消的变化。

就人体生理活动而言，在饥饿时出现的气力不足，就是因为属于阴的水谷之精不足不能化生属于阳气的能量，属阳随阴消；而通过进食补充阴精之后，产生能量，增加了气力，则属阳随阴长。

阴阳消长的意义在于维持阴阳双方相对的、动态的平衡状态。在自然界为正常气候变化，在人体则为正常生命活动。因此，阴阳消长是绝对的，阴阳平衡是相对的，保持阴阳双方在消长运动过程中的动态平衡极其重要。如果由于某种原因，导致阴阳消长平衡的运动变化失调，则为异常。

（五）阴阳转化

阴阳转化，指事物的阴阳属性，在一定条件下可以向其相反的方向转化，即属阳的事物可以转化为属阴的事物，属阴的事物可以转化为属阳的事物。

如果说阴阳消长是量变过程的话，那阴阳转化就属于质变过程了。其形式既可以表现为渐变，又可以表现为突变。如一年四季之中的寒暑交替，一天之中的昼夜转化等，即属于“渐变”的形式；夏季酷热天气的骤冷和冰雹突袭等，则属于“突变”的形式。

一般来说，阴阳转化都发生于事物发展变化的“物极”阶段，即“物极必反”。当阴阳消长运动发展到一定阶段，“极则生变”，事物内部阴阳的比例出现了颠倒，则该事物的属性即发生转化。《素问·阴阳应象大论》说：“重阴必阳，重阳必阴”“寒极生热，热极生寒。”《灵枢·论疾诊尺》说：“寒甚则热，热甚则寒。”重、极、甚，即是阴阳消长变化发展到“极”的程度，是事物的阴阳属性发生转化的必备条件。

阴阳互藏互根是阴阳转化的内在根据。阴阳消长是发生转化的前提。比如一年之中，既有属阳的夏季，又有属阴的冬季，这可以视为阴阳互藏。时光流转，寒来暑往，可以视为阴阳消长。冬季寒气盛属阴，到了冬至则为阴之极，极则变，所以冬至一阳生。同理，暑热之极则夏至一阴生。

阴阳转化是阴阳消长的结果。阴阳消长变化发展到“极”期是转化的条件，阴阳双方的消长运动发展到一定的程度，则该事物的属性会发生转化。

（六）阴阳自和

阴阳自和，指阴阳双方自动维持和自动恢复其协调稳定状态的能力和趋势。阴阳自和的机制，在于阴阳双方的交互作用。

阴阳自和，是阴阳在运动中达到相对的、动态的平衡，重视阴阳之间的和合、协调是阴阳学说的重要思想。

阴阳自和，在自然界意味着四时寒暑的正常更替；在人体意味着生命活动的稳定、有序、协调。所以《素问·调经论》说："阴阳匀平，以充其形。九候若一，命曰平人。"

人体内的阴阳二气具有自身调节的能力，比如说当体温过高的时候，身体就会通过出汗来散热，当体温过低的时候，身体就会通过颤抖来发热；体内缺水的时候，人就口渴想喝水，而当水分得到充足的补充以后，人的渴感就减弱，就不想喝水了。

在疾病过程中，人体阴阳自动恢复协调是促使病势向愈的内在机制。医生治疗的最终目的也是帮助病人恢复其阴阳自和的能力。

综上所述，阴阳交感、对立、互根、消长、转化、自和，从不同角度说明了阴阳之间的相互关系及其运动变化规律。

三、阴阳学说在中医学中的应用

（一）说明人体组织结构——人生有形，不离阴阳

人体是一个有机整体。组成人体的所有脏腑经络形体组织，都可以根据其部位、功能特点来划分阴阳（表2-2）。

脏腑分阴阳，五脏藏精气而不泻，故为阴；六腑传化物而不藏，故为阳。由于阴阳之中复有阴阳，五脏本身还可以再分阴阳。以位置而言，心、肺居于膈膜之上的胸腔，属阳；肝、脾、肾居于膈膜之下的腹

腔，属阴。以脏之特性而言，心属火，主温通，为阳中之阳；肺属金，主肃降，为阳中之阴。肝属木，主升发，为阴中之阳；肾属水，主闭藏，为阴中之阴；脾属土，主运化、承载、受纳，为阴中之至阴。

表2-2　人体组织结构的阴阳属性分类表

属性	脏腑	形体
阳	六腑	上部、体表、外侧、背部
阴	五脏	下部、体内、内侧、腹部

（二）概括人体的生理功能——阴平阳秘，精神乃治

人体的物质与功能、脏腑的功能活动及其属性、精与气、气与血等皆可用阴阳学说加以概括说明。如物质属阴、功能属阳，功能的产生须以物质为基础，而物质的化生又以脏腑功能活动为前提，二者彼此消长、互根互用。

人体的各种生理功能均是通过气的升降出入而实现的。升与出属阳，降与入属阴。升降出入相互制约、相互为用。《素问·阴阳应象大论》有“清阳出上窍，浊阴出下窍；清阳发腠理，浊阴走五脏；清阳实四肢，浊阴归六腑”的论述。

所以，只有人体阴阳关系相互协调，才能维持健康状态；反之，如果阴阳关系紊乱，就会导致疾病。正如《素问·生气通天论》所言：“阴平阳秘，精神乃治，阴阳离决，精气乃绝。”

（三）阐释人体的病理变化——阴阳失调，病机总纲

阴阳学说用来阐释人体的病理变化，主要表现在以下两个方面：

其一，分析病因的阴阳属性。

疾病是病邪作用于人体，邪正相争，导致机体阴阳失调、脏腑组织损伤和生理功能失常的结果。邪气分阴阳，如六淫之中寒和湿为阴邪，风和暑为阳邪。

其二，分析病理变化的基本规律。

疾病的发生发展过程就是邪正斗争的过程：阳邪侵犯人体，正气中的阴气与之斗争；阴邪侵犯人体，正气中的阳气与之斗争。如此邪正相搏，导致阴阳失调而产生疾病。

而阴阳失调的主要表现形式是阴阳偏盛、偏衰和互损。

1. 阴阳偏盛

即阴偏盛、阳偏盛，是阴或阳任何一方高于正常水平的病理状态。

《素问·阴阳应象大论》指出："阴胜则阳病，阳胜则阴病，阳胜则热，阴胜则寒。"

（1）阳胜则热，阳胜则阴病。阳胜，是指在阳邪作用下，机体呈现出机能亢奋、产热过剩的病机变化。由于阳的特性是热，故说"阳胜则热"。

如热邪侵犯人体，可出现高热、面赤、烦躁、脉数等"阳胜则热"的表现。

由于阳能制约阴，故阳盛必然消耗阴，高热之余出现口干、口渴、尿少等表现，即为"阳胜则阴病"。

（2）阴胜则寒，阴胜则阳病。阴胜是指感受阴邪，机体功能抑制，反应性减弱的病机变化。由于阴的特性是寒，故说"阴胜则寒"。

如寒邪侵犯人体，可出现形寒、面白、脘腹冷痛、泻下清稀、脉迟等"阴胜则寒"的表现。这些表现都是由于寒邪伤及人体阳气而引起的，故说"阴胜则阳病"。

2. 阴阳偏衰

即阴虚、阳虚，是阴或阳任何一方低于正常水平的病理状态。

（1）阳虚则寒。人体阳虚无力制约阴寒，则会虚寒内生，可见面色苍白、畏寒、肢冷、神疲蜷卧、脉微弱等虚寒表现。

（2）阴虚则热。人体阴虚无力制约阳热，则阳相对偏亢而虚热内生，有潮热盗汗、五心烦热、口干舌燥、脉细数等虚热表现。

3. 阴阳互损

由于阴阳互根互用，所以在阴阳偏衰到一定程度时，就会出现阴损及阳，阳损及阴的阴阳互损的情况。

当阳虚至一定程度时，阳不能生阴继而出现阴虚，称为“阳损及阴”；当阴虚至一定程度时，阴不能生阳，继而出现阳虚，称为“阴损及阳”。阳损及阴或阴损及阳，最终都导致“阴阳两虚”。

如精虚无以化气而导致气虚的阴损及阳，属于以阴虚为主的阴阳两虚；气虚无力生血而致血虚的阳损及阴，则属于以阳虚为主的阴阳两虚。

综上所述，阴阳偏胜、偏衰为阴阳对立制约关系失调的病变，阴阳互损为阴阳互根互用关系失调的病变。

（四）用于疾病的诊断——察色按脉，先别阴阳

中医诊断疾病的过程包括诊察疾病和辨识证候两个方面。《素问·阴阳应象大论》说：“善诊者，察色按脉，先别阴阳。”阴阳学说用于疾病的诊断，主要包括分析四诊所收集的资料和概括各种证候的阴阳属性两个方面。

1. 分析四诊资料

即将望、闻、问、切四诊所收集的各种资料，包括即时的症状和体征，以阴阳理论辨析其阴阳属性（表2-3）。

表2-3　疾病诊断阴阳属性归类表

属性	色泽	气息	动静	脉象
阳	鲜明	声音高亢、多言	喜动、恶热	寸部、浮大滑数
阴	晦暗	声音低微、少言	喜静、恶寒	尺部、沉涩细小

色泽分阴阳：主要是观察色泽的明暗，来辨别病情的阴阳属性。比如黄疸病人，面色黄的像橘子皮一样鲜明的为阳黄，而黄的像烟熏火燎一样晦暗的为阴黄。

气息分阴阳：主要是观察呼吸气息的动态，听其发出的声音，来区别病情的阴阳属性。

动静喜恶分阴阳：了解患者的动静、喜恶等情况，也可以区分病证的阴阳属性。

脉象分阴阳：辨脉之部位、动态、至数、形状也可以分辨病证的阴阳属性。

比如门诊上来了个患者，咽喉肿痛、小便黄赤、大便干结、发热烦躁，各种上火，我们往往可以摸到数脉，这种情况就属阳；而如果是个长期慢性腹泻的患者，有形寒怕冷、气短乏力、神疲嗜睡等表现，我们往往可以摸到迟脉，这种情况就属阴。

2. 概括疾病证候

通过四诊收集资料，辨清证候，为论治奠定基础。证候辨证中，八纲辨证是纲领，其中表证、热证、实证属阳；里证、寒证、虚证属阴。所以阴阳又是八纲辨证的总纲。只有辨清阴阳，才能抓住要领和关键。故《景岳全书·传忠录上·阴阳》说："凡诊病施治，必须先审阴阳，乃为医道之纲领。阴阳无谬，治焉有差？医道虽繁，而可以一言蔽之者，曰阴阳而已。故证有阴阳，脉有阴阳，药有阴阳……设能明彻阴阳，则医理虽玄，思过半矣。"

思考

感冒有哪些常见的表现？这些表现该如何分阴阳？

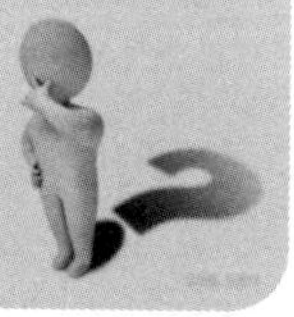

（五）用于疾病的防治——调整阴阳，纠偏致和

调整阴阳，使之保持或恢复相对平衡，达到阴平阳秘，是防治疾病的基本原则。阴阳学说在防治疾病中的应用主要有三个方面：

1. 指导养生——法于阴阳

养生最根本的原则是要“法于阴阳”，即遵循自然界阴阳的变化规律来调理人体阴阳，使其与四时阴阳变化相适应。《素问·四气调神大论》提出了“春夏养阳，秋冬养阴”的原则。如对“能夏不能冬”的阳虚阴盛体质者，夏用温热之药预培其阳，则冬不易发病，就是这一原则的具体运用。

2. 确定治疗原则——以平为期

由于阴阳失调是疾病的基本病机，所以《素问·至真要大论》说：“谨察阴阳所在而调之，以平为期。”

（1）阴阳偏盛的治疗原则：阴阳偏盛形成的是实证，故总的治疗原则是“实则泻之”，即损其有余。

阳偏盛所致的实热证，则用“热者寒之”的治疗方法，比如平时上火很多人都会喝点金银花茶。阴偏盛所致的寒实证，则用“寒者热之”的治疗方法，比如受凉以后很多人会喝点热姜汤。

在阳盛或阴盛的同时，若由于“阳胜则阴病”或“阴胜则阳病”而出现阴虚或阳虚，则又当兼顾其不足，在“实者泻之”的同时配以滋阴或助阳之品。

（2）阴阳偏衰的治疗原则：阴阳偏衰出现的是虚证，故总的治疗原则是“虚则补之”，即补其不足。

阴偏衰产生的是“阴虚则热”的虚热证，治疗当滋阴制阳，用“壮水之主，以制阳光”的治法，《素问·阴阳应象大论》称之为“阳病治阴”，比如中成药六味地黄丸就是滋阴的好药。

阳偏衰产生的是“阳虚则寒”的虚寒证，治疗当扶阳抑阴，用“益火之源，以消阴翳”的治法，《素问·阴阳应象大论》称之为“阴病治阳”，比如中医外科治疗阴疽的阳和汤。

（3）阴阳互损的治疗原则：阴阳互损导致阴阳两虚，故应采用阴阳双补的治疗原则。

对阳损及阴导致的以阳虚为主的阴阳两虚证，当补阳为主，兼以补阴；对阴损及阳导致的以阴虚为主的阴阳两虚证，当补阴为主，兼以补阳。如此则阴阳双方相互滋生，相互为用。

3. 分析和归纳药物的性能

药物的性能由其气（性）、味和升降浮沉决定，而药物的气、味和升降浮沉，可用阴阳来归纳说明。

药性：主要指寒、热、温、凉四种药性，又称“四气”。其中寒凉属阴，温热属阳。能减轻或消除热证的药物，大多属寒性或凉性，如黄芩、栀子等；反之，能减轻或消除寒证的药物，一般属温性或热性，如附子、干姜之类。

五味，就是酸、苦、甘、辛、咸五种味。有些药物具有淡味或涩味，故实际上不止五味，但习惯上仍称为“五味”。辛味能发散，甘味能滋补与缓急，淡味能渗泄，酸味能收敛，苦味能降能坚，咸味能软坚和泻下。《素问·至真要大论》说：“辛甘发散为阳，酸苦涌泄为阴，咸味涌泄为阴，淡味渗泄为阳。”临床用药过程中，一般都依据证候的性质将药物的性与味综合考虑以处方。

升降浮沉，是指药物在体内发挥作用的趋向。升是上升，浮为向外浮于表，升浮之药，多具有上升发散的特点，故属阳，例如升麻、浮萍等。降是下降，沉为向内沉于里，沉降之药，多具有收涩、泻下、重镇的特点，故属阴，例如龙骨、沉香等（表2-4）。

表2-4　药物气味阴阳属性归类表

属性	药性（四气）	五味	升降浮沉
阳	热、温	辛、甘、淡	升、浮
阴	寒、凉	酸、苦、咸	沉、降

思考

1. 请给你自己身体的不同部位划分一下阴阳。
2. 过食辛辣会对人体阴阳产生哪些影响？
3. 如何理解“阳化气，阴成形”？

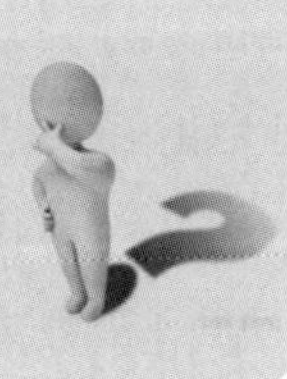

第三节　五行学说

五行这个概念虽然对于一般人而言比较陌生，但五行所包括的木、火、土、金、水这些元素，却是人类日常所需、世代依赖之物。我国古人在长期观察自然的基础上，利用取类比象的方法，借鉴自然界中木、火、土、金、水五种最基本物质的功能与关系，总结形成了“五行”学说，用于研究揭示事物之间的相互作用及发展变化规律。

一、五行的概念、特性与归类

五行的起源，虽然古代有“五星”“五材”等说法，但其源头还应该追溯到原始社会时期。

原始社会先民们认识到水、火等具有人或其他物类所不具有的神秘力量，于是便产生了对自然物的崇拜。随着生产力水平的提高和原始农业的进步，人们深刻认识到土、木、火、水在生产生活中的重要意义，这也使得它们在先民心目中的位置不断深化。金属的出现，给人类的生活带来了巨大的变革，是人类文明进步的重要标志，因而倍受人们的珍视。

商周时期人们将五行排列组合在一起，作为一个体系提了出来。还将五行与五方的空间方位相连接，后与季节四时相配属，并将五行各自的特性进行凝练。采用取象比类、推演络绎的方法，将自然与社会的各种事物或现象进行关联、分类，并以五行生克制化关系来解释其发生、发展和变化的规律以及事物之间的相关关系。至此，整个五行学说体系已基本建立。

（一）五行的概念

五行，即木、火、土、金、水五类物质属性及其运动变化。“五”是指由宇宙本原之气分化而成的构成宇宙万物的木、火、土、金、水五类物质属性。“行”则指运动变化。以木、火、土、金、水五类物质属性及其运动规律来认识世界、解释世界和探求宇宙变化规律的世界观和方法论，就是五行学说。

（二）五行的特性

《尚书·洪范》中对五行特性的高度凝练为：“水曰润下，火曰炎上，木曰曲直，金曰从革，土爰稼穑”，这对后世五行研究具有重要的指导意义。

1. 木曰曲直

草木的嫩芽破土而出，人们就会看到它们具有的韧劲，这种能伸能屈、顽强向上的特性，正可用“曲直”来加以概括。

古人在对木的特性进行高度概括的基础上，将凡具有生长、升发、条达、舒畅等类似性质或作用的事物和现象，归属于木。

2. 火曰炎上

火具有炎热之性，又总是向上燃烧、跳动着的，所以说火的特性是“炎上”。火是热的、旺盛的，火是红的，火光是明亮的。在此认识基础上，古人将凡具有炎热、升腾、光明等性质或作用的事物和现象，归属于火。

3. 土爰稼穑

土爰稼穑，爰，同“曰”。稼，春种；穑，秋收。稼穑，泛指农事活动。土壤为植物及农作物提供春生、夏长、开花、结实以及收藏所必需的基本依托。因此，“稼穑”又含有变化产生复杂新事物之意。在此认识基础上，古人将凡具有承载、受纳、生化等类似性质或作用的事物和现象，归属于土。

4. 金曰从革

金曰从革，从，即参与；革，就是变革。金属物质参与变革，一是生产变革，金属工具代替木质工具；一是政权变革，需要金属兵器夺取政权。这些作用的发挥，首先要有清洁之性，锈迹斑斑难以成事。其次，收割砍伐可使作物倒伏，杀伤攻击可使敌人臣服，皆有肃杀、收敛、沉降之性。在此认识基础上，古人将凡具有沉降、肃杀、收敛、变革等类似性质或作用的事物和现象，归属于金。

5. 水曰润下

水具有润泽的作用，同时具有向下流动的特点。俗话说“人往高处走，水往低处流”，正是抓住了事物的性质。当然，水也还有一些其他方面的性质，如寒凉之性等。在此认识基础上，古人将凡具有滋润、下行、寒冷、闭藏等类似性质或作用的事物和现象，归属于水。

（三）事物属性的五行归类

古人为了探索自然界繁杂事物之间的关系，借用五行的属性加以归类。归类的方法主要有两个：一是直接取类比象。二是间接推理演绎。例如已知甲具有木的特性，将其归为木这一行，那么与甲有密切联系的乙也被归于木这一行。

以肝系统为例，肝喜条达舒畅，与木之性类似，取类比象把肝归属为木这一行。由于肝胆相连、肝在窍为目、在液为泪、在志为怒、其华在爪。于是，胆、目、泪、怒、爪通过间接推理演绎被归属于木这一行。

通过五行归类，将自然界以及人体许多复杂的事物和现象有机地联系在一起，从而形成了木、火、土、金、水五大系统。（表2-5）

表2-5 事物属性的五行归类表

自然界							五行	人体						
五色	五音	五味	五化	五气	五方	五季		五脏	五腑	五官	形体	情志	五声	变动
青	角	酸	生	风	东	春	木	肝	胆	目	筋	怒	呼	握
赤	徵	苦	长	暑	南	夏	火	心	小肠	舌	脉	喜	笑	忧
黄	宫	甘	化	湿	中	长夏	土	脾	胃	口	肉	思	歌	哕
白	商	辛	收	燥	西	秋	金	肺	大肠	鼻	皮	悲	哭	咳
黑	羽	咸	藏	寒	北	冬	水	肾	膀胱	耳	骨	恐	呻	栗

二、五行学说的基本内容

五行学说的基本内容包括两个方面：一是五行生克制化的正常规律；二是五行生克的异常变化。

（一）五行生克制化

1. 五行相生——促进助生长

五行相生是指木、火、土、金、水之间存在着有序的递相资生、助长和促进的关系。五行相生次序是：木生火，火生土，土生金，金生水，水生木（图2-2）。

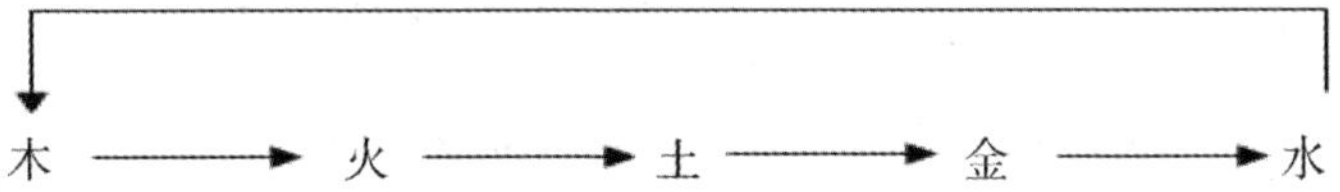

图2-2 五行相生次序图

木生火：原始社会时期，古人通过长期观察自然状态下雷电击中林木而起火的现象，逐渐领悟出木材在干燥条件下，经外力快速摩擦、高温、引燃等外在因素作用，可以生出火焰。并受此启发，发明了“钻木取火”的方法。

火生土：原始社会，生产条件低下，多采用刀耕火种的方式，林地经火焚烧后，草木灰成为良好的天然肥料，为草木繁荣生长提供了充足的养分，烈火焚烧使原有林地上的虫害被彻底扫除，土壤也变得更加松软，这些都为农作物的生长提供了良好的条件。此外，土地上的树木要长出果实，必须有阳光的热力。

土生金：新石器时代，古人在长期从事石器加工和烧制陶器的生产实践中，逐渐发现了某些石头经过高温冶炼而熔化成液体，经冷却后会变成坚硬的新生物质——金属。而金属类的物质大多是埋藏在地下的。

金生水：金属性凉，遇高温则熔化。水性寒凉，遇高温则蒸发。但金属熔化的温度远高于水蒸发的温度，所以温度较高的水蒸气遇到与水同具凉性的金属，自然会很容易凝结成水珠。也有一种说法是金属遇高温会融化成液态物质。

水生木：古人从雨后草木生长更加旺盛，干旱使得草木干枯甚至死亡等自然现象的观察中，认识到树木的生长必须有水的灌溉。

总之，五行之间的相生关系是递相而行的，任一行都存在“我生”和“生我”的一方，《难经》将这种关系比喻为母子关系，生我者为母，我生者为子。正是因为存在这种母子相生的关系，才使得五行的和谐发展有了源源不断的无穷动力。

2. 五行相克——制约防太过

五行相克是指五行之间存在有序的递相克制、抑制、制约的关系。五行相克次序是：木克土，土克水，水克火，火克金，金克木。（图2-3）

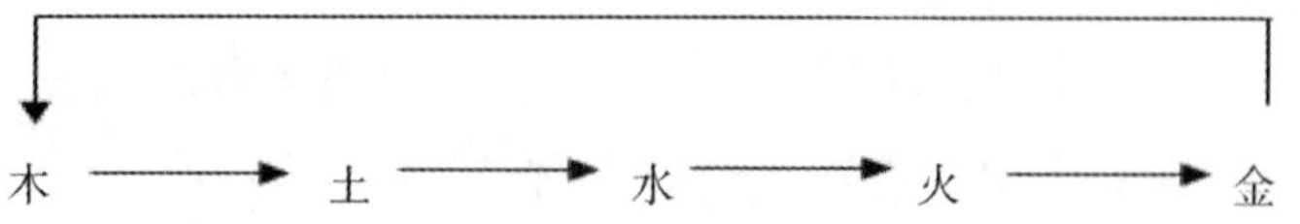

图2-3　五行相克次序图

古代思想家在发现事物之间具有积极促进作用的同时，也发现了一种事物对另一种事物的生长具有抑制作用，以防止其过亢为害。

《素问·宝命全形论》对五行的相克顺序这样解释：“木得金而伐，火得水而灭，土得木而达，金得火而缺，水得土而绝。”

土得木而达：土地过硬板结，草木生长的根须或者人为犁地可以使土质疏通，有利于水分、养料的流通，使土更好地发挥稼穑的作用。

水得土而绝：所谓“兵来将挡，水来土掩”，防止洪水为灾可以用土筑堤来抵挡。

火得水而灭：水性寒凉可以使火力不致于过烈。

金得火而缺：金属类物质虽然坚硬，但是在火的作用下，可以使它软化改变形状，以扩展功能。

木得金而伐：金属器具修剪树木枝叶、砍伐枝干可使其生长有度，以免其过高易折、过重易坠。

五行之间的相克，也是“我克”和“克我”并存，《内经》称之为“所胜”与“所不胜”。“克我”者为我“所不胜”，“我克”者为我“所胜”。

思考

五行相克中的克是五行关系的异常情况吗？

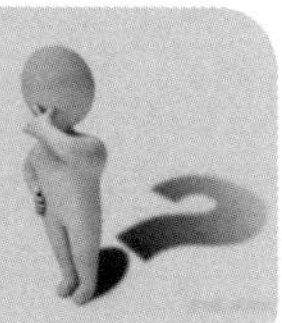

3. 五行制化与胜复——生克结合，生生不息

（1）五行制化：制，即制约、克制；化，即化生、变化。五行制化，指五行之间既相互滋生，又相互制约，生中有克，克中有生，以维持事物间协调平衡的正常状态。（图2-4）

五行制化的规律：五行中一行亢盛时，必然随之有制约，以防止亢而为害；一行相对不及时，必然随之有相生，以维持生生不息。五行制化是五行系统正常状态下的自我调控机制。

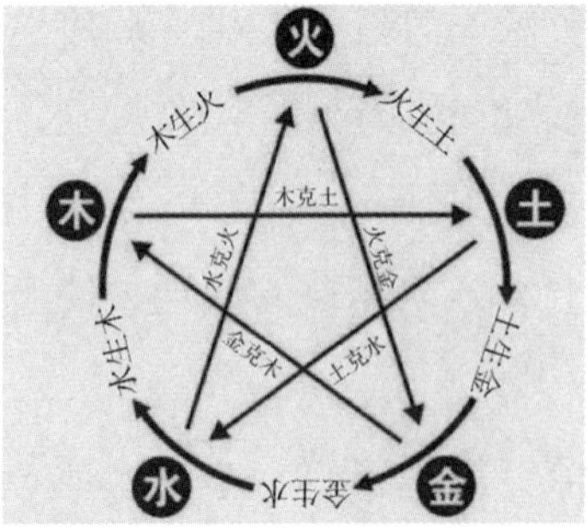

图2-4　五行生克制化示意图

《素问·六微旨大论》说："亢则害，承乃制，制则生化。"明代医家张介宾在《类经图翼·运气上》进一步阐释："盖造化之机，不可无生，亦不可无制。无生则发育无由，无制则亢而为害。"强调事物不能无限制地发展，太过则为灾害。人口的增长、对大自然的开发利用等，都要遵循制化的规律。

比如：木克土，土为了防止木克制太过，通过所生之金来抑制木的过分生长（图2-5）。

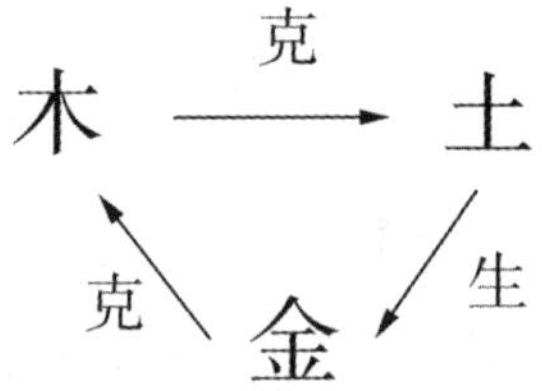

图2-5　五行制化图（部分）

（2）五行胜复：五行胜复，属五行之间按相克规律的自我调节机制（图2-6）。

所谓"胜气"，就是某行之气的太过，而"胜气"一旦出现，势必招致一种力量将其压制下去，此种力量就是所谓的"复气"。例如木气太过，作为胜气就会过分克土，而使土气偏衰，土衰不能制水，会使水气偏胜而加剧克火，火气受制会减弱克金之力，于是金旺盛，

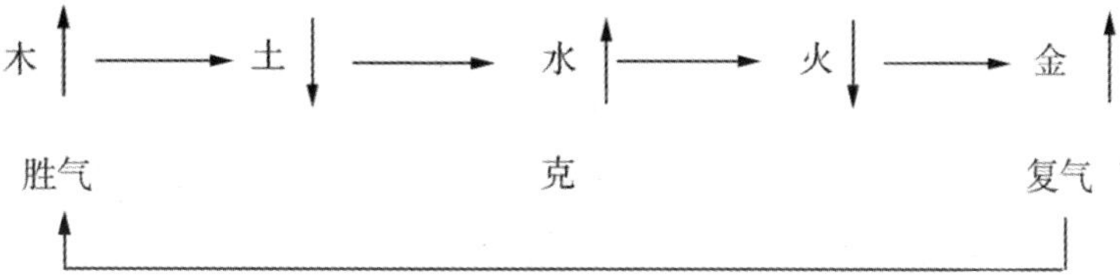

图2–6　五行胜复图（以木为例）

从而把太过的木气克伐下去，使其恢复正常。即《素问·至真要大论》所说“有胜之气，其必来复也。”而且胜气重，复气也重，胜气轻，复气也轻。

总之，通过胜复调节，使五行系统维持其整体的相对平衡。

思考

五行制化与胜复的意义是什么？

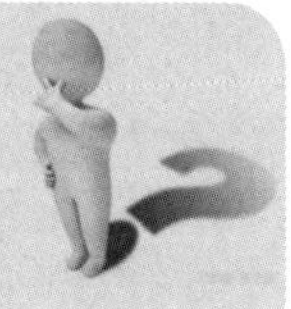

（二）五行生克异常——母子相及与乘侮

当五行之间正常的生克关系遭到破坏时，就会出现异常生克反应，即五行母子相及和乘侮。母子相及是相生关系异常的变化；相乘、相侮是相克关系的异常。

1. 五行母子相及

包括母病及子和子病及母两类。母病及子，是母行异常，累及子行；子病及母，指子行的异常，累及母行，最终使母子皆异常。如木材干燥、充足，则易于引燃而火势剧烈难控；木材潮湿、量少，则难于引燃或火力微弱易于熄灭等。

2. 五行相乘相侮

（1）五行相乘：指五行中一行对其所胜一行的过度制约或克制。五行相乘的次序与相克相同，即木乘土，土乘水，水乘火，火乘金，金乘木。

相乘发生的原因有“太过”和“不及”两种情况。

太过导致的相乘：五行中的某一行过于亢盛，对其所胜一行超过正常限度的克制，引起其所胜一行的虚弱，从而导致五行之间的协调关系失常。

不及所致的相乘：五行中某一行过于虚弱，难以抵御其所不胜一行正常限度的克制，使其本身更显虚弱。

比如，正常情况下，金属器具修剪树木枝干，防止其过度生长，是谓金克木。

如果金属器具修剪砍伐过度，使树木的长势严重受损，称之为金旺乘木；反之，如果树木长势低弱，修剪、砍伐稍有不慎，则容易伤重而亡，这叫做木虚金乘。

（2）五行相侮：是指五行中一行对其所不胜一行的反向克制，即反克，又称“反侮”。即木侮金，金侮火，火侮水，水侮土，土侮木。

导致五行相侮的原因，亦为“太过”和“不及”两种情况。

太过所致的相侮：五行中的某一行过于强盛，使原来克制它的一行不仅不能克制它，反而受到它的反向克制。

不及所致的相侮：五行中某一行过于虚弱，不仅不能制约其所胜一行，反而受到其反向克制。

如木本受金克制，但林木生长年久过于粗壮，则容易磨损用于修剪、砍伐的金属器具，这是木旺侮金；反之，树木生长正常，如果用过于软薄的小刀去修剪，势必会造成小刀的折断，这是金虚木侮。同理，火本受水克制，但火势过猛则容易使水大量蒸发等。

由于相乘和相侮都是相克的异常，所以发生相乘时，可同时发生相侮；发生相侮时，也可同时发生相乘。如木气过强时，既可以乘土，又可以侮金；金虚时，既可受到木侮，又可受到火乘。所以《素问·五运行大论》说：“气有余，则制己所胜而侮所不胜；其不及，则己所不胜侮而乘之，己所胜轻而侮之。”

总之，五行母子相及和相乘、相侮是五行生克关系的异常，可以用来阐释事物之间的异常关系和人体的病理状态。掌握其基本概念及机制，对探明事物关系失衡和人体健康状态失常的原因和机制具有重要作用。

三、五行学说在中医学中的应用

中医五行学说用来阐释人体生理、病理现象，并用以判断疾病的预后，指导疾病的治疗和预防。

（一）说明人体的生理功能——生克结合，制则生化

1. 说明五脏的生理特点

五行学说将人体的五脏分别归属于五行，以五行的特性来说明五脏的生理功能特点。如肝喜条达，有疏泄的功能，而木有生发的特性，故以肝属“木”；心阳有温煦的作用，而火有阳热的特性，故以心属“火”；脾为气血生化之源，而土有生化万物的特性，故以脾属“土”；肺气主肃降，而金有清肃、收敛的特性，故以肺属“金”；肾有主水、藏精的功能，而水有润下的特性，故以肾属“水”。

2. 构建天人合一的五脏系统

古人把人体与外界环境的四时、五气，以及饮食五味等相联系，运用五行学说，构建了以五脏为中心，内外环境相联系的天人合一的五脏系统，体现了天人相应的整体观念。

3. 说明五脏之间的生理联系

（1）五脏之间的相互滋生：如肾藏精以养肝（水生木）；肝疏泄、藏血以济心（木生火）；心阳温煦脾土、助脾运化（火生土）；脾运化精微以充肺（土生金）；肺阴津下行以滋肾精（金生水）。

（2）五脏之间的相互制约：肝木条达可以疏泄脾土防其壅滞（木克土）；脾主运化水湿可防止肾水的泛滥（土克水）；肾水上行以制约

心火，防其过亢（水克火）；心火温煦向上，制约肺气的过于肃降（火克金）；肺气清肃下行可抑制肝气的升发使之不致太过（金克木）。

（3）五脏之间的生克制化：五行学说中人体的每一脏都具有生我、我生和克我、我克的生理联系，即每一脏在功能上因有他脏的资助而不至于虚损（相生），又因有他脏的制约和克制，而不致于过亢（相克）。以脾土为例，木克土，火又生土。肝气疏泄，助脾气之运化，以防脾气壅滞；心阳温暖脾气，又可以促进脾的运化功能正常。

这种制化关系体现了五行内部自我调节的机制，从而保证了人体脏腑功能活动的协调，以及内环境的相对稳定。

中医学还借用五行学说来阐释人体的体质类型。《灵枢·阴阳二十五人》提出了根据人禀五行之气的多少，联系脏腑经络、阴阳气血，结合人体肤色、体态、心理、性格、对自然界的适应性等进行归属。区分为木、火、土、金、水五类不同体质的人，以说明其对四时气候的适应及病变易感性的特点。

由于五脏的功能是多样的，其相互间的关系也是复杂的。因此，五行特性并不能完全说明五脏所有功能，而五行生克关系也难以完全阐释五脏间复杂的生理联系。所以，在研究脏腑的生理功能及其相互间的内在联系时，不能拘泥于五行之间相生相克的理论。

（二）说明脏腑病变的相互影响——母子相及，相乘相侮

五行学说可以说明脏腑病变的相互影响。即某脏有病可以传至他脏，他脏有病也可以传至本脏，这种病理上的相互影响称之为传变。具体可分为相生关系的传变和相克关系的传变两类。

1. 相生关系的传变

相生关系的传变包括“母病及子”和“子病及母”两个方面。

如肾水（阴）不足，不能涵养肝木，导致肝阴不足，属于母病及子的传变。心火旺盛引动肝火所致的心肝火旺证，属于子病及母的传变。

2. 相克关系的传变

相克关系的传变包括“相乘”和“相侮”两个方面。

相乘传变，如肝木之郁实或肝火过旺，可克伐脾土，形成肝脾不和或肝胃不和之证。

相侮传变，如肺金本克肝木，当肝木之气太过时，肺金不仅不能克制肝木，反为肝木所克，形成肝火犯肺证。

值得注意的是，疾病是复杂多变的，五脏间的疾病传变也不能完全依靠五行乘侮、母子相及规律来说明，应依据实际情况把握疾病的具体传变。

（三）指导疾病的诊断——判别病位，推断病情

1. 推断病变部位

从本脏所主之色、味、脉等来诊断本脏之病。如面见青色，喜食酸味，脉见弦象，可诊断为肝病。以他脏所主之色、味、脉来推断五脏相兼病变。如脾虚病人，面见青色，为木来乘土，是肝气犯脾。

2. 推断病情的轻重顺逆

脏腑病变可从面部色泽变化中表现出来。依据五色之间的生克关系，观察“主色”和“客色”的变化，可帮助推测病情的顺逆。“主色”指五脏本色，即肝青、脾黄、肾黑、心赤、肺白。“客色”为应时之色，即春季青、夏季赤、长夏黄、秋季白、冬季黑。“主色”胜“客色”，其病为逆。比如肝病色青，一年四季都是青色，不见应时之色，说明病较重。“客色”胜“主色”，其病为顺。比如肝病色青，到了夏季，面色变红润，能够随着季节的变化而变化，说明病较轻。

值得注意的是，由于疾病的复杂性，临床诊断疾病时不可拘泥于五行理论，应当四诊合参，全面考虑。

（四）指导疾病的治疗——生克制化，多方应用

1. 确定治则治法

（1）根据相生规律确立的治则治法：

1）确立治疗原则：临床运用五行相生规律确立的治则是补母和泻子，即“虚则补其母，实则泻其子”（《难经·六十九难》）。

补母，即“虚则补其母”。指一脏之虚证，既可以补其本脏治疗，还可依据五行相生规律，补其“母脏”，通过相生作用促使其恢复。适用于母子关系的虚证。如肺气不足，除补肺气之外，还可以用补益脾气的方法，通过“培土生金”的作用促使肺气尽快恢复。再如对于肝阴虚证，不但补益肝，还要补肝之母脏，即滋补肾阴，通过“水生木”来发挥作用。

泻子，即“实则泻其子”。指一脏之实证，既可以泻除本脏亢盛之气，还可依据五行相生规律，泻其子脏以泻除其母脏亢盛之气。适用于母子关系的实证。例如，对于肝火炽盛，除直接泻肝火外，还可以用泻心火的方法，通过泻其子脏来帮助消除过旺的肝火。

2）常用治疗方法：主要包括滋水涵木法、益火补土法、培土生金法、金水相生法。

滋水涵木法：指滋肾阴以养肝阴的治法，又称滋肾养肝法、滋补肝肾法。适用于肾阴亏损而肝阴不足，甚或肝阳上亢之证。如杞菊地黄丸可以用来治疗肝阴虚不能濡润目窍的眼干目涩，五心烦热，腰膝酸软等病症。

益火补土法：指温肾阳以补脾阳的治法，又称温肾健脾法、温补脾肾法。适用于肾阳衰微而致脾阳不振之证。五行理论中心属火，脾属土，益火补土应是温心阳以暖脾土。但自命门学说兴起，多认为命门之火具有温煦脾土的作用。故临床多将“益火补土”法用于肾阳（命门之火）衰微而致脾失健运之证。如四神丸治疗脾肾阳虚的五更泻。

培土生金法：指通过健脾益气以补益肺气的治法。主要适用于脾虚胃弱不能滋养肺气而致肺脾虚弱之证。如久咳不已，痰多清稀，食欲减退，大便溏薄，四肢乏力，舌淡脉弱等，可选用四君子汤、苓桂术甘汤、参苓白术散等辨证使用。

金水相生法：是滋补肺肾阴虚的一种治疗方法，又叫做补肺滋肾法，滋养肺肾法。主要适用于肺虚不能输布津液以滋肾，或肾阴不足，精气不能上荣于肺所致的肺肾阴虚证。表现为干咳或咳血，骨蒸潮热，腰膝酸软，舌红苔少，脉细数等。可选用百合固金汤、麦味地黄丸辨证治疗。

（2）根据相克规律确立的治则治法：

1）确立治疗原则：导致相乘、相侮的原因为“太过”和“不及”两个方面，相应的治疗原则是抑强和扶弱。

抑强，适用于相克太过引起的相乘和相侮。治疗的重点在于泻其有余。如肝气亢盛引发的“木旺乘土”证，治疗应以疏肝平肝为主，兼顾健胃。

扶弱，适用于相克不及引起的相乘和相侮。治疗的重点在于补其不足。如脾胃虚弱引发的“土虚木乘”证，治疗以健脾益气为主，兼顾和肝等。

2）常用治疗方法：主要包括抑木扶土法、培土制水法、佐金平木法、泻南补北法。

抑木扶土法：指疏肝健脾或平肝和胃以治疗肝脾不和或肝气犯胃的病证，又称疏肝健脾法、调理肝脾法（或平肝和胃法）。适用于木旺乘土或土虚木乘证。如肝气犯胃导致的胁痛、胃痛，可选用柴胡舒肝散化裁治疗。

培土制水法：指健脾利水以治疗水湿停聚病证的治法，又称为敦土利水法。适用于脾虚不运，水湿泛滥而致水肿胀满之证。其代表方如实脾饮。

佐金平木法：指滋肺阴清肝火以治疗肝火犯肺病证的治法，也可称为“滋肺清肝法”。适用于肝火亢盛，热灼肺金的肝火犯肺证，以清肝平木为主，兼以清肺热，滋肺阴。

泻南补北法：指泻心火补肾水以治疗心肾不交的病证。因心属火，位于南方；肾属水，位于北方，故称泻南补北法。

2. 指导情志病治疗

“情志相胜法”是中医治疗情志失调病证的重要方法。依据五行相克理论，运用情志的相互制约关系来达到治疗的目的。即怒胜思、思胜恐、恐胜喜、喜胜悲（忧）、悲（忧）胜怒。即所谓“以情胜情”。（图2-7）

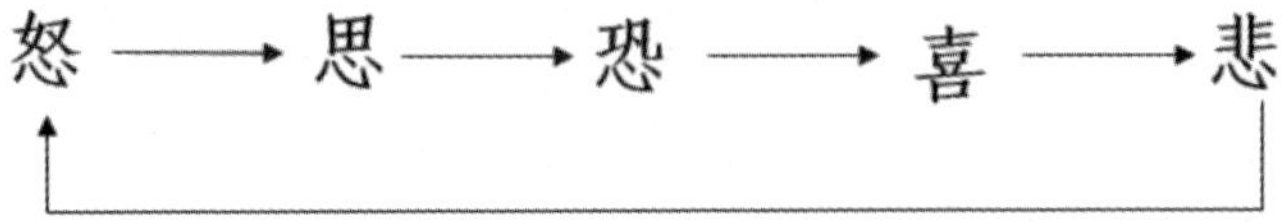

图2-7　情志相胜图

3. 指导针灸取穴

针灸疗法中，手足十二经脉的“五输穴”配五行，井属木，荥属火，输属土，经属金，合属水。针灸治疗时，根据病症，可以按五行生克规律选穴施治。

中医学应用五行学说，来研究天人相应的关系，阐释五脏系统的整体联系，说明内脏疾病的传变，指导疾病诊断和防治等，是研究多元关系的主要思维方法之一。生命活动极其复杂、疾病现象盘根交错，并非都能用五行之间的规律来阐释。因此，将普遍规律与特殊情况结合，是解决实际问题的正确思维方法。

总之，世界的本原是气，气之动静而为阴阳，阴阳作用合和而化生五行。气一元论、阴阳学说、五行学说都是中国传统哲学的重要范畴，不仅为中医学认识生命、健康和疾病提供了方法论指导，而且帮助中医学构建了理论框架，成为中医学不可分割的组成部分。

思考

五行各自的特性是什么？

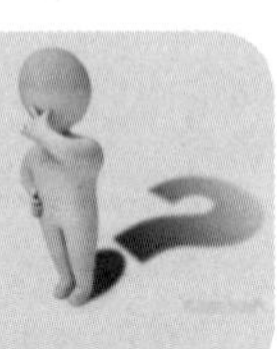

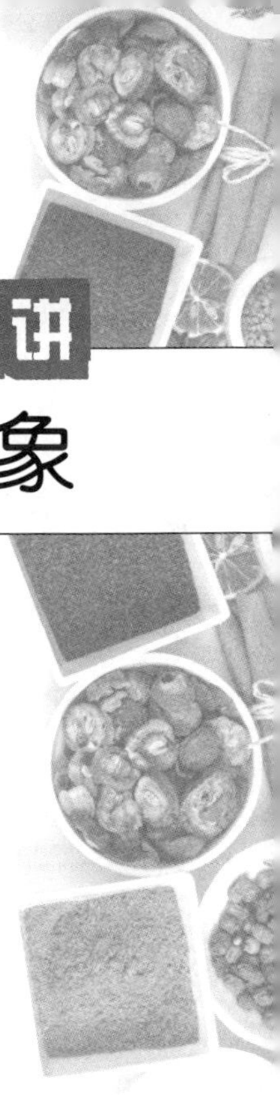

第三讲

开放的人体系统——藏象

【导言】藏象反映了中医学对人体生命认识的独特思维方式。人体内外是有机的整体，存在着密切的联系。内脏深藏于体内，其正常或者异常都可以通过外在的“象”反映出来。古代先贤通过对生命活动的整体观察与临床实践，从人体外部的生理、病理征象探索内在脏腑功能活动规律，在认识上实现了从实体结构到综合功能的转变，建立了“五脏系统模型”。将人体错综复杂的功能归纳在五脏系统之中，形成了中医学特有的以五脏为中心的人体功能系统的认识。

第一节　藏象概述

一、藏象——中医整体观念的重要体现

首先，请大家思考一个问题，这一章章名为什么叫做“藏象”，

而不叫脏腑？藏象与脏腑有什么不同呢？

我们先从一个小案例说起：某一年正值农历六月，门诊上来了这样一个病人，诉说浑身酸沉无力、没有食欲、不想吃饭。望其舌苔厚腻，脉象弦滑。诊断为湿邪困脾。

望舌切脉怎么就能诊病呢？道理是什么呢？这是体内脏腑的病理变化，通过外在的舌象和脉象反映出来了。换句话说，舌象、脉象泄露了体内的秘密。

大家知道，中医无论看什么病，无论是内外妇儿哪一科，都要望舌切脉。

所以，通过表现在外的象来诊断内部脏腑的疾病，这是中医藏象学说在临床中的具体运用。

那么，究竟什么是藏象呢？

藏（zàng），是指藏（cáng）于体内的内脏。象，主要是指人体脏腑功能活动表现在外的生理和病理征象。

明代医家张景岳解释说："象，形象也，藏居于内，形见于外，故曰藏象。"

这是中医整体观念的一个重要体现。也就是说，人是一个有机整体，人体复杂的生命活动都起源于内脏，而内脏的功能活动，都可以通过一定的途径反映在外，都有一定的象可循。这是中医先贤们通过长期临床实践而得到的经验总结。

此外，"象"又有"比象"之义。所谓比象就是通过与自然现象的类比而得到的认识，这是中医整体观念的又一个体现，也就是天人合一、天人相应。

比如，心之象为火，如何理解呢？火，热烈奔放，温暖明亮；心主血脉，推动血行。血液运行不息，要靠阳气的激发、温煦和推动。所以我们说生命不息，心跳不止，心是名副其实的"动感地带"，动为阳，静为阴。所以，我们用心为盛夏的太阳加以比拟。

再看肝，肝为木之象，五行中木的特性是什么呢？木曰曲直，树木生长，自由自在，就像杨柳依依，随风荡漾，十分惬意。人体的肝调畅气机，喜条达而恶抑郁，这个特点与自然界的木很类似，所以，中医学称肝为风木之脏。

二、藏与象的关系——以脏定象、以象测脏

藏象这个词，以及藏象学说的理论来源于哪里呢？它们都是来自中医学的奠基之作——《黄帝内经》。在《素问·六节藏象论》中，黄帝问岐伯："藏象何如？"岐伯给我们描述了一个开放的、充满生机的人体系统。在这里，五脏的功能活动不但能够通过面部、毛发等人体组织外在的象反映出来，而且与四季的气候以及阴阳属性相关联，形成了"四时五脏阴阳"系统。所以，藏象的象还有阴阳象和四季象的内容。

人体就像一个国家，《素问·灵兰秘典论》用管理国家的官职，形象地比喻了人体五脏六腑的作用。心为一国之君主，最高统帅；肺为宰相；肝为将军；胆为法官；脾胃是掌管粮库的官员；肾是后勤部长；三焦是管理水利的官员等，一应俱全，各司其职，井然有序。这是藏象中的政官象。

生活无处不中医！我们再来看看藏象中的生活象。

《素问·五脏生成》告诉我们，如何通过望人体面部的色泽，来判断疾病的轻重、推断五脏之气的盛衰。比如，"黄如枳实者死""黄如蟹腹者生"，枳实之色，暗淡无光；蟹腹之色明润有生机，显然据前者判断疾病的预后较差。

《素问·脉要精微论》也强调色泽明润含蓄，是内脏精气不衰之象。如果枯暗没有光泽或者颜色直露于外，是内脏精气衰败之象。比如，"白欲如鹅羽，不欲如盐"，大家可以体会一下。

自然界存在的规律具有普遍意义，联系是普遍存在的。所以，

《素问·五脏生成》明确指出“五脏之象，可以类推”。

因此，观物取象，观象明理，得象悟道，是学习中医的基本功。学习中医要多读书、多临证、多观察、多琢磨。正所谓：处处留心皆中医。

脏在内，象在外，我们如何把握脏与象的关系呢？

藏与象的关系，可以概括为：以藏（脏）定象，以象测藏（脏）。

以藏（脏）定象，是说藏是象的内在本质，有什么样的内脏就有什么样的外象。心主血脉，其华在面。正常情况下心气充沛，心血充盈，脉道通利，表现在外，可见面色红润有光泽，精神振奋。反之，如果一个人出现了心血瘀阻，脉道不通，就可见面色发暗，舌上出现瘀斑、瘀点，这就是象随着脏的变化而变化，脏决定象。

但是临床上我们诊察疾病，往往是反过来进行的，就是以象测藏，通过象变来推测体内脏的变化。

比如，舌干而且有裂纹，就像土地干枯缺水一样，说明体内津液严重不足，营养不良。

这叫做：有诸内，必形诸外，而作为医生就要能够：视其外应，以知其内脏。也就是中医经常讲的：以表知里、司外揣内。

生活当中挑西瓜，使用的就是以表知里的方法。怎么来判断这个西瓜是否成熟呢？对，通过外在的象来进行推测判断，一看二摸三敲打。看看西瓜的纹路颜色，摸一摸涩不涩，再敲敲听一下声音。这样我们通过综合的、外在的象就可以推测这个瓜的成熟度了。

如果是西医怎么判断西瓜的成熟度呢？对，切开，或者开个小口，取点西瓜水化验一下。

从中西医判断西瓜的成熟度，大家可以思考一下中西医思维的不同。

“以表知里”的运用很广泛，如在先秦的著作《管子·地数》中记载：“上有赭者，下有铁。”意思是说地面上的土质发红，可以推测地下会有铁矿。

地上地下尚且如此，何况充满生机的人体？人体内在脏腑与外在体表组织有着如影随形的联系。

“以表知里、司外揣内”方法的原理在于自然界事物之间的联系是普遍存在的。

通过学习，大家已经初步认识到这一章为什么称为“藏象”，而不叫脏腑。

脏器是西医学的一个形态学概念，是纯形态学或实体性的结构，是通过解剖而获得的认识。

藏象是对人体生命规律的整体系统性认识，通过临床实践而来，是解剖、生理、病理学的统一。

三、藏象学说是如何形成的

（一）古代解剖学的认识

“解剖”一词，首先见于《灵枢·经水》：人“其死，可解剖而视之。其脏之坚脆，腑之大小，谷之多少，脉之长短，血之清浊……皆有大数。”比如《灵枢·肠胃》记载食道与肠道的比例为1：35，与现代的1：37很接近。认识到血有清浊之分，我们现在叫做动脉血和静脉血等。古代解剖知识为藏象学说的形成奠定了形态学基础，同时也使人们进一步认识到了内脏的某些功能，如心主血脉、肺主呼吸、胃主受纳腐熟等。

（二）长期生活实践的观察

中医学藏象概念的形成，还来源于对人体脏腑生理活动和病理变化的观察与总结。如在已知脾主运化的基础上，发现数天不进食或食量不足，会出现四肢乏力、消瘦等现象，从而推理出“脾主四肢肌肉”。比如小孩子在哭泣的时候总是鼻子一把泪一把，哭得严重的时候还会出现咳嗽，由此我们得出肺在志为悲、在液为涕、在变动为咳的认识。

（三）医疗实践经验的积累

中医学对人体生理功能的认识，许多是由病理反推出来的。《素问·玉机真脏论》说：“善者不可得见，恶者可见。”这是什么意思呢？善，就是正常，恶是不正常，也可以理解为病变状态。比如，当一个人鼻子不通气时，他会张口呼吸，于是知道鼻子有通气的功能。鼻塞了，闻不到气味，反推认识到鼻有主管嗅觉的作用。临床治疗中发现，补肾的药物可以加速骨骼的愈合，从而得出肾主骨的理论。

中医学就是这样在长期的临床实践中，反复地进行验证、积累和总结，认识了脏腑的内在活动规律，为藏象学说的形成奠定了实践基础。

（四）古代哲学思想的渗透

以上观察与实践，积累了丰富的感性认识和临床经验。要把感性认识升华为理性知识，把经验上升为系统的理论，必须借助于一定的方法和观念，也就是哲学的引导。我们的先贤非常智慧地把古代哲学中的气、阴阳、五行学说等思想渗透到中医学中，这对藏象学说的理论形成以及系统化起到了关键作用。

比如脏腑可分阴阳，气血也可分阴阳，脏腑阴阳气血协调是维持其生理功能的保证。我们在阐述脏腑的病机时，会提到肝气郁结、心阳亏虚、肾阴不足等，就是气以及阴阳学说在藏象理论中的运用。

五行学说的应用，不仅构建了以五脏为中心的藏象理论，并且将人体五脏生理功能系统与自然界五行系统相联系，体现出人与自然界的统一性。

这些哲学思想运用在藏象学说中，使藏象学说的脏腑概念逐渐由形态学实体演变为功能态的框架。

总之，藏象学说是以解剖学知识为基础，运用以表知里、司外揣内、取象比类等整体观察方法，通过对内在脏腑反映于外的各种征象的观察，结合气、阴阳、五行学说的认识，经过概括、抽象、推理而逐步归纳出的医学理论。

四、脏腑分类及各自的生理特点

中医学按照形态结构和生理功能特点，将脏腑分为三大类：五脏、六腑和奇恒之腑。

五脏：心、肝、脾、肺、肾，共同的生理功能是化生和贮藏精气。

六腑：胆、胃、大肠、小肠、三焦、膀胱，共同生理功能是受盛和传化水谷。

奇恒之腑：脑、髓、骨、脉、胆、女子胞。奇者，异也，恒者，常也，就是不同于正常之腑。其形态中空，与六腑类似，功能又藏精气，类似于脏。说藏不是脏，似腑又不是腑，所以叫做奇恒之腑。

《素问·五脏别论》对五脏六腑的功能特点做了经典性的概括："所谓五脏者，藏精气而不泻，故满而不能实；六腑者，传化物而不藏，故实而不能满也。"

如何来理解五脏、六腑的功能特点呢？

五脏的脏，古代写作"藏（月藏），有藏之义。大家想一想，什么东西要把它藏起来呢？对，宝贵的东西，五脏藏精气，还藏神。精气神为人身三宝，不能无故丢失。所以说，五脏藏精气而不泻。

六腑的腑，《内经》中多处也写作这个"府"，房屋，处所的意思。房屋里面必须是空的，才能有进有出，发挥其作用。

所以，六腑传化物而不藏，传化物是指传导、消化食物。就是说吃进去的食物，不能总是藏在那里，应当不断地传导、消化和排泄，如果吃的饭不往下传导那就出问题了。

对于“满而不能实”，“实而不能满”，唐代王冰解释说：五脏是要精气充满而不能水谷充实；六腑要水谷充实，而不能精气充满。就是说把“满”和“实”解释为：精气为满，水谷为实。

大家思考这样一个问题，脏腑这样分类，在临床上有什么意义呢?

一般来说，脏病多虚，腑病多实（大家思考一下为什么）。

因为脏藏精气，精气在人体不会多余，容易不足，所以我们说五脏是多虚证的。比如说，肝血虚、脾气虚、肾精亏损等，脏的虚证较多，多用补益的方法；而腑病是多实，六腑很容易积滞，我们要用泻法。

五、藏象学说的特点

（一）五脏功能系统观

五脏功能系统观，是借用五脏之词来代表五个生理功能系统。

这里必须注意：中医的五脏与西医的五脏不能划等号。

中西医对于脏腑的命名大同小异，除了三焦是中医学特有的名词外，其他都一样，但是在功能上却小同大异。

比如中医的“肾”并不等同于现代医学的肾脏，它除了在解剖上指肾脏实体和相关泌尿系统方面的功能外，还包括部分神经系统的功能（肾藏志），内分泌、生殖系统的功能（肾藏精），运动系统的功能（肾主骨），呼吸系统的功能（肾主纳气），以及其他某些器官的功能（肾开窍于耳及二阴）等。

再比如脾，西医的脾脏是体内重要淋巴器官之一，主要参与体内免疫反应。中医所说的“脾”，并不等于现代解剖学中的脾脏。中医的脾，包括了整个消化系统的功能，同时和血液循环、内分泌和神经系统都有一定的联系。脾是人体后天之本，气血生化之源。并且脾开窍于口，在体合肉，在液为涎等。所以，中医的脾是一个脾系统。

所以，中医上一个脏往往包括现代医学的多器官、多系统的功能，它具有解剖实体和集合功能的双重含义。我们学习藏象学，就不能用现代解剖学与生理学知识生搬硬套、对号入座。

（二）五脏阴阳时空观

中医学将五脏系统与自然界的时间（五时）、空间（五方）及其相关的五气、五化、五色、五味等联系在一起，形成人与自然相参、相应的“天地人一体”系统。

由此可见，中医藏象学说研究的内容非常广泛。包括藏象的概念内涵，各脏腑的生理功能、病理变化，脏腑之间的关系，脏腑与形体官窍之间的关系，脏腑与外界环境之间的关系，以及表现在外的各种“象”。

思考

1. 藏象和脏腑有何区别？
2. 中医把脏腑分为哪几类？

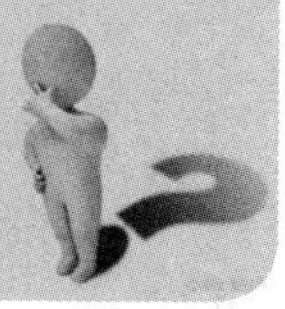

第二节　五脏

五脏，即心、肝、脾、肺、肾的合称。在经络学说中，心包络也作为脏，故又称为六脏。六脏和六腑共计十二脏。《素问·灵兰秘典论》把十二脏形象地比喻为十二官，并且指出“凡此十二官者，不得相失也”。也就是说，五脏和六腑之间的功能密切配合，是完成人体生理活动的必要保障。

一、君主之官——心

心脏是隐藏在胸骨之后的一个重要脏器。明代医家张介宾在《类经》里描述说：心象尖圆，形似莲蕊，像一个倒垂未开的莲花。心外有心包卫护，中有孔窍。中医学对心的认识，虽立足于解剖，但对其功能的认识有了很大的拓展。心的生理功能为主血脉和主神明。正如明代医家李梴在《医学入门》所说：“有血肉之心……有神明之心。”《素问·灵兰秘典论》把心形象地比作“君主之官”。

（一）心的生理特性——心主通明

心主通明，指心脉以通畅为本，心神以清明为要。心五行属火，通于夏季，为阳中之太阳，称为“阳脏”“火脏”。

唐容川《血证论》指出：“心为火脏，烛照万物。”指心阳推动温煦，使血液在人体内不停地流动。我们在生活中也常说，“我的心中有一股暖流”“我有一颗火热的心”，这些都表明只有心中阳气充足，才能够温通全身的血脉，促进心脏正常的搏动。

心阳充足，激发推动有力，是心脉通畅的保障。若心阳不足，失于温煦、鼓动，既可导致血液运行迟缓、瘀滞不畅，又可引起精神委顿、神识恍惚等症。所以《伤寒论》对于心阳不足，用桂枝甘草汤来温通心阳，用麻黄附子细辛汤来温振心阳。

心为阳中之太阳，取象比类，当天气晴朗时，阳光充足，人的精神振奋；反之，若是阴云密布，人就会出现情绪低落。因此，心阳充足时，人就如遇光明，感觉到神清气爽。夏季炎热，自然界的阳气生发，人体的阳气也发越在外，户外活动比较多，情绪也比较活跃。

阳主外，心为阳脏，还有向外布散的意思，气血可以布散到体表。因此，《素问·刺禁论》说："心部于表。"有人这样解释，心为阳脏而主火，火性炎散，故心气分布于表。

心部于表在临床上有一定的指导意义。皮肤的感觉知觉等功能都属于心神支配的范畴，临床上一些皮肤疾病，尤其是某些火热性、感染性皮肤疾病，可通过清心火、通心脉来治疗。《素问·至真要大论》提出的"病机十九条"就明确指出："诸痛痒疮，皆属于心。"为我们治疗一些疮疡类疾病提供了一个新的思路。

（二）心的生理功能

1. 心主血脉——血液循环的主宰

（1）心主血脉的概念及条件：心主血脉，指心主持血液运行于脉中，流注全身，循环不休，发挥营养和濡润作用。中医称脉为"血之府"，也就是血液所在的地方。

心、血、脉三者构成相对独立的一个系统，在这个系统中，心不断地搏动使得血液在脉中运行不息。

大家思考这样一个问题，心脏搏动的动力在哪里？对这样一个动力，中医学又是用什么来加以概括的？

大家是不是会想起构建中医学理论基石的"气"。是的，气具有很强的活力，具有激发推动作用，是心脏搏动的动力所在。

所以，心气充沛，血液充盈，脉道通利，是心主血脉所需要的基本条件。

我们前面讲过，气分阴阳。心气的推动要恰到好处，不能快也不能慢，这是心的阴阳协调平衡的结果。

心气充沛，心阴心阳协调，才能维持人体正常的心力、心率和心律。

心脏搏动有力，表明这个人心气充沛。如果心气不足，心脏搏动就无力，甚至出现心力衰竭。

心率，就是每分钟心脏搏动的次数，正常情况下，心率每分钟60到100次，一般来讲，我们说心跳要控制到80次以下，就是60~80次较为理想一些。

心率超过100次/分，叫做心动过速。如果少于60次/分，就叫心动过缓。

心律，就是心跳的节律，正常情况下应该节律整齐、和缓从容，不能一会儿快一会儿慢。

心脏推动血液在全身正常运行，除了心气充沛外，大家想想还有什么因素？就好像江河里的水一样，水流的畅通无阻，河水既要充足，还要纯净，没有淤泥杂草等堵塞。所以血液的充盈和脉道的通利也非常重要。

血液质量要好，如果血液黏稠、血脂高、有斑块，都会影响血液正常的运行，严重时脉道不通了，后果就严重了。尤其是心脏的血管，更加重要。我们知道心脏外面有很重要的血管，叫做冠状动脉。冠状动脉一定要通畅，血液在其中流行，营养心脏，心脏得到营养以后，才能够心气充沛、功能强劲。如果冠状动脉不通，出现了堵塞，就会产生心绞痛，甚至导致严重的心脏病。

由此，我们知道了心气充沛（包括心阴心阳的协调），血液充盈和脉道通利是心主血脉的基本条件。

（2）心主血脉的生理与病理：心主血脉的生理之象是面部红润有光泽，舌体红活荣润，脉象和缓有力，一息（一呼一吸）四到五至，心中没有不适感。

前面讲到《素问·玉机真脏论》中有句话是："善者不可得见，恶者可见。"正常情况下，我们每个人的心脏都在不停地跳动，但是我们没有什么特别的感觉。当病人描述说，我感觉到心跳得很慌，心扑通扑通跳得厉害，有时还会有恐慌害怕的感觉，这在医学上叫做心悸怔忡，是心脏病很常见的一个症状。

心悸只是一个症状，我们如何去辨证呢？

临床上心的气血阴阳的不足或者失调，或者心脉的瘀阻都可以出现心悸怔忡。

比如心气虚，除了心悸外，往往有气短乏力，动则加重的情况。我们要以补益心气为主，多见于素体虚弱或者年高体衰之人。

心阳虚，也可以出现心悸。阳虚往往是在气虚的基础上进一步的加重和发展，那阳虚和气虚有何不同呢？在阴阳学说中我们学到，阳虚则寒，所以会有一些明显的怕冷现象。

心血虚造成的心悸，伴随有血虚的表现，出现头晕健忘，面色淡白或者是萎黄，治疗以养心血为主。

心阴虚也可以出现心悸。阴虚则热，阴虚则阳亢，所以在心悸的同时，会出现五心烦热、潮热、盗汗、两颧发红、脉细而数，甚至出现失眠多梦，这些阳热燥扰的情况。我们要滋心阴安心神，佐以降心火来治疗。

心血瘀阻，阻滞不通，也可以出现心悸。

《伤寒论》里面有一个治疗心动悸、脉结代的名方——炙甘草汤，用于治疗比较严重的心中动悸不安，脉象出现停歇的心脏病，可用于心的阴阳两虚。

心气虚、心阳虚、心血虚和心阴虚，可以单独出现，临床上也可相兼出现，除了阴阳两虚外，心的气阴两虚也比较常见。可以在生脉饮的基础上加味进行治疗。

所以学习藏象一定要和气血阴阳联系到一起。

我们来看一个心悸的病案，选自《刘渡舟临证验案精选》。一男性病人，65岁，冬天发病，既往有冠心病史，每到冬天天气严寒时，就出现心动过缓，心跳不满40次，伴随着心悸不安、胸中憋闷、后背疼痛。我们来分析一下：心跳不足40次，遇寒发病，是心阳不足。心阳不足，寒邪趁虚而侵袭导致心的功能失常，所以出现了胸部的疼痛、背寒，刘渡舟老师用的什么方呢？两个方，就是《伤寒论》里面的麻黄附子细辛汤来振奋心阳，合生脉饮来补益心的气阴，一方面兴奋心阳；一方面滋补心阴，两方结合，效果非常好。

心的病变除了常见的心悸外，还有疼痛，现代医学叫做心绞痛、心肌梗塞。《内经》中叫做真心痛。《灵枢·厥病》中说："真心痛，手足青至节，心痛甚，旦发夕死，夕发旦死。"心是君主之官，君主不工作，整个国家就完了；心脏不工作了，人的生命就要受到威胁。著名中医学家岳美中老前辈指出：心脏病人，心阳虚比较严重的时候，尤其是到了晚上可出现手发凉，根据手发凉的程度和部位，可以判断病情的轻重。有的是手指发凉，如果凉过手腕的话，那心阳衰竭已经非常严重了。《素问·阳明脉解论》中说："四肢为诸阳之本。"所以手指发凉过手腕，要警惕心气暴脱。如果心阳暴脱的话，我们要急用参附汤来回阳救逆。

从上面的病例中我们可以知道胸痹与寒邪关系非常密切。

值得注意的是，心绞痛典型的表现是心前区的疼痛，而在临床上有的心绞痛病人，可以表现为其他部位的疼痛，有的是左肩、左后背痛，有的表现为牙痛、胃痛，或颈部发紧等，一定要引起重视。

下面我们再来看一个病案。

70岁女性病人，两个月前出现大面积的心肌梗死，出院以后由于天气突然变化，寒流到来，心脏病复发，伴随着胸部的闷痛、咳吐脓痰白痰、舌苔白腻、脉沉弦而滑，这些说明了什么呢？这是体内痰湿之邪痹阻了心阳，可以用张仲景的栝楼薤白半夏汤加减治疗。

张仲景在《金匮要略》中有栝楼薤白汤系列，比如栝楼薤白半夏汤，栝楼薤白白酒汤，枳实薤白桂枝汤，就是针对痰浊痹阻于心所设。我们从方来推论这个病证的病机是什么。薤白，就是大蒜头，辛温走窜，有温通的作用；栝楼和半夏都是化痰浊的。所以，心阳不足，阴寒独盛，痰浊内生（阳气不能温化水液），也是胸中气血闭阻不通的原因之一。

当心绞痛急性发作时，可以舌下含服硝酸甘油或速效救心丸。有心脏病的人，要随身带硝酸甘油，可第一时间缓解病情，为后续的治疗争取时间。这是急则治其标，缓和以后我们一定要治本，且要辨证治疗。看是以痰为主，还是以血瘀为主，还是痰瘀互结。

冠心病、心绞痛在中医学中称作胸痹。痹，就是闭阻不通的意思。

总结一下，心为阳中之太阳，心主血脉，必须靠阳气的充沛，尤其是心中阳气的激发和推动。当心阳不足时，气血不通，气滞血瘀，津液运行失常，痰浊内生，痰瘀阻滞，不通则痛，这是心脉闭阻常见的病机。

2. 心主神明——五脏六腑之大主

（1）心主神明的内涵：神，是中国传统文化当中的一个重要的概念。从字形来看，神左边是个示，示的最初意思是祭祀。古人对自然界当中不可把握的一种力量，感觉到非常神奇，要祭祀上苍。《易传》里对神是这么解释的：神也者，妙万物而为言者也。《荀子》里面提到：不见其事而见其功，夫是之谓神。意思是只看到变化，但是不知变化的原因在哪里，这是很神奇的。因此，神指的就是天地间人们难以把握的、不可控制的自然力量。

大家想一想，在自然界中最难把握的是什么？当然是生命。

在自然界中，什么样的生命比较高级和复杂？毫无疑问，是人。

而人里面最难把握的是什么？是精神。

中医学当中，神有广义和狭义之分。广义之神指整个生命活动的主宰和外在表现，其功能是否正常可以从外在的象表现出来。我们常说这个人有神，应该是精神振奋、思维敏捷、语言流利、动作灵敏，尤其眼目炯炯有神。

狭义之神主要指的是精神意识思维活动。

心主神明，是指心具有主宰五脏六腑、形体官窍等生命活动和意识、思维等精神活动的功能。

（2）心主神明的机理：为什么是心主神明呢？我们从理论依据、

临床验证和传统文化三个方面来理解。

1）心主神明的理论依据：《素问·脉要精微论》中讲“头为精明之府”，李时珍说“脑为元神之府”。但是为什么不把精神、意识、思维活动归属到脑，而归属到心呢?

第一，这反映出了中医学以五脏为中心的脏象学特点。

第二，人的神明是以心主血脉作为物质基础的。古人在长期的临床实践中认识到，神志活动必须以血液作为物质基础。当血液不足的时候，会出现神思衰弱；当血液妄行或血热的时候，也会出现神志的狂乱，所以心能够主神明。

古人已经意识到，人的精神、意识、思维活动，分不同的层次和方面。《内经》里面明确指出，“心藏神，肺藏魄，肝藏魂，脾藏意，肾藏志”，五神由五脏所藏。因此，五脏又叫做五神脏。其中心为主宰，张介宾解释道，心脏之神能够总统魂魄，兼赅意志。为什么心能够主宰呢?

在《灵枢·本神》里面讲：心藏脉，脉舍神，此处脉指血脉。神志思维活动的产生，以精气血津液为物质基础，但最主要的是血。由于心主血脉，所以人体的各种神都由心来主宰。

2）心主神明的临床实践：中医的理论来自于临床实践。各种心脏疾病，都有不同程度的心神改变，如临床中心脏病人易受惊吓；而通过治疗心脏病变，神志异常可以随之而改变。此外，治疗神志异常的药物大多归心经。

张仲景是《内经》理论的忠实实践者，《伤寒论》中治疗心神不宁的方有很多。在陈明教授的著作《伤寒名医验案精选》中，有一个刘渡舟老师的医案，这样写道：宋先生与余同住一院，时常交谈中医学术。一日，宋忽病心悸，悸甚而神不宁，坐立不安，乃邀余诊。其脉弦缓，按之无力。其舌淡而苔白。余曰：病因夜作耗神，心气虚而神不敛之所致。

刘老用的即是《伤寒论》中的桂枝甘草龙骨牡蛎汤，原方三剂而病愈。

本案从舌淡苔白，脉弦而缓，按之无力，分析本病是由阳气虚所致。

《素问·生气通天论》中说："阳气者，精则养神。"神，不但需要精血的濡养，还需要阳气的温养。阳气不足，就好像家里面太冷，神在家里呆不住了，浮越在外，出现心悸而神不守舍。桂枝甘草龙骨牡蛎汤以桂枝、甘草温振心阳，龙骨、牡蛎潜镇心神，标本同治而获效。

这是心阳虚而导致的神志不宁，心的气血阴阳亏虚，都会不同程度地影响心主神明的功能。

3）心主神明和传统文化：心主神明和传统文化有关。心作为人的心理功能的代表，不但是在中医学中，在古代哲学和文学当中也是由来已久。

孟子指出：心之官则思。意思是心主管人的思维思考。现代与心理活动有关的汉字，多下面有心字或者竖心旁。七情里面，喜怒忧思悲恐惊基本上和心都有关系。现在讲的记忆、怀念、恼怒，都有心字旁。也形成了很多和心有关的成语，如心不在焉，心想事成，心有余力不足等。我们做事情交代别人，常说你要小心点儿；对人的精神思维的研究，也称为心理学。所以，心主持人的精神思维活动，这是由来已久的，与人的整体观察是密切相关的。

（3）心主神明的生理和病理：心主神明包括两点，一是主宰人的精神意识思维活动，二是能调控人的各种生理功能活动。

基于心主血脉的功能，心气充沛，心血充盈，脉道通利，人们就精神振奋、思维敏捷。心的功能失常时，可表现虚或实两个方面的病证。虚，气血阴阳亏虚，就会心神不足。实多由神明被邪气所扰而致。

心神不足，则精神委顿，反应迟钝，神思衰弱。严重时会出现精神不用，甚至出现胡言乱语，断断续续，声音微弱，称为郑声。这是心精气大虚，不能养神的表现。

实的表现，多由痰、热、火等扰乱神明所致。有的病人高热到一定程度会说胡话，声音高亢，称为谵语。有的精神病人会满面通红，喉咙里痰声漉漉，出现狂躁，为痰火扰心。

对于痰、热、火扰乱心神，闭阻心窍导致的神昏，可清心开窍。比如中医三宝之一的安宫牛黄丸，可清心开窍。对于温热病的窍闭、脑血管疾病的痰热闭阻清窍等，可以辨证来用。

所以，《素问·灵兰秘典论》中强调主明则下安，主不明，则十二官危。一旦心不能主宰人的生理活动，各个脏器生理功能就会失常，或出现一些精神方面的改变。

我们以癫痫为例来认识一下脑与五脏的关系。

癫痫，西医认为是大脑局部的异常放电。中医怎么对癫痫进行辨证治疗呢?

当癫痫发作的时候，突然昏倒，不省人事，这是心藏神功能失常；四肢抽搐，肝主筋，是经脉不柔和；口吐涎沫，与脾有关，因为脾在液为涎，开窍于口；有的人口中有异常的叫声，肺主声，与肺有关；有的人大小便失禁，与肾相关，肾司二便。所以说，脑的病变要从五脏来进行论治。

心主血脉和主神明的关系：心血是神志活动的主要物质基础，所以《灵枢·营卫生会》中说："血者，神气也。"心气充足，就能够化神养神；心神充足，能够调控心主血脉的功能。如百米赛跑时，当预备的声音一响，还没开跑，人就会心跳加速，这就是神对形的一种支配作用。此外，我们平常做事情，有时会说这个事情倾注了我大量的心血，更多的是从精神层面上来讲的。在生活当中，过度的神劳也会伤及心血。因此，心主血脉和藏神的关系是非常密切的。

（三）心的系统联系

1. 心藏神——五神之统领

心藏神是心主神明的重要组成部分。前面已经讲到，在“五神脏”中，心对各种精神活动有统领作用。

《灵枢·口问》说：“心者，五脏六腑之主也。”心神失常，可波及他脏之神而产生变动，所谓“心动则五脏六腑皆摇”。

《灵枢·本神》里明确指出了人的思维过程由任物到处物的变化:“所以任物者谓之心，心有所忆谓之意，意之所存谓之志，因志而存变谓之思，因思而远慕谓之虑，因虑而处物谓之智。”这是一个由近及远，深思熟虑，逐渐推敲的过程。人处理事物的方式与其以往的经历和感触有着密切的关系，此过程由心来主宰。

“五神脏”以及心藏神体现出脏腑之间的相关性，尤其是心与脑之间的相关性。大脑大约占人体总重量的2%，但是从心脏流向大脑的血液，却高达20%左右，因此，大脑的功能确实要有五脏精气血的供养，尤其是心主血脉的支持。

2. 心在志为喜——心花怒放贵中节

《素问·阴阳应象大论》中讲到：“人有五脏化五气，以生喜怒悲忧恐。”中医学认为人的情绪反应和五脏精气的状态密切相关，并形成了五志与五脏相对应的关系。

具体到心来讲，心与情绪活动中的喜关系比较密切。《素问·举痛论》中说：“喜则气和志达，营卫通利。”喜悦有利于气血的流通。我们也常说：笑一笑，十年少。但是喜也强调一个度，喜志太过或者喜志不足，都与心的功能失常有关。

五志和五脏的关系是双向的关系。当某一脏腑功能失常的时候，会导致这种情志的异常；反过来，情志的异常又会伤及这个脏腑。

《灵枢·本神》说：“心气虚则悲，实则笑不休。”心的功能失常也会导致喜志的改变，可分为虚和实两方面。

虚证常见于心气不足。若心气不足，不能养神，可出现神志的异常。病人会出现莫名其妙的悲伤，哈欠连连，悲伤欲哭，不能自制。临床上此病叫做脏躁，可用甘麦大枣汤补心气、养心阴来治疗。一般女子患此病较多，男子也可见到，治疗方法相同。

《岳美中医案集》中记载了一个脏躁案例：一男子，30多岁，中等身材，黄白面色，因患精神病，曾两次去济南精神病院就诊，治疗无效而来求诊。临床表现为典型的悲伤欲哭，喜笑无常，不时欠伸。

诊为脏躁证，用甘麦大枣汤：甘草9克，淮小麦9克，大枣6枚。药尽7剂而愈，追踪3年未发。甘麦大枣汤被广泛用于癔病、精神分裂症、神经衰弱、更年期综合症、癫痫等病的治疗。

实证多见痰火热邪扰乱心神，可出现喜笑不休等症状，是心经邪实、喜志有余的表现。

金元四大家之一的张子和医案记载：有一妇人喜笑不休半年，四处求医，效果都不好。张子和怎么治疗呢？用食盐来探吐，用药以后，病人就吐出痰半升，然后服用黄连解毒汤来清心火。几天以后，她的喜笑不休就治好了。

此证属于我们讲的心气实则笑不休，为体内有痰热所致，痰最容易蒙蔽心神，导致心神狂乱。所以用探吐的方法，邪气祛除，心中之热就孤立了，再用黄连汤来善后。

以上讲的是心的功能失常会导致喜志不足的悲伤，或者喜志有余的笑不休。

反之，喜乐无极，喜乐无常，也会对心造成影响。《灵枢·本神》里面讲："喜乐者，神惮散而不藏。"如果一个人喜乐过度，神志过用，使心气过分的耗散，导致心神不内守，耗伤心气出现神志的失常。《儒林外史》里面的范进中举，就是因为喜极而狂、喜乐过度导致心神涣散而不藏的事例。

3. 心在体合脉，其华在面

（1）脉为血府——助心行血：心在体合脉，体，是指五体；脉，是指血脉。合是配合，心与脉相配合，共同完成人体的血液循环。

心与脉的关系可以从两方面来理解，一是心主脉，一是心合脉。

心主脉，即心主血脉，主要是靠心气的推动和调控，使心脏正常搏动，脉管相应能够正常地舒张和收缩。心主脉强调脉象随着心的功能变化而变化。脉弱表示心气不足，脉细表示心血不足。如果心血瘀阻会出现涩脉。涩，是涩滞不畅。心脉瘀阻还可出现心脏病典型的脉象，结脉或代脉。

心合脉，是心与脉的相互配合，强调脉的一些病理变化会影响到心的功能。比如脉络瘀阻，或者脉管的弹性较低，会导致血瘀而不行，或加重心脏的负担，心的负荷加大，耗散心气较多，甚至出现心力衰竭。

脉搏与脉象不同。脉搏，是心脏有节奏地搏动使得与它相连的脉管出现节律性搏动。脉搏主要观察脉率和节律，反映心的基本状况。

脉象是中医学特有的概念，包括的内容很多，除了脉率之外，还有脉的形态、强度、部位等。所以，中医的诊脉可以诊察全身其他脏腑的病理变化。

（2）心其华在面——血气上注，容光焕发：华，荣华光彩。心其华在面，指心脏精气所荣泽反映在外的部位，主要在面部。反过来讲，从面部的一些变化，也可以初步察知心的功能状态。

为什么说心其华在面呢？

第一点，头面部的血脉非常丰富。《灵枢·邪气脏腑病形》中讲到："十二经脉，三百六十五络，其血气皆上注于面而走空窍。"从面部能够反映出心脏的一些状态。

第二点，面部的组织比较柔嫩，容易观察。比如熬夜，或者过于操劳，会造成面色不好。我们往往从面部发现变化。平时我们也常说这个人没脸没皮的，批评过多少次还脸不红心不跳，脸皮真厚，为什么说他脸皮厚呢？因为我们正常人，脸皮都比较薄。脸皮薄，容易观察出一些细微的变化，这是心其华在面的机理。

我们经常说这样一句话，知人知面不知心。从中医的道理来讲，知人知面能知心。从面部的一些变化可以初步来判断心的功能状态。面色红润，表示心气充沛，心血充盈，脉道通利。面色白而没有光彩，是心阳虚的表现；面部青紫，是心脉瘀阻的表现。

面部不只是由心所主的。中医的整体观念，反映出整个的面部由五脏六腑所主，脏腑分主不同的部位，我们可以称之为一体多用，反映出五脏互藏的理论。

4. 心在窍为舌——舌为心之苗

心在窍于舌，指舌为心之外候。也称“舌为心之苗”。

所谓窍，孔也，洞也，是人体与外界所通的一些孔窍，舌比较特殊，不是一个孔窍，而是一个实体的器官。

舌的主要功能是主司味觉，表达语言。

为什么说是心在窍为舌呢?

因为心主血脉，而心血上于舌，使舌发挥正常味觉的功能。心的经脉也上通于舌，《灵枢·经脉》说：“手少阴之别……循经入于心中，系舌本。”此外，舌能够主语言而发出声音。我们要说什么，如何来说，要受心神的调控。

心主血脉、藏神功能正常，则舌体红活荣润、柔软灵活、味觉灵敏、语言流利。若心血瘀阻时，不但面部青紫，舌上也可出现一些瘀斑或瘀点；如果气血不足，会出现舌淡白；当神志功能改变的时候，会出现舌体强硬、语言不流利或者失语；心火上炎，则会出现舌红，尤以舌尖明显。

心在窍为舌在临床上有很多具体应用。比如，广州中医药大学的邓铁涛教授，治疗一些痰蒙心窍或者痰湿阻窍导致吞咽反射消失的一些昏迷病人，在舌上点刺放血，加上一些开窍的药点舌，能够起到很好的效果。另外，心脏病出现心绞痛突发时，有些急救药，如硝酸甘油，舌下含服能很快地入于血脉，这也是心在窍为舌的具体应用。

临床上如果出现红舌、红绛舌或者是青紫舌，我们能不能一概都认为是心的病变呢？不完全是这样。舌体分属于五脏。在临床上对于望舌来讲，我们也要全面进行把握。

5. 心在液为汗——血汗同源

心在液为汗，这是五液理论之一。《医宗必读》里讲："心之所藏，在内者为血，发于外者为汗。"汗与心的关系非常密切。

心为什么在液为汗，从理论上来讲有两个方面，一个是津血同源、血汗同源。一个是汗液的排泄受心神主宰。

津液和血液同源于水谷，而且互为补充。心血充盈，津液充足，则化汗有源。反之，汗出过多，津液受伤，必然耗及心气、心血，出现心悸等症。如果大汗、大量耗散津液，心气或心阳无所依附而亡失，就会出现心气脱失或心阳暴脱的危候。所以有"汗为心之液"之说。

此外，汗液的生成与排泄又受心神的主宰与调节。当人突然受惊吓或精神过度紧张时也会冷汗自出。这是精神性的出汗，和心神有直接的关系。

由此可见，心在液为汗，以心主血脉和主神明为基础。

6. 心在时应夏——养长之道

中医学认为：心与夏季相通应。

心为火脏，为阳脏，同气相求，心与夏季息息相通。那么，我们怎么应用它进行养生和治疗呢?

比如，心阳虚的病人，夏季会适当缓解。这是由于得到了自然界阳气的资助和补充。反之，如果是阴虚阳盛的心脏病和神志病，在夏季往往会加重。正如《素问·阴阳应象大论》所说："阳胜则身热……能冬不能夏。"能，通耐，耐受之意。

从治疗角度看，中医学提出了"冬病夏治"理论。比如阳虚性心脏病在冬季易于发作，而在夏季阳气隆盛的时候适当调理，疗效显著。

此外，夏季汗出过多容易耗伤心的气阴，导致心悸、气少、神疲。李东垣据此创制名方——生脉饮。方中有西洋参，根据体质，也可选用党参或者人参。配伍麦冬、五味子，能够益气敛汗、养阴生津，使脉搏复振。

李东垣还指出，在夏季可加黄芪、甘草服之，令人气力涌出。在生脉饮的基础上，可以再加上黄芪和炙甘草，即为生脉保元汤，能够加强补益心气的力量。

临床中尽量地利用季节的特点，根据个人的体质和病情进行养生和治疗。如《素问·四气调神大论》提到四季调神养生，主张夏三月“夜卧早起，无厌于日”，适当延长户外活动时间，使人的身心符合阳气隆盛状态，使心的功能达到最大限度的扩展，发挥生命的潜能。

附：心包络

心包络，简称心包，亦称“膻中”，是心脏外面的包膜，有保护心脏的作用。在经络学说中，手厥阴心包经与手少阳三焦经互为表里，所以心包络属脏。

“膻中”作为名词有三个解释：一指胸中气海，二指心包络，三指膻中穴。

古代医家认为，心为人身之君主，不能受邪，如果外邪侵犯心，则心包应首当其冲，来保护君主——心。

《素问·灵兰秘典论》说：“膻中者，臣使之官，喜乐出焉。”心包为心的臣使，正常情况下，能够传达心的喜怒哀乐，当心受到威胁时，要“代心受邪”。

明清时期温病学派受“心不受邪”思想的影响，将外感热病中神昏谵语等心神失常的病理变化，称为“热入心包”或“痰热蒙蔽心包”。实际上，心包受邪所出现的病证，也就是心的病证。

心包保护心脏，如同心的宫城一样。所以，清心开窍的一个名方，命名为“安宫牛黄丸”。

思考

1. 心慌气短可以用一个方来治吗?
2. 心脏病的急救药物为什么需要舌下含化?
3. 夏季出汗过多，为何可导致心慌?

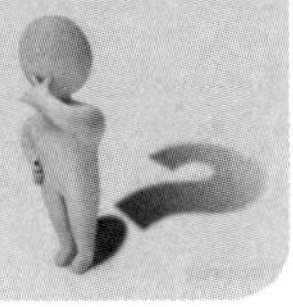

二、相傅之官——肺

肺位于人体上焦，在横膈以上的胸腔，覆盖于心之上，在纵膈的两侧，左右各一。

中医所讲的肺是肺系统，与人体的许多组织器官有密切联系。肺与大肠互为表里，功能上相互配合。肺与气管、支气管共同构成了肺系。喉为肺之门户，鼻为肺之外窍。肺藏魄，在志为悲（忧），在体合皮，其华在毛，在液为涕，与自然界秋气相通应。肺为气之本。《素问·灵兰秘典论》把肺形象地比作“相傅之官”。

（一）肺的生理特性

1. 肺为华盖——五脏之长

“华盖”，原指古代帝王出行时车上面的顶盖，或者是画有文彩的伞。肺覆盖五脏六腑，在脏腑中位置最高，故有“华盖”之称。

肺为华盖有什么意义呢?

肺为五脏之盖，可以宣发卫气，保护内脏，抵御外邪入侵。《素问·痿论》说：“肺者，脏之长也。”

2. 肺为娇脏——易被邪侵

娇脏，指肺清虚娇嫩，易受邪袭的生理特性。

肺体清虚，不耐寒热，不容异物；肺又外合皮毛，在窍为鼻，与外界相通，外感六淫之邪从皮毛或口鼻而入，常易犯肺而为病；其他脏腑病变，亦常累及于肺。《理虚元鉴》说："肺气一伤，百病蜂起，风则喘，寒则嗽，湿则痰，火则咳，以清虚之府，纤芥不容，难护而易伤故也。"所谓纤芥不容，是指任何细小的东西，都不能入肺。比如我们吃饭时，不小心食物或水呛到气管里面，会出现反射性的咳嗽来保护肺脏。空气中的雾霾伤人，肺首当其冲，深受其害。还有二手烟、汽车尾气等，极易损害肺的功能。

肺位置最高，又与外界相通，质地疏松。因此，临床上治疗肺的疾患，用药以轻清、宣散为贵，避免过寒过热过燥之剂。

吴鞠通根据肺的特点，提出"治上焦如羽"的观点，指治疗肺的疾病，用药要轻清，宣散，如苏叶、桑叶、枇杷叶等。还有麻黄，其内中空，取其宣通之性。

3. 肺气宣降——肺生理活动的保障

肺气宣降，是肺的运动形式。

（1）肺的宣发，是指肺气向上、向外的运动形式，主要有三方面的作用。

第一点，排出体内的浊气。其途径有两个，一是从口鼻呼出浊气；一是在肺气向外的布散中，通过体表皮毛汗孔的排泄，将体内的浊气排出。

第二点，肺能够接受脾所上输的水谷精气和津液，通过宣发，向上、向外布散到全身各处，直达皮毛。

第三点，强调在宣发过程当中，对卫气的一种布散作用。肺宣发卫气具有重要的意义，能够保护人体免受邪气的侵扰。反过来，外邪侵犯人体也易首先伤肺。如果一个人经常性的感冒，就需要调补肺卫之气。

（2）肺的肃降，是指肺气向下向内的一种运动形式，主要有三个方面的体现。

第一，向下、向内吸入自然界的清气。

第二，肺接受脾所上输的津液和水谷精微，将它们向下，向内布散，对人体脏腑组织器官起到营养濡润的作用。

第三，将津液一直下达到肾和膀胱，使得尿液生成有源。

此外，肺与大肠相表里，气化相通，所以肺津的下达、肺气的推动，有助于大肠的传导。

肺宣发和肃降的关系非常密切。肺气一升一降，一出一入，相互配合协调，使得肺的众多生理功能得以正常进行。

如果肺的宣发肃降功能失常，就会产生种种病变。所以《素问·至真要大论》中“病机十九条”明确指出“诸气膹郁，皆属于肺”。膹是指喘急，郁就是郁闷、胸闷。即多种气的病变，如果出现了胸闷、喘急、气急，都与肺有关。

（二）肺的生理功能

1. 肺主气司呼吸——诸气者皆属于肺

肺主气的功能包括两个方面，一是主呼吸之气，二是主一身之气。

（1）肺主呼吸之气：指通过肺的呼吸，吸入自然界的清气，呼出体内的浊气，从而实现体内外气体的交换，保证人体新陈代谢的正常进行。

那么肺是如何来完成呼吸功能的呢？

1）与肺的形态结构有关：肺“虚如蜂窠”，从现代医学来讲，肺是由许许多多的肺泡构成的。肺也是五脏当中唯一直接与外界相通的内脏。《素问·阴阳应象大论》里面讲“天气通于肺”，自然界的清气通过口鼻气道直接通于肺。

明代医家李中梓这样描述：“肺叶白莹，谓之华盖，以覆诸脏，虚如蜂窠，下无透窍，吸之则满，呼之则虚，一呼一吸，消息自然，司清浊之运化，为人身之橐龠。”橐龠就是风箱，古代冶炼用的一种鼓风吹火的装置。风箱一抽一拉，形象地比喻了肺的一呼一吸作用。

2）与肺气的宣发与肃降运动有关：在宣发过程当中，肺呼出浊气；在肃降过程当中，肺吸入清气，肺宣发肃降相互配合，使得呼吸均匀协调。

那么，肺怎样才能宣降有力呢？如何才能宣降自如呢？

宣降有力离不开一种强大的动力——气，即肺气要充足。通常，老年人的肺活量就不如年轻人的肺活量大。

宣降自如，主要是肺体要清洁，气道要通畅。比如痰浊停留到肺，就会影响肺的宣发肃降，进而影响到呼吸功能。

一般来讲，肺气不足表现为虚证，痰浊停肺多表现为实证。当然也有虚实相兼的。

那么肺的主要病变是什么呢？

肺司呼吸的功能失调，常见胸闷、咳嗽、喘促、呼吸不利等症状。肺气不能正常宣发则会胸闷；肺气不能肃降而上逆就会咳嗽、喘促。所以《素问·脏气法时论》中说："肺苦气上逆。"

肺气上逆最常表现为咳嗽，临床常可分为外感和内伤。先来看两个案例：

62岁的男病人，有慢性支气管炎病史。11月就诊，感冒后遗留咳嗽已20多天。咳吐清水痰涎，痰色白，舌水滑，即舌上水比较多，为典型的寒饮表现。从病机上来讲，叫做外寒引动内饮。张仲景的名方小青龙汤，可用来解表散寒，温肺化饮。

下面这个例子属于内伤导致的咳嗽。

有一女性病人，40岁，咳嗽无痰。病人未感冒，而且自诉近几年每到春天，就会出现这种咳嗽，干咳少痰，伴有两胁疼痛，舌质偏红，苔薄黄，脉象比较弦。经过问诊得知，孩子犯错坐牢，所以她经常心情郁闷，肝气郁结，日久而化火。肝火易犯肺，耗伤肺阴，灼伤肺络，导致干咳。肝应于春季，所以，每到春季，自然界阳热升发，引动肝火，病就发作。

可见，中医认识咳嗽，同样离不开整体观念和辨证论治。《素问·咳论》说："五脏六腑皆令人咳，非独肺也。"

临床上导致咳嗽的原因很多，加上个人体质等因素，就会有不同的病机。归结到临床，实际上就是证不同，治疗方法也不同。比如治疗外感咳嗽常用桑菊饮、止嗽散、通宣理肺丸、小青龙汤等；内伤咳嗽常用二陈汤加减等。

在众多导致咳嗽的病因当中，中医非常重视脾胃和肺的关系。《素问·咳论》说："此皆聚于胃，关于肺。"说明胃的功能失常很容易导致咳嗽。这是由于肺和胃经脉相连，气的运动均以降为顺。

比如有的孩子食积化热后，很容易引起感冒咳嗽。一些老年人，饭后烧心、泛酸、咳嗽，西医叫做胃食管返流。吃凉东西多了，积滞于胃中也容易引起咳嗽。《灵枢·邪气脏腑病形》称之为"形寒寒饮则伤肺"，说明了肺胃之间的密切关系。

（2）肺主一身之气：《素问·六节藏象论》中说"肺者，气之本""诸气者皆属于肺"，全身之气都由肺来主管。其机理有两点：

1）肺能够参与体内气的生成：尤其是宗气的生成。宗气是脾运化产生的水谷精气上输到肺，与肺所吸入的自然界的清气在胸中结合而形成。宗气是人体很重要的后天之气，其是否充盛和肺有直接的关系。

肺气虚可导致宗气不足，所以有一些运动员，尤其是长跑运动员，时常到高原地区、缺氧地区训练，来加强肺的功能。到平原以后，跑起来就有速度，有耐力。所以，人体一身之气的生成离不开肺主呼吸的功能。

肺的呼吸功能受损，不能吸入清气。不仅影响宗气的生成，还会影响一身之气生成不足，出现气短、乏力等"气虚"病症。

肺吸入清气，还有充养元气的作用。比如太极拳以及气功当中的导引等。都要通过呼吸调息，使气归于丹田，来充养元气。

2）肺主一身之气的运行：肺有节律地呼吸，对全身气机升降出入具有调节作用。当全身气机不畅时，可有意识地调整呼吸进行调节。比如说百米赛跑后易心胸憋闷，可通过深吸气，深呼气来调节呼吸，缓解心胸憋闷。

因此，肺主一身之气，取决于肺主呼吸的功能。呼吸调匀是气的生成和气机调畅的根本条件。

2. 肺主通调水道——肺为水之上源

肺主通调水道，指通过肺气宣发肃降对体内水液的输布、运行和排泄具有疏通和调节作用。

肺主通调水道的理论出自于《素问·经脉别论》。肺如何来实现这一功能呢？

肺主通调水道的功能，依赖于肺的宣发和肃降作用。肺气宣发，一方面可以使水液迅速向上向外布散，若雾露之溉，充养濡润各个脏腑组织器官；另一方面，它使一部分被利用过的水液，通过呼吸、汗孔排出体外。同时，肺气肃降，将脾转输至肺的津液，向下向内布散，到达肾和膀胱，成为尿液生成之源。

此外，肺推动水液下达还可以润泽大肠，也可以从大肠排出一部分的水液。

因此，通过肺向上向外的升宣和向下向内的布散，参与和调节水液代谢，使得人体的水精四布，五经并行。

肺通调水道又称为肺主行水。肺为华盖，位置最高，又参与了水液代谢，所以又称肺为水之上源。

与肺相对应的水之下源，主要指肾和膀胱。

肺和肾、膀胱在水液代谢方面相互配合。肾气蒸腾气化，使水液升腾，就好像地气升为云一样；肺在上，位置最高，肺气的下降，就好像天气下为雨。另外需要注意的是，肺虽然有宣发和肃降这两种相反相成的运动形式。但是根据人体气机升降的规律，在上者以降为顺，在下者以升为和。因此，肺的运动形式以肃降为主。

肺主汗液的排泄和调节，肾与膀胱气化并排泄尿液。汗液与尿液是人体津液排泄的重要途径，二者相互配合，相互影响。

那么，肺通调水道在临床上如何运用呢？

若肺宣发或肃降失常，水道失于通调，可导致津液代谢障碍，水液停聚形成痰饮，水液不能布散或及时排泄，会出现尿少、水肿等病症。

张锡纯《医学衷中参西录》里面讲到过一个年过三旬的农妇因受风得水肿病的医案。适逢农忙时节，她用地锅烧饭后，急急忙忙到田间送饭，在出门的途中受风。头面周身都肿，两眼肿得睁眼都受影响。小便不利，且两个手腕肿胀，不能诊脉，把水肿按开以后，才能够摸得到脉。

水肿虽然严重，但是病机其实并不复杂。做饭过程中烟熏火燎，汗出比较多。腠理开张，为邪气入侵打开了大门，所以外出送饭途中感受风邪，冷热相激，风寒之邪郁闭皮毛，肺气不能宣散，通调水道的功能失常而导致水肿。所以张锡纯给她诊断为风水。方用张仲景《金匮要略》中的越婢汤加减。以麻黄为君药，宣肺利水。病人服了这个汤剂以后效果非常好，全身汗出，小便通利。

所以，对于肺气郁闭导致的水肿、小便不利等病证。可用“宣肺利水”和“降气利水”的方法进行治疗。《素问·汤液醪醴论》称之为“开鬼门”。鬼门即为汗孔，喻指发汗法。古人把这种方法形象地比喻为提壶揭盖法。《医学源流论》称之为“开上源以利下流”。

金元四大家之一的朱丹溪，曾治疗一男子小便不利，前面的医生用利水的药物，效果不好，而且病情加重。丹溪诊之，病人右寸脉弦滑，右寸脉对应肺。他认为是有积痰在肺，肺为上焦，膀胱为下焦，肺气闭则上焦不通，下焦闭塞。所以他解释为“譬如滴水之器，必上窍通而下窍之水出焉。”这就是我们常提到的提壶揭盖，通过宣肺来利水。

清代名医曹颖甫说，“对水气病的治疗，有当利小便的证候，必先行发汗而小便始通”，即是宣肺利水之法。他又讲到“又有专用发汗的证候，必兼利小便而始愈”。和提壶揭盖同出一理，是反其道而行之。

著名老中医岳美中老师把此法形象地比喻为“北牖不开，南风不畅”。说房间通风，你只开个南门，北面窗户不开，这个风就进不来。

肺通调水道的功能，也被现代医学所证实。现代医学认为，肺不但是一个呼吸器官，也是一个具有高度代谢活性的器官。我们体内许多参与水盐代谢的因子都可以在肺内进行合成、释放或者是灭活。

我们曾经做过这样的实验，把家兔麻醉，固定后膀胱插管，给兔子缓慢输水，观察并记录十分钟的尿量。然后将兔子的气管夹住一半，再缓慢输水，对比十分钟尿量，发现尿量会减少。而去掉夹子，再记录十分钟尿量，此时尿量又增多，恢复正常了。此实验说明，通过加大肺的通气量和潮气量，就能够产生更多的促进水盐代谢的因子，从而消除水肿，促进利尿。这也为肺通调水道、行水的作用提供了科学依据。

3. 肺朝百脉——助心行血

肺朝百脉，指全身的血液，都要通过经脉而会聚于肺，经过肺的呼吸进行气体交换，然后输布于全身。

肺朝百脉，是肺气助心行血的生理功能。其机理如下：

第一，心肺相连，肺能够聚会百脉。心肺共同位于横膈以上的胸腔，两者之间关联紧密。肺通过肺动脉、肺静脉直接与心相连，使肺能够会聚百脉。

第二，从功能上来讲，肺司呼吸，是呼吸运动对血液循环运动的一个促进作用。

《素问·平人气象论》说：“人一呼脉再动，一吸脉亦再动，”再动就是两动。一呼一吸为一息，脉动四至，为平人，即健康人。说明呼吸和血液循环是密切相关的。

肺朝百脉与宗气的作用有关。肺参与宗气的生成，宗气可贯心脉行血，促进血液的循行。

因此，人体的血液循环由心主宰，但是必须得到肺的辅助。肺气充沛，宗气旺盛，才能助心行血。

临床上有一种病，叫肺源性心脏病，简称为肺心病。它是由多种呼吸系统疾病，如慢性阻塞性肺疾病（慢阻肺）进一步发展累及心所致。当肺功能严重受损，肺气虚弱或壅塞，导致呼吸功能失常，宗气的功能也不足，就会导致肺心病。此时心血运行不畅，甚至血脉瘀滞，出现心悸、胸闷、唇青舌紫等病症。

反之，心气虚衰或心阳不振，心血运行不畅，也能影响肺气的宣降，出现呼吸困难、气喘等症。

心肺的密切关系，也可以从抢救心脏骤停病人时体现出来。对于心脏骤停的病人，在抢救时，施行心前区按压一定要同时配合人工呼吸。这就是肺的呼吸对心主血脉的促进作用。

“肺主治节”是指肺对气、血、津液的治理和调节作用。具体表现在四个方面：一是治理调节呼吸运动，保持呼吸节律有条不紊；二是治理调节全身气机，随着肺一呼一吸的运动，调节全身气机的升降出入；三是肺主通调水道，治理调节津液的代谢。四是肺朝百脉，治理调节血液的运行。

肺主治节，是对肺的主要生理功能的高度概括。《素问·灵兰秘典论》中把肺比喻为“相傅之官，治节出焉”。

（三）肺的系统联系

1. 肺藏魄——肺藏气，气舍魄

《素问·宣明五气》说：“肺藏魄。”

我们有时会说，你看这个人多么有气魄，你看那个人怎么这么落魄。到底何为魄呢?

明代医家张介宾说：“魄之为用，能动能用，痛痒由之而觉也。”“魄”是与生俱来的、本能的感觉和动作。婴儿一出生就会啼哭，吃奶，皮肤有痛痒的感觉，身体有触觉，以及耳听、目视、鼻嗅这些功能都是先天具有的。所以魄是一种本能的、低级的反应之神。

魄与精有关。当精充足的时候，能够化生气，精足则气旺，气旺则魄壮。从而使人体的本能动作、皮肤的感觉都非常灵敏，目视、耳听、鼻嗅正常。所以，就有了"气魄"一词。《灵枢·本神》说："肺藏气，气舍魄。"

如果魄出现失常会有哪些表现呢?

首先，可出现皮肤痛痒的感觉异常：一种表现为迟钝，一种是过于敏感。

当出现迟钝的时候，可表现为肢体的麻木不仁，临床常选用黄芪桂枝五物汤补肺气、调和营卫来治疗。肺开窍于鼻，外合皮毛，因此也有一些表现为过敏性疾病，如过敏性鼻炎、过敏性皮肤病等。有的人过敏后还会腹泻，这也和肺有关，肺与大肠相表里。所以肺藏魄的理论为我们治疗过敏性疾病提供了一个思路。

另外，从精神层面上有"落魄"一词。《灵枢·本神》这样讲到："喜乐无极则伤魄。"经历了人生的大起大落，受到了较大的精神刺激，最终导致魄伤。魄伤会出现什么症状呢?

"落魄"之人，对一切感知都非常淡漠迟钝，视而不见、听而不闻、食之无味、饥渴不辨、冷热不知，就像一个行尸走肉一样，还会出现形销骨立，精气大亏，所以我们称之为落魄之人。

对于魄伤的治疗，也离不开精气和肺。要补益精气，调理肺。肺又和营卫有关，这样我们治疗的思路就打开了。但是要真正定魄的话，光靠药还不行，还需要养心来调治。五志当中，心藏神起到统帅的作用。

2. 肺在志为忧（悲）——悲则气消

忧、悲与肺有关。《素问·举痛论》说："悲则气消。"悲伤过度，会耗伤肺气，出现呼吸气短等现象。反之肺气不足或者肺宣降失调，机体对外来刺激耐受能力下降，也容易产生悲忧的情绪变化。《红楼梦》中的林黛玉就是一个非常典型的悲伤肺的代表人物。悲伤忧愁伤及肺，肺病又加重了悲伤的情绪，最后咯血而去。一代才女香消玉殒。

值得注意的是。悲，也是人体一种正常的情绪反应，我们每个人都要常怀悲悯之心。但是过悲的话就会对人体造成伤害。因此，遇到一些悲伤的事情，要尽量及时地排解转移，不能让不良的情绪伤害我们自身。我们也可以看到，生活中那些所谓的“没心没肺”的人，得病的概率就少一些，这很值得我们思考。

3. 肺在体合皮，其华在毛

皮毛为一身之表，具有防御外邪、调节津液代谢、调节体温、辅助呼吸等作用。毛附于皮，所以“皮毛”常合称。肺在体合皮，其华在毛。肺与皮毛的关系非常密切。

我们可以从两个方面来理解，一个是肺主皮毛，一个是肺合皮毛。

（1）肺主皮毛——肺输精于皮毛：肺主皮毛主要讲的是以肺为主，以皮毛为从。

《素问·经脉别论》明确指出：“肺朝百脉，输精于皮毛。”

1）肺之精气润养皮毛：皮毛的营养来自肺宣发的精微物质。

2）肺卫温养皮毛、司腠理开合：肺气宣发卫气到达皮毛，可温养皮毛，抵御外邪入侵，调节汗液排泄。

肺有病变，可影响到皮毛。比如，肺津不足，皮毛不能得到濡润，导致皮毛焦枯、干燥。临床上一些阴虚的病人，或者肺结核的病人，病久以后会出现这种情况。

当肺卫不足时，皮毛得不到温养，人体抵抗力比较差，易于感冒。常用益气固表的代表方玉屏风散，该药能增强抵抗力，防止感冒。

（2）肺合皮毛——皮毛宣肺气助呼吸：肺合皮毛，说的是肺与皮毛的并列关系。肺与皮毛在呼吸运动中相互配合。强调皮毛上的汗孔能够宣散肺气，从而配合肺来行使呼吸。

皮毛汗孔怎样执行呼吸运动呢?

在中医学中，汗孔又称“气门”。皮毛汗孔不仅排泄汗液，实际上也随着肺的宣发和肃降进行着体内外气体的交换。

皮毛执行呼吸运动，在一些低等动物当中占有非常重要的地位。比如青蛙，如果把青蛙的皮肤弄的非常干燥，保留肺。青蛙存活时间明显缩短。而摘除青蛙的肺，保持皮肤的湿润，它能存活很长时间。实验室研究也表明，将青蛙皮肤上涂上一层漆，使其毛孔闭塞，再放置水中。解剖后发现肺出现瘀血，颜色变暗变深，健康状况也受损。而对照组青蛙的肺颜色红润。这说明在青蛙这种低等动物当中，皮毛执行着呼吸功能。

肺与皮毛这样一种并列关系，我们可以推测：在病理上，往往是皮毛先受邪，然后影响到肺，我们叫做邪气内合于肺或内舍于肺。如寒邪侵犯人体，束闭皮毛，毛窍闭塞，导致肺气不宣。可出现胸闷、咳嗽、气喘。这就是为什么我们在临床上治疗外感疾病的时候，在解表药当中要配合宣肺药的道理。一方面解表，一方面宣发肺气，解除肺气郁闭的状态。

综上，生理上，皮毛能宣散肺气，以调节呼吸。病变时，皮毛受邪，可内舍于肺。

4. 肺在窍为鼻，在液为涕——肺气通于鼻

肺主呼吸，而鼻是呼吸的通道，肺通过鼻与自然界相通。肺的生理和病理状况，可从鼻反映出来。

鼻的主要生理功能是主通气和主嗅觉。这些功能都依赖肺津的滋养和肺气的宣发运动。肺津充足，肺气宣畅，鼻腔通畅，发挥嗅觉的功能；肺津亏虚，则鼻窍失润而干燥。或肺失宣发，则鼻塞不通，嗅觉迟钝。所以《灵枢·脉度》中说：“肺气通于鼻，肺和则鼻能知臭香矣。”

临床治疗鼻干、嗅觉失常，多用滋养肺津的方法。治疗鼻塞流涕、嗅觉失常，多用辛散宣肺的方法。鼻渊，鼻衄，以及其他鼻的病变，多从肺论治。

涕，指鼻涕，有润泽鼻窍、防御外邪、利于呼吸的作用。

《素问·宣明五气》说："五脏化液……肺为涕。"中医学认为涕是肺气蒸腾。肺津到达鼻窍而形成的。

肺津、肺气充足，则鼻涕润泽鼻窍而不外流。若寒邪袭肺，肺气失宣，肺津不化，可见鼻流清涕；风热犯肺，可见鼻流黄涕；风燥犯肺，伤及肺津，可见鼻干而痛。

5. 喉为肺之门户——肺主声

喉为肺之门户。手太阴肺经上循咽喉而行。喉的通气与发音有赖于肺津的滋养与肺气的推动。

陈修园在《医学三字经》里这样比喻："肺如钟，撞则鸣。"当肺气充足，冲击咽喉时，才能够发声。所以中医有"肺主声"的说法。

肺津充足，喉得滋养。肺气充沛，宣降协调，则声音洪亮。

各种内伤或者咽喉过用，耗损肺津、肺气，喉失滋养或推动，就会出现声音嘶哑、无力，称为"金破不鸣"，治疗需要津气双补。

如果外邪侵袭肺，导致肺气宣降失常，壅滞不畅，出现声音嘶哑、重浊，甚至失音，称为"金实不鸣"，需要宣肺祛邪。

6. 肺在时应秋——养收之道

秋季，自然之气开始收敛下降，人体的肺气也开始清肃下降；秋天空气明润清洁，人体的肺也有清洁之性。所以，肺与秋气相通应。

秋季气候多清凉干燥，而肺为清虚之脏，喜润恶燥。所以秋季易见肺燥之证，临床常见干咳无痰、口鼻干燥、皮肤干裂等症。

从情绪上讲，秋天到来，看到飘落凋零的草木树叶，人们不免会产生悲伤的情绪。比如文学名著《红楼梦》中的经典片段《黛玉葬花》就是"悲秋"的典型写照。因此，患有抑郁症的病人到了秋天容易发作。

秋季养生，《素问·四气调神大论》主张"早卧早起，与鸡俱兴""收敛神气，使肺志安宁"。

秋天治疗肺病，用药不宜过于发散，应当顺肺的敛降之性。

思考

1.“娇脏”肺容易受到哪些伤害？

2. 你明白“提壶揭盖”法治病的道理吗？

3. 汗孔被称作“气门”，这蕴含了什么道理？

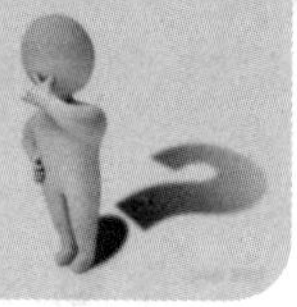

三、仓廪之官——脾

脾位于中焦，横膈之下，在腹腔的左上部。

脾位于胃的左后上方。《素问·太阴阳明论》说：“脾与胃以膜相连。”脾的形态，《难经·四十二难》记载：“脾重两斤三两，扁广三寸，长五寸，有散膏半斤。”《医学入门》中说：“形扁似马蹄，又如刀镰。”扁似马蹄指的是解剖中的脾，形如刀镰指散膏，即胰腺组织，参与消化过程。

中医学所讲的脾是脾系统，远远不止于解剖中的脾和胰腺，是人体整个消化系统的功能概括。脾与人体的血液、内分泌和神经系统都有密切的关系。

脾系统包括：脾藏意，在志为思，在形体为四肢及肌肉，其华在唇，在窍为口，在液为涎，与长夏之气相通应。脾与胃通过经络构成表里关系。

脾在五行属土，为阴中之至阴。脾（胃）为“后天之本”“气血生化之源”。脾的主要功能包括主运化和主统血。生理特性是脾气主升和喜燥恶湿。

（一）脾的生理特性

1. 脾气主升——脾宜升则健

脾气宜升，指脾气以上升为主，以升为健的气机运动特点。

脾气以上升为主，是由人体气机升降运动规律所决定的。

脾为至阴之脏，属于阴土，阴者当升，阳者当降。正如天气下降、地气上升一样。同时脾运化产生的是水谷精微，清者上升，浊者下降。《素问·阴阳应象大论》明确指出，“清阳出上窍，浊阴出下窍”。

脾气主升，包括脾主升清和升举内脏。

（1）脾主升清：包括三个方面内容。

第一，升提精微，上输心肺化生气血营养全身。

第二，升清气于头面，使人头目清爽。人体五官七窍功能的发挥离不开脾气上升的清阳之气的充养。

第三，升津液于口为涎。脾在液为涎，涎是脾气蒸腾阴液上腾于口而形成。

《素问·经脉别论》最早记载了脾主升清的理论：“脾气散精，上归于肺。”金元四大家之一的李东垣非常重视脾气的上升作用，创立了补中益气汤、升阳益胃汤等名方。

《临证指南医案·脾胃门》中指出：“脾宜升则健，胃宜降则和。”脾胃之气升降协调，共同完成饮食水谷的消化和水谷精微的吸收、转输。

脾不健运则升清无能。那么，脾气不升的表现有哪些呢？

当脾气虚弱无力升清，或者被湿邪所困扰升清无能时，有两种基本的表现：一是上气不足，一是清气下走。李东垣说：“上气不足，脑为之不满，耳为之苦鸣，头为之苦倾，目为之眩……皆由脾胃先虚，气不上行之所致也。”

上气不足，清阳不升，气血不能上荣头面，可出现头晕目眩，耳鸣乏力。当然也需要进行辨证，如肝阳上亢也会出现头晕，要注意辨别。

脾气不升还可出现清气下走。表现为腹部下坠，便意频频，或伴有便溏，大便不成形，次数增加。《素问·阴阳应象大论》说：“清气在下，则生飧泄，浊气在上，则生䐜胀。”临床中升提中气常用升阳举陷的补中益气汤。

（2）升举内脏：脾气上升能维持内脏位置的相对恒定，是防止内脏下垂的重要保证。

比如胃下垂、肾下垂、久泻脱肛（直肠脱垂）、子宫脱垂等常由脾气虚弱，无力升举，反而下陷而致。临床也常采用补中益气汤加减进行治疗。

2. 脾喜燥恶湿——湿易困脾

脾喜燥恶湿，是指脾喜燥洁而恶湿浊的生理特性。

脾为什么运化水湿又恶湿呢?

水湿属于阴邪，所以要靠脾中阳气运化。当脾气不足尤其是脾阳不足时，运化水液无力，可导致水湿痰饮内生，称为“脾生湿”；水湿产生之后，又反过来困遏脾气，导致脾气不升，脾阳不振，称之为“湿困脾”。外在湿邪侵入人体，也最易损伤脾阳，引起湿浊内生。因此，脾气弱则湿自内生，湿盛则脾不健运。由于内湿、外湿都容易困遏脾气，致使脾气不升，影响脾正常功能的发挥，所以说“脾恶湿”。

脾为阴土，所以喜燥。

临床上，对脾生湿、湿困脾的病证，多健脾与利湿同治，正所谓“治湿不理脾，非其治也。”

（二）脾的生理功能

1. 脾主运化——脾为后天之本

脾主运化，指脾具有将水谷化为精微，将精微物质吸收并转输全身的生理功能。脾主运化是整个饮食物代谢过程的中心环节，具有维持后天生命活动的重要作用。

脾主运化又分为运化谷食（以固态食物为主）与运化水饮（以液态水饮为主）两个方面。

（1）运化谷食：指脾能够将食物化为精微物质，并将其吸收、转输到全身的生理功能。

这个过程有两个环节，一个是运，一个是化。化：消化，变化。运：转输，输送。首先，脾能够磨谷消食，其次，脾能够吸收、输布精微物质。

1）脾磨谷消食。指脾帮助胃肠将食物化为精微和糟粕。食物进入人体首先在胃内停留，经过胃的初步消化，变为食糜，下传于小肠。在小肠当中停留较长时间，小肠迂回弯曲比较长，保证了食物在小肠内能够充分消化和吸收。

食物虽然是在胃和小肠中消化，但是其消化吸收的动力，中医学将其归属于脾的生理功能，体现出中医学“重道轻器”的认知特点。中医学将运化的功能归之于脾，所以胃肠饮食物消化、吸收的功能失常，常责之于脾。

《中藏经》说：脾能够“消磨五谷”，《医方考》说：“胃主受纳，脾主消磨。”中医方剂中，有一个帮助消化的成药叫“四磨汤”。

所以，脾和胃共同承担着饮食物的消化吸收。两者有何区别呢？

胃为阳腑，脾为阴脏，胃主受纳，脾主运化。临床上出现受纳无权时，吃了就吐，常见于胃的病变。如饱食伤胃导致呕吐，称之为胃不受纳。若胃能受纳，但进食后总是腹胀，能纳不能化，则归咎于脾消极怠工，不能助胃磨谷消食。

在小肠内精细消化食物同样需要脾的参与，脾的散膏分泌的津液具有重要的消化作用。结合现代医学来讲，胰腺组织分为内分泌部和外分泌部。内分泌部能分泌胰岛素，外分泌部能分泌参与人体消化的酶类，如胰淀粉酶、胰蛋白酶、胰脂肪酶等。中医把这些作用归属于脾。小肠中的食糜，在脾气作用下经进一步消化后，分为清浊两部分。其中的清者为水谷精微，需要脾进行吸收和转输。

2）脾吸收输布精微物质。《素问·刺禁论》说：“脾为之使，胃为之市。”市，集市。胃称为太仓，可受纳各种食物，但集市需要买卖流通，而脾就如奔走不息的使者，输布水谷精微，使得水谷精微能够及时地布散全身各处。

《素问·经脉别论》对此有具体的描述：“食气入胃，散精于肝，淫气于筋。食气入胃，浊气归心，淫精于脉。脉气流经，经气归于肺，肺朝百脉，输精于皮毛。”说明食物经脾胃消化吸收后，一方面将精微物质布散到肝，通过肝的疏泄作用，滋养周身筋脉。另一方面将水谷精微中较稠厚的部分转输到心，通过心肺的气化作用，化为气血，行于经脉中。并借助肺朝百脉的作用，外达于皮毛，内输于五脏六腑，进而营养全身。脾能够运化精微物质并及时输送到各个脏腑，以化生气血。所以，我们称脾胃为气血化生之源，后天之本。

历代医家都非常重视脾胃的作用，有“气之源头在乎脾”“血乃水谷之精，化于脾”的论述。

《素问·太阴阳明论》把脾之运，叫做“脾主为胃行其津液”。食物虽然在胃里进行消化，但是要靠脾把精微输送出去，特别强调了脾的运输作用。

《素问·玉机真脏论》说：“脾为孤脏，中央土以灌四傍。”孤，独特，强大的意思。脾怎么独特呢？脾五行属土，位于中央，四通八达，能够将精微物质灌溉四脏，到达人体四肢末端。

脾的运化功能减退，我们称之为脾失健运。就会出现腹胀、便溏、泄泻以及饮食减少，日久可以出现气血不足。所以李东垣提出：“百病皆由脾胃衰而生也。”特别强调脾在人体的重要地位。

那么脾失健运是怎么引起的呢？《难经》说：“饮食劳倦则伤脾。”清代医家王旭高说：“思虑则伤脾之营，劳碌则伤脾之气。”

饮食不调、劳倦失宜、思虑太过都能伤脾，其中饮食不调是常见的原因。比如，饥饱失常、暴饮暴食、冷热不均，以及长期摄入过期、变质、被污染的食物等。

过劳和过逸也容易伤脾胃之气。《素问·举痛论》指出：“劳则气耗”“久卧伤气”，如长期卧床的病人就会气虚而运化无力，饭后不易消化。

思虑过度伤脾，人就会茶饭不思、食之无味，体现了“形神”的关系。

临床上，脾的病变最常见的是消化系统的疾病，如消化功能紊乱、胃炎、肠炎、十二指肠溃疡、糖尿病等。这些疾病常从脾来论治。脾气虚，我们就可以用四君子汤加减；脾气虚兼有痰湿可用六君子汤加减；在六君子汤的基础上加上砂仁和木香即香砂六君子汤，益气健脾，还可行气化痰。

（2）运化水饮：指脾能够将水饮化为津液，并将其吸收、转输到全身脏腑、四肢百骸的生理功能。

水液进入胃与小肠当中，中医认为对水液的吸收要靠脾，脾在吸收营养物质的同时，吸收水液，并转输津液到各个脏腑组织。

脾转输津液的途径主要有四个：

一是“脾气散精，上输于肺”，通过肺气宣降输布全身；

二是“以灌四傍”向四周布散，发挥滋养濡润脏腑、四肢百骸的作用；

三是脏腑气化后多余的水液，在脾的运化作用下，经过三焦，下输膀胱，成为尿液生成之源；

四是通过脾胃气机升降枢纽的作用，使全身津液随气之升降而上腾下达。

脾五行属土，水来土掩，所以脾为制水之脏。脾位于中焦，是人体水液代谢的中转站，是水液运化调节的枢纽。

脾气健运，津液化生充足，输布正常，脏腑形体官窍得到津液的濡养。反之，脾失健运，津液生成不足可以形成津亏等证。

脾运化水液失常，津液输布障碍而形成水湿痰饮，甚至导致水肿。其中，湿是脾运化失常最常见的病理产物。

湿邪发于外，可以形成湿疹；湿邪留滞中焦，容易导致腹胀、腹水；湿邪在体内可以弥漫三焦；湿邪上犯，还可出现口中黏腻、痰多。中医认为，脾虚生湿，湿聚为痰。所以有“脾为生痰之源，肺为贮痰之器”之说。

湿性类水，水往低处流，所以湿邪容易下注，《素问·阴阳应象大论》中说“湿盛则濡泻”。脾不能正常运化、吸收水液，则水液与食物一起从大肠而下，就会腹泻，或者表现为便溏。

脾对水液的吸收、转输作用，对于防止水湿之邪生成有重要作用。《素问·至真要大论》“病机十九条”明确指出：“诸湿肿满，皆属于脾。”

我们在临床上祛除湿邪有很多种方法，比如化湿、燥湿、渗湿和利湿等。化湿主要是用芳香的药物来芳香化湿，取其辛温走窜之性来化湿，如藿香、佩兰。如果水湿较多，可苦温燥湿，比如用苍术、白术等；如果是一小坑水湿，就采用渗湿的方法，把水渗到土里面，脾属于土，所以要健脾，比如茯苓、山药等。水湿再多的话，在人体就是要利小便。

治湿的方法，也要根据水湿所在的部位进行选择。常用的健脾祛湿方药有平胃散、苓桂术甘汤、五苓散、参苓白术散等，多含有健脾的茯苓和温阳的桂枝。《伤寒论》中此系列的方，通称为苓桂剂。

《金匮要略》也讲到：“病痰饮者，当以温药和之。”所以临床上祛湿的方法，都离不开健脾。

需要指出的是，运化谷食和运化水饮，二者是同时进行的。分开来讲，是因为它们的病变情况不同。

比如，有的人脾胃不好，吃较硬的食物易出现胃部撑胀，喝些稀面条、稀粥，易于消化；而有的人喝水或者汤多，易出现胃中停饮。《伤寒论》的茯苓甘草汤，用桂枝、生姜，可散胃中水湿。若脾胃积滞，可用枳实导滞丸等消食导滞；湿盛明显，则健脾的同时兼以祛湿。

所以，脾的病变，以脾虚为本，湿困为标。

2. 脾主统血——脾主裹血，温五脏

脾主统血，指脾气有统摄血液运行于脉中，不使其逸出于脉外的作用。

《难经·四十二难》提出，脾“主裹血，温五脏。”清·沈目南在《金匮要略注》中说：“五脏六腑之血，全赖脾气统摄。”武之望在《济阴纲目》中也指出：“大抵血生于脾土，故云脾统血。”

从医家的论述可以看出，脾之所以能够统摄血液在脉中运行，与脾为气血生化之源密切相关。

第一点，脾能够藏营化血。《灵枢·本神》中说：“脾藏营。”营是营气，是血液的主要组成部分。脾藏营化血，指脾运化功能正常，水谷精微充足，就能够保证血的质和量，维持血液自身正常的机能。

血小板是血液的重要成分，具有凝血和防止出血的重要作用。临床上血小板减少性紫癜，在辨治过程中可以参考脾统血的作用。

第二点，脾能够益气摄血。血液之所以在体内运行，而不溢出脉外，与气的固摄作用密切相关。气之源头在脾，脏腑之气的充足，都要依赖于脾气的健运。

脾气健旺，血液则循脉运行而不逸出脉外。若脾失健运，气血不足，血液失去统摄就会逸出脉外导致出血。

由于脾气的升举特性及其与肌肉的密切联系，所以脾不统血多见下部和皮下肌肉出血，如便血、尿血、崩漏及肌衄等。脾不统血导致的出血，一般出血时间较长，色淡质稀，并伴有倦怠乏力、面色萎黄等气血亏虚表现。

如临床中脾阳虚引起的慢性上消化道出血，可见便血、血色暗淡、四肢不温、面色萎黄。可辨证使用黄土汤进行治疗，该方君药是灶心黄土，具有温中收涩止血的功效。

脾不统血也可引起尿血。《岳美中医案集》里有一个典型医案。

胡某，女，28岁，已婚。1971年6月28日就诊。脉大而虚，舌质淡，面色萎黄。

22岁起尿血时止时发，已经6年，多在劳累后复发。西医没找出病灶病因。服中药清热利湿消瘀，无效。终年郁郁，苦恼不堪。经过仔细问诊，问小腹是否有感觉，回答道：一经劳累，小腹坠胀而下血。“劳则气耗”，小腹坠胀是中气下陷。

这是由于劳倦伤脾后，脾不统血所致。用补中益气汤加减，服汤药10余剂，丸药20袋，服用四个多月而愈。

临床治疗崩漏也可根据上述思路进行辨证治疗。

（三）脾的系统联系

1. 脾藏意——脾藏营，营舍意

脾藏意，指脾具有思维、记忆、意念的功能。

《灵枢·本神》说：“心有所忆谓之意，意之所存谓之志。”意，是从外界获得的认识，保留下来的未成定见的思维。就是我们平时说的意念、念头。

《灵枢·本神》认为：“脾藏营，营舍意。”营是脾运化产生的水谷之精气所化生。“意”产生于后天，后天脾气健运，营气化源充足，气血充盈，“意”才能表达充分，思维专注，敏捷。

脾虚容易引起健忘、注意力不集中以及智力下降。临床上可以从脾论治，如归脾汤等。

2. 脾在志为思——思则气结

思，指思考、思虑。脾胃运化的水谷精微是思维活动的物质基础。

思又与心神有关，所以有“思出于心，而脾应之”之说。

正常思虑，对机体并无不良影响。脾气健运，气血充足，人就能思善虑，思维敏捷。若脾虚则不耐思虑；反之思虑太过又容易伤脾，《素问·举痛论》说：“思则气结。”

比如人心情好时胃口较好，而思虑太过、所愿不遂，心情不好的时候就会出现不思饮食、脘腹胀闷、头目眩晕等症。

3. 脾在体合肉——治痿独取阳明

肉，指肌肉。全身肌肉有赖于脾胃运化的水谷精微的营养滋润，才能壮实丰满，并发挥其运动功能，所以说“脾在体合肉”。《素问·痿论》有“脾主身之肌肉”之说。

四肢与躯干相对而言，是人体之末，又称“四末”。人体的四肢同样需要脾胃运化的水谷精微的营养滋润，才能维持其正常的生理活动。

脾与肌肉四肢的关系可以从两方面来理解：

第一，脾运化产生的水谷精微能够生养肌肉，能够使得肌肉丰满、健壮。

第二，四肢肌肉的运动可以促进脾的运化。

因此，脾在体合肉，主四肢，是围绕脾主运化的功能展开的。四肢的营养来源于胃，但须靠脾来运输。《素问·太阴阳明论》将此功能称脾“为胃行其津液”。脾能将胃产生的精微和津液布散全身，充养肌肉，人体肌肉就丰满健壮，四肢强劲有力。

如果脾失健运，不能为胃输送营养物质，四肢得不到水谷之气的充养，会出现肌肉瘦削无力、四肢倦怠，甚至痿废不用。如《素问·痿论》说“治痿独取阳明”。现代医学“肌无力”病症，属于中医所讲的“肉痿”，临床上可以从脾胃进行治疗。

如果一个人臃肿、肥胖，和脾有没有关系呢？其机理是什么呢？

肥胖、臃肿多与脾胃无力把体内过多的水湿邪气分解排泄出去有关。所以瘦身减肥也要健脾。除了药物外，还要适当运动，因为脾主肌肉、四肢。所以《素问·汤液醪醴论》里面也指出，治疗水肿时，要微动四肢，动以生阳。

因此，加强运动，加强四肢肌肉的力量，可以促进脾胃的运化。比如，运动可以降血糖。糖尿病与脾胃的关系比较密切。临床上，很多成年人的2型糖尿病，胰岛素抵抗的比较多。通过加强四肢运动，可以增强胰岛素的敏感性，提高人体对胰岛素的利用率。所以，运动可以帮助我们降血糖。临床治疗糖尿病，除了药物外，还要节食、精神调摄及适当运动。此外，适当运动还可以降血脂、降血压。

4. 脾在窍为口，其华在唇

（1）脾开窍于口——脾和则口能知五谷：脾开窍于口，是指食欲和口味可以反映脾的运化功能状态。

口腔有接纳和咀嚼食物的功能，为脾胃的受纳、腐熟和运化作准备。脾经“连舌本，散舌下”，《灵枢·脉度》说：“脾气通于口，脾和则口能知五谷矣。”

脾气健旺则知饥欲食。反之，口淡乏味，多有脾气虚弱；口黏、口腻，多责之于痰湿；口臭多是由于食积化热。还有的人出现口甜、口干，也多和脾胃功能失常有关。

《素问·奇病论》中有“治之以兰，除陈气也”的论述。对于糖尿病的治疗具有一定的指导意义。兰指的是兰草，一般认为是佩兰，芳香醒脾燥湿。“内经十三方”记载的兰草汤，能够行气醒脾燥湿。陈气，指体内的一些酸腐之气。比如病人出现口黏口腻，可用一些芳香化湿清热的药进行治疗。提示我们临床上某些口味异常的话，可从脾胃方面进行论治。

（2）其华在唇——脾荣唇四白：唇四白，指口唇及周边的白色肌肉。其华在唇指脾脏精气的荣华可以从口唇的荣华来反应出来。

《素问·五脏生成》说：“脾之合，肉也；其荣，唇也。”脾气健运，气血充足，则口唇红润光泽，感觉灵敏。脾胃气血不足，口唇淡白无华；脾胃积热，可见口唇糜烂；如果出现环口黧黑，口唇张开不能覆盖牙齿，乃脾气将绝的先兆，是比较危险的证候表现。

5. 脾在液为唾——涎出于脾溢于胃

脾在液为涎。涎是口津中的一种，是唾液中比较清稀的部分，由脾气布散脾精上溢于口而化生。

涎具有保护口腔、润泽口腔的作用，在进食时分泌旺盛，帮助食物的咀嚼和消化，所以有“涎出于脾而溢于胃”的说法。

正常情况下，涎上行于口而不溢出口外。涎分泌异常，可见口涎自出或涎少口干舌燥。

口涎自出，通俗的说法是流口水。婴幼儿脾常不足，消化力弱，容易食积，出现脾胃不和，易流口水。可以用炒白术、炒山药、炒麦芽和炒山楂健脾消积，3~5岁的小孩药物用量为上述四味药物各10克，用炒焦之品，可增强燥湿功能，解除湿困则能促进脾的运化功能。

此外，老年人也易流口水。和小孩不同，老年人主要是脾气虚，不能摄津，流的口水多清稀；而小孩积热、脾胃不和，流的口水比较黏。

与流口水相反的是，涎液分泌减少。见于脾阴不足，或者脾气不能蒸腾脾津上溢于口所致。严重的会影响进食吞咽，西医称为干燥综合征。治疗时要阴阳兼顾。

6. 脾应长夏——养化之道

长夏指夏至到处暑这段时间，也就是夏末秋初。这个时段天气比较炎热，雨水又多，自然界阴阳充沛，有利于庄稼、果实的成熟。而脾主运化，化生精气血津液，与“土爰稼穑”相类。所以脾与长夏，同气相求而相通应。

长夏气候湿热，虽然主生化，但如果湿热太过，反而又会困遏脾气，影响脾的运化。易出现食欲减退、四肢困倦、大便溏泄、口中黏腻，或伴随身热不扬。老百姓称之为苦夏，或叫疰夏。治疗时应重在除湿，所谓“湿去热孤”。有形之邪祛除，热自然就无所依附。常选用六一散、藿香正气散等。

中医学理论中，有“脾主四时”之说，或称为“脾不主时”。如何来理解呢?

《素问·太阴阳明论》中说：“脾者土也，治中央，常以四时长四脏，各十八日寄治，不得独主于时也。”脾属土，居中央，主四时，强调四时之中皆有土气，所以脾不单独主某一时令，体现了脾作为“后天之本”“气血生化之源”的重要地位。

由此可见，作为后天之本的脾，在治疗、养生和康复方面具有重要意义，正所谓“四季脾旺不受邪”。

思考

1. 你知道哪些因素容易伤及脾吗?
2. 过胖和过瘦都与脾有关，为什么?
3. “脾主四时”有什么意义?

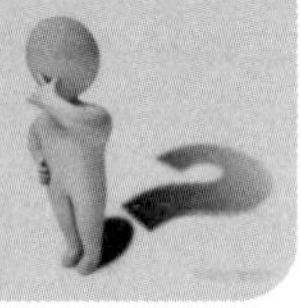

四、将军之官——肝

肝位于腹部，横膈之下，右胁之内。肝的经络起于足大趾，向上绕阴器，抵小腹，挟胃，布于两胁，上连两乳，循喉咙之后，上连目系，直达巅顶。肝的生理和病理与其所过的路线有密切的关系。

肝系统包括：肝藏魂，在志为怒，在体合筋，其华在爪，在窍为目，在液为泪，与春气相通应，为阴中之少阳。肝与胆通过经络构成表里关系。

肝有两大功能，一是主疏泄，一是主藏血。肝的疏泄和藏血功能正常，气血充盈调畅，则人体能耐受疲劳，所以称肝为“罢极之本”。

（一）肝的生理特性

1. 肝主升发——人之生机系于肝

肝主升发，指肝气向上升动，向外发散，生机不息之性。

肝在五行属木，通于春气。取象比类，肝气的升发，能启迪各脏腑生长化育，如破土的嫩芽，奋力向上。所以有“人之生机系于肝”的说法。

《杂病源流犀烛·肝病源流》中说：“肝和则生气，发育万物，为诸脏之生化。”

肝气升发有度，需要肝阴与肝阳的协调。如同树木的生长，需要阳光和雨露的和谐一样。当肝阴不足，易导致肝阳偏盛而升发太过，出现肝火上炎或肝气亢逆的病变；如果肝阳不足而肝阴偏盛，容易发生升发不足，可见肝脉寒滞的病变。

2. 肝喜条达而恶抑郁——春发冲和之气

《医方考·郁门》说：“肝木也，有垂枝布叶之象，喜条达而恶抑郁。”

春天树木生长，枝叶伸展条畅。肝属木，肝气也以疏通、畅达为顺，不宜抑制、郁结。肝气的调畅，对全身脏腑、经络、形体的功能活动具有重要的调节作用。

肝气疏通和畅达，与情志活动密切相关。情志的愉悦，有助于肝气疏通和畅达；情志郁结，则肝气失于条达，而见胸胁、乳房、少腹胀痛或窜痛等症状。

3. 肝为刚脏——肝体阴而用阳

肝为刚脏，指肝具有刚强、躁急的生理特性。

肝内寄相火，主升、主动，以阳气用事，故称为“刚脏”。

《素问·灵兰秘典论》中说：“肝者，将军之官，谋虑出焉。”

将军通常有刚强的特点和直言不讳的性格。将军打胜仗须有勇有谋。所以，谋虑出焉，是说肝能够发挥计谋和推测考虑，这与肝藏血、舍魂有关。

肝为刚脏，肝气易于上亢、逆乱。肝气、肝阳常有余。肝阴、肝血常不足。临床肝病多见阳亢、火旺、热极、阴虚，所导致肝气升动太过的病理变化，如肝气上逆、肝火上炎、肝阳上亢和肝风内动等，多表现为眩晕、面赤、烦躁易怒、筋脉拘挛，甚则抽搐、角弓反张等症状。因此，对于肝病的治疗，用药宜柔不宜刚，宜和不宜伐。不能只疏肝，还要养肝、柔肝。

肝体阴而用阳，是说肝主藏血，以血为体，血属阴；肝主疏泄，以气为用，气属阳。肝体阴柔，其用阳刚，阴阳和调，刚柔相济。呈现了肝一刚一柔的特点。

肝为刚脏与肺为娇脏是相对而言的，肝气主左升，肺气主右降，左升与右降相反相成，构成气的左右龙虎回环。若肝气升动太过，肺气肃降不及，就可出现“左升太过，右降不及”的肝火犯肺的病理变化。

（二）肝的生理功能

1. 肝主疏泄——调畅气机

肝主疏泄，疏，疏通、畅达；泄，宣泄、升发。指肝具有维持全身气机疏通畅达，通而不滞，散而不郁的生理功能。

肝主疏泄的中心环节是调畅气机。

气机，指气的升降出入运动。只有气机调畅，气血才能够调和，经络才能通利，脏腑的各种生理功能才能够正常进行。

肝主疏泄，肝气自内向四周，尤其是向上的升发，使得气机畅通无阻。肝失疏泄会进一步影响到其他脏腑的生理功能，是多种疾病的重要起始原因。所以，《四圣心源·六气解》称肝为“五脏之贼”。

肝疏泄功能失常，其病机主要有三个方面：一是肝气郁结，疏泄不及；二是肝气亢逆，疏泄太过；三是肝气虚弱，升发无力。

肝气郁结，是气机不得畅达、郁滞不通的状态。临床多见情志抑郁、善太息、胸胁、两乳或少腹等部位胀痛不舒。疼痛位置多不固定，具有走窜性，时聚时散。

肝气亢逆，是气的升发太过、肝气上亢或横逆的状态。临床表现为情志急躁易怒，头痛头胀，面红目赤；或血随气逆而吐血、咯血，甚则突然昏厥。如《素问·生气通天论》中说：“大怒则形气绝，而血菀于上,使人薄厥。”薄，逼迫的意思。薄厥，即大怒逼迫气血上逆导致的昏厥。

肝气虚弱，无力升发，也可出现情志抑郁、时常太息、胆怯、懈怠乏力、两胁闷胀及头晕目眩、脉弱等，是由于虚而导致的肝气郁滞。

肝主疏泄，以调畅气机为基本作用，派生的功能活动主要表现在六个方面。

（1）调畅精神情志：精神情志活动的主宰是心，调节在于肝。

为什么呢？因为肝能够调畅气机。

《灵枢·平人绝谷》中说："血脉和利，精神乃居。"心平则气和，气和则心平。气和的关键在于肝气正常疏泄。

我们通过文学作品中的两个人物，来认识情志抑郁和情志亢奋型的特征表现。

《红楼梦》中的林黛玉是典型的肝气郁结状态，柔弱的身子里满含着忧郁和愁绪。寄人篱下的她多疑善感，常常叹息，郁闷不解。《三国演义》中的张飞，情志亢奋，性格暴躁，一点就着，属于肝胆气盛、肝火过旺。两人表现差异很大，这差别的背后说明二者体质的类型不同，是由肝气的不同状态造成的。

肝气孱弱或肝气郁结，易形成抑郁型的性格，其特征是郁郁不乐、多愁善感、沉闷欲哭、多疑叹息。肝气亢逆，易形成亢奋急躁的性格，其特征是性情急躁、亢奋易怒。

我们也可以用自然现象取象比类来加深理解。肝为风木之脏，人体肝气舒缓流畅，如同大自然微风和煦，十分惬意。肝气郁结，就好像自然界风气不行，人顿时感觉郁闷难解。肝气亢动，怒火中烧，就如同自然界风行太过，雷动九天。

所以，精神情志调畅的前提是肝的疏泄正常，气机调畅。

临床上可以看到，乳腺增生、子宫肌瘤等患者，多伴随肝气不舒的状态。

肝气不舒，除了引起躯体的疾病外，也容易导致抑郁症。抑郁症的治疗从中医角度来讲，首先要疏肝，采用柴胡疏肝散、逍遥散等；

如果肝郁化热，可用丹栀逍遥散。应当注意的是，抑郁症的治疗需要身心同调。

（2）协调脾升胃降：肝和脾胃同位于中焦，肝气的调畅促进脾升，可以使清阳之气得到升发；促使胃降，使浊阴得以正常排泄。木能够疏土，中焦之气则升降有序，运化有职。所谓“土得木则达”。

如果肝的疏泄功能失常，影响到脾胃，在五行学说中称为“木乘土”。

我们来看一个案例。

闫某，女，18岁，大一学生。主诉：情绪紧张时腹泻每天3~4次，时间一年余。平时脾胃功能不是很好，时常便溏。从高三开始，由于面临高考压力比较大，每天拉肚子3~4次。情绪一紧张，就腹痛难忍，需要如厕。

这是典型的肝脾不调，现代医学称为肠易激综合征。中医方剂痛泻要方，就是针对腹痛就泻，泻后痛减而设的。

肝失疏泄也会影响到胃，使胃失和降。我们称之为“肝气犯胃”或者“肝胃不和”。病案如下：

周某，女，40岁。主诉：食少、嗳气、面黄、乏力8个月。

由于房产纠纷，患者家庭产生比较严重的矛盾，渐渐地，患者饮食越来越少，食后不消化，胃脘部位撑胀堵塞，嗳气不断，时有泛酸，只能食用稀面条之类的食物。面色萎黄、少气乏力、舌红苔黄、脉弦无力。

这是肝气郁滞，影响到胃的正常消化，导致胃气失于和降。

历代医家都非常重视肝对脾胃的促进作用。《难经》以及医圣张仲景，都告诫我们：见肝之病，当知肝传脾。强调从治未病的角度，预防肝的功能失调对脾胃造成的影响。

（3）促进胆汁分泌排泄：胆汁，又称“精汁”，由肝的精气化生汇聚而成。《东医宝鉴》说：“肝之余气溢入于胆，聚而成精。”胆汁具有帮助消化的作用。

胆附于肝之短叶间，经络上肝胆互为表里，功能上联系密切：肝分泌胆汁贮存于胆，胆汁排泄进入小肠需要肝的疏泄。

如果肝气郁结，疏泄失职，造成胆汁的分泌排泄障碍，不仅会影响脾胃纳运功能，导致厌食、腹胀。而且会导致胆汁郁积，进而形成结石，出现胁痛、黄疸等症。若肝气亢逆，肝胆火旺，疏泄太过，则可致胆汁上溢，出现口苦，泛吐苦水等。

在临床上，胆的疾病只有肝胆同治，疏肝才能利胆。

（4）维持血液循行：中医学认为，气属阳，血属阴。血液的运行，必须依赖气的推动和调畅，而气的调畅离不开肝主疏泄的功能。所谓气行则血行，气滞则血瘀。

肝郁气滞日久，就会血行不畅，甚则停滞为瘀，形成癥积肿块。表现为腹内肿块，固定不移，较为坚硬，疼痛明显。如肝硬化、妇科的子宫肌瘤等。

肝郁气滞血瘀，容易导致女子月经后期、痛经甚至闭经。

肝气亢逆，疏泄太过，致使血随气逆，血不循经，可出现吐血、咯血、月经先期、崩漏以及倒经等。

如果肝气虚弱，疏泄无力，也可致血行不畅，出现气虚乏力、时见太息、月经愆期等。

所以，临床上治疗血证离不开调理肝气。

（5）维持津液输布：气能行津，气行则津布，气滞则津停。

如果肝气郁结，疏泄失职，气滞津停，可滋生痰饮水湿等病理产物，引起梅核气、瘰疬、痰核、瘿瘤、乳癖、水肿、鼓胀等病证。

梅核气：咽喉部有异物感。这是由于肝郁气滞，痰气交阻于咽喉所致。咽部不适感，吐之不出，咽之不下，情绪刺激常诱导加重，多见于慢性咽炎以及神经官能症等。

瘰疬：好发于颈部淋巴结的慢性感染性疾病。因其结核累累如珠、历历可数，故名瘰疬。

痰核：指皮下的包块，包膜比较光滑完整，推之可移，不红不瘤。有单发也有多发，相当于西医所讲的纤维瘤、脂肪瘤。

瘿瘤：多指甲状腺肿大一类的疾病。

乳癖：指乳房的肿块或者结节。

鼓胀：腹部胀大如鼓，青筋暴露。如癥积中的肝硬化进一步发展，导致腹水，可引起臌胀。病机为气血水积聚于腹中，正虚邪实。

《济生方·痰饮论治》中说："人之气道贵乎顺，顺则津液流通，决无痰饮之患。"

临床上，疏肝理气是治疗痰饮水湿内停的常法。

（6）调节排精行经：肝主疏泄，能够调节男子排精和女子的行经排卵。肝经绕阴器抵小腹，与生殖的关系非常密切。

金元四大家之一的朱丹溪在《格致余论·阳有余阴不足论》中说："主闭藏者肾也，司疏泄者肝也。"强调生殖机能上的肝肾配合，肝气要疏通畅达宣泄，肾气要闭藏。肝肾两脏疏泄与闭藏作用相互协调，使男子排精通畅有度，女子按时排卵和月经定期来潮，共同协调人体的生殖机能。

如果肝气郁结，疏泄失职，可导致排精不畅而见精瘀；如果肝火亢盛，疏泄太过，精室被扰，则见梦遗等症。

肝气郁结，疏泄失职，常导致月经后期、量少、经行不畅、痛经、乳房胀痛等；如果肝气亢逆，或肝火亢盛，疏泄太过，血不循经，常导致月经先期、量多、崩漏等。

临床治疗此类病症，要注重调肝。肝的疏泄功能对于女子经、带、胎、产有着重要的调节作用。

2. 肝主藏血——肝为血海

肝主藏血，指肝具有贮藏血液、调节血量和防止出血的功能。

（1）贮藏血液：其意义主要有以下三个方面。

1）濡养肝及其形体官窍：肝贮藏足够的血液，除濡养肝脏本身外，还输布到形体官窍，濡养筋、爪、目等组织，维持其正常的功能。正如《素问·五脏生成》中所说："肝受血而能视，足受血而能步，掌受血而能握，指受血而能摄。”

如果肝血不足，濡养功能减退，血不荣筋则致肢体麻木、屈伸不利；血不养目则见两目干涩、眼花、目珠刺痛等；血不荣爪则见爪甲脆薄、干枯、易于折断。

2）为经血生成之源：女子月经来潮与冲脉充盛、肝血充足及肝气畅达密切相关。冲脉起于胞中而通于肝。肝血充足流注于冲脉，冲脉充盛则月经按时来潮，所以说肝血为经血之源，中医把肝与冲脉并称为“血海”。

如果肝血不足，会导致月经量少，甚则闭经。这和肝郁气滞血瘀会导致闭经的病机不同，体现出中医同病异治的思想。

肝失疏泄与肝不藏血都会影响到女子的月经及排卵，表明女子的生理功能与肝很密切。所以，叶天士提出了“女子以肝为先天”的观点。

我们来分析一下为什么说：女子以肝为先天？

《灵枢·五音五味》讲到女子的生理特点时说：“妇人之生，有余于气，不足于血，以其数脱血也。”

为什么说是数脱血呢？

女子一生的生理特点，青春期开始出现月经来潮，月经是一个失血的过程；孕期需要血聚于胞宫以养胎；分娩，更是一个失血耗血的过程；生产以后要哺乳，乳汁也是由精血所化生。所以经、孕、产、乳都需要耗血动血，因此说女子不足于血。

而从气血互根的角度来讲，一个人血不足，气能很旺盛吗？肯定不会，那为什么说女子有余于气呢？

在《备急千金要方》中，孙思邈解释说：“女子嗜欲多于丈夫，感情倍于男子，加之慈恋爱憎，嫉妒忧恚，染着坚牢，情不自抑。”把女子的操劳和细心描写得很到位。

据清代魏之琇在《续名医类案》中的记载，女子情志病发病率高出男子一倍。而情志抑郁最易伤肝，肝气一伤，诸证蜂起。所以“有余于气”，就是说女子容易被情志所伤，肝气不舒。

临床上我们要抓住女子疾病的两大病机：一是血不足，一是情志病。这两点都与肝的关系很密切，也是叶天士提出“女子以肝为先天”的依据。

临床上女科有两个代表性的方，一个是逍遥散，能够疏肝解郁，养血健脾；一个是四物汤，可养血和血。

对于女科临证的特点，刘河间说：“妇人童幼，天癸未行之间，皆属少阴；天癸既行，皆从厥阴论之；天癸已竭，乃属太阴经也。”

天癸未行之前，肾气未充，以调治先天肾为主。比如月经来的比较迟，要激发肾气、填补肾精为主。月经已行，到七七四十九岁自然断经。整个中间的阶段，要从肝来治，调理肝气，调畅情志，调养肝血，这是女子月经和排卵正常的重要条件。月经闭止以后，要从太阴脾来培补后天。这为我们治疗妇科疾病提供了一个大方向。

3）化生和濡养肝气：肝之特性中讲到，肝为刚脏，体阴而用阳，肝气很容易升发太过，所以肝必须藏有足够的阴血，阴血充足才能够涵养肝气，潜纳肝阳，使得肝气不升腾太过。

（2）调节血量：人体血液的量大约是4500毫升，一般情况下，各部分血量是相对恒定的，但会随着人体的活动量、情绪、进食以及外界气候等因素的变化而变化。比如剧烈运动或情绪激动时，外周血流量增加；在安静或休息时，外周血液分配量则减少。吃饭以后，到达胃肠道的血量会相对增加。

所以《素问·五脏生成》说：“人卧则血归于肝。”唐代王冰注解说：“肝藏血，心行之，人动则血运于诸经，人静则血归于肝脏。”

肝调节血量的功能，以贮藏血液为前提，只有充足的血量贮备，才能有效地进行调节。

（3）防止出血：其机理有三个方面。

1）肝气收摄血液：肝气充足，则能固摄肝血而不致出血。

2）肝气畅达，则血液安和：若肝气亢逆，疏泄太过，血随气逆，可导致出血。

3）肝主凝血：肝之阴气主凝敛，肝阴充足，涵养肝阳，阴阳协调，则能发挥凝血作用而防止出血。

肝不藏血导致出血的病机：一是肝气虚弱，收摄无力。二是肝火亢盛，灼伤脉络，迫血妄行。三是肝阴不足，不能凝敛血液于肝脏，虚火内扰，引起出血。常见吐血、衄血、咯血，或月经先期、崩漏等出血征象。可从出血的多少、血出的势态及兼症等方面对其病机虚实加以鉴别。

肝主疏泄和主藏血二者是相互为用、相辅相成的。肝内贮藏血液充足，可涵养肝气，维持肝气的冲和调达，以保证疏泄功能的正常发挥；反之，血液藏于肝中，以及肝血输布外周，或下注冲任，形成月经，又需要在肝气疏泄作用调节下完成。

（三）肝的系统联系

1. 肝藏魂——肝藏血，血舍魂

肝藏魂，指肝主意识、思维活动以及梦幻活动。

张介宾解释说："魂之为言，如梦寐恍惚、变幻游行之境，皆是也。"

有句话叫做魂牵梦绕。显然，做梦与魂有关。人睡觉的时候，还有一部分神在活动，这就是魂。魂没有休息，在独立工作，就形成了梦境。一般而言，做梦对身体无碍。但是如果噩梦连连，甚至影响到睡眠，或者梦话连篇，就会损害人体的健康。

《灵枢·本神》说："随神往来者谓之魂。"是说，魂是神的一种表达，需要受神的支配。反过来讲，神动的时候魂要响应。魂就是在神的支配下，精神思维活动的一种积极萌动。

梦多扰乱睡眠，乃为魂动而神不应。那我们清醒的时候有没有这种神和魂不协调呢？

也有，这就是恍惚。比如上课时发愣，这种状态就是神魂分离。偶尔出现，也属正常。但是如果经常性的这样魂不受神的支配，魂动而神不知，甚至于魂反而凌驾于神之上，这叫做神魂颠倒，严重时会出现幻听、幻视等。西医称为精神分裂症。

因此，人的精神活动是非常复杂的。

魂的病变，中医主要从肝来治疗。《灵枢·本神》中说："肝藏血，血舍魂。"魂由肝血化生和涵养。《医学实在易》中讲到："不寐内经论最详，肝魂招纳酸枣汤。"失眠多梦，可以用酸枣仁汤来招纳肝魂，实际上是养血安魂，清热除烦。

除了肝血不足，血不养魂外，肝火亢盛，也可导致魂不守舍，出现狂乱、烦躁、夜寐不安。清代医家陈士铎在其著作《辨证录》中专设一篇"离魂门"来论述魂不守舍的病症，并有摄魂汤、舒魂丹、归魂饮等方来辨证治疗。

2. 肝在志为怒——怒则气上

中医认为，怒是由肝血肝气所化生。肝血充足，肝气上升，才能提升人的情绪，使情绪积极向上。

一定限度内的正常发泄有利于肝气的疏导和调畅。但如果怒而无制，可导致肝气升发太过、气血上亢；郁怒不解又会使肝失疏泄、肝气郁结。

反之，肝病则易怒。肝的气血失调常可以引起怒的情志改变。《素问·调经论》说："血有余则怒。"《灵枢·本神》说："肝气虚则恐，实则怒。"

当肝气过亢，或肝阴不足、肝阳偏亢时，常可表现出情绪激动，易于发怒。当肝气虚、肝血不足时，则易出现郁怒不解。

所以临床上，治怒当调肝。郁怒用疏肝之法，大怒用平肝之法。

3. 肝在体合筋，其华在爪

（1）肝在体合筋——诸筋者，皆属于节：筋，附着于骨而聚于关节，具有连接关节、肌肉，主司关节运动的功能。《素问·五脏生成》说："诸筋者，皆属于节。"

筋依赖肝血和肝气的濡养。肝血充足，筋得其养，运动灵活而有力。如果肝血亏虚，筋脉失养，则运动能力减退。

老年人动作迟缓不便，容易疲劳，正是由于肝血、肝气衰少而不能养筋。《素问·上古天真论》说："丈夫……七八，肝气衰，筋不能动。"

由于肝藏血以养筋，肝又主气的升发，所以肝是免除人体疲劳的根本。《素问·六节藏象论》中说："肝者，罢极之本。"

如果筋失去肝血的濡养，小腿经常性抽筋，有酸麻胀等不舒服的感觉,西医叫做"不安腿综合征"。我们可以用医圣张仲景的芍药甘草汤来养肝柔肝，缓急止痛。

肝为风木之脏，《素问·至真要大论》说："诸风掉眩，皆属于肝。"掉，动摇不定，肢体震颤；眩，目眩，视物旋转。所以取象比类，把形体具有动摇不定特点的病症，归属于风，多从肝进行论治。

（2）其华在爪——爪为筋之余：爪就是爪甲，包括手指甲和脚趾甲，中医认为爪是筋的延续，所以有"爪为筋之余"的说法。

爪甲有赖于肝血和肝气的荣养，肝血、肝气的盛衰及其作用的强弱，可从爪甲的色泽与形态上表现出来。

肝血充足，则爪甲坚韧红润，有光泽；肝血不足，则爪甲萎软而薄，枯而色夭，甚则变形、脆裂。

4. 肝在窍为目——肝和则目能辨五色

目，又称"精明"，为视觉器官。目的视觉功能，主要依赖肝血的濡养和肝气的疏泄。

《素问·五脏生成》说："肝受血而能视。"《灵枢·脉度》说："肝气通于目，肝和则目能辨五色矣。"

肝的经脉，上连目系，肝气生发，肝血上行循经至目来滋养精明。肝的气血充足，视物清晰，两眼炯炯有神。老年人气血虚弱，两目干涩，视物昏花，属于生理性的功能减退。但是年壮者用眼过度，或者严重营养不足，也可出现病变。

所以科学用眼，保护眼睛很重要。人卧则血归于肝，充足的睡眠能够养肝血，也能够养目。平时也要注意使用电脑，手机或者看书的时间等，防止用眼过度。

此外，当肝的功能失常的时候，可出现眼睛的一些病理性反应。比如，肝阴、肝血不足，容易导致两目干涩、视物不清、目眩、目眶疼痛等症；肝经风热，有的可出现目赤痒痛；肝风内动，可见两眼斜视或者目睛上吊；肝气郁结日久，火动痰生，蒙蔽清窍，可导致两目昏蒙，视物不清。

5. 肝在液为泪——肝气肝血濡养精明

肝在窍为目，泪从目出。中医认为，眼泪是由肝精肝气所化生的。

正常情况下，泪液分泌适量，有濡润眼球、保护眼睛的功能。当异物侵入眼睛时，泪液大量分泌，起到冲刷、排除异物的作用。此外，在极度悲哀时，泪液也会大量分泌，有利于肝气疏泄。

当肝的功能失调时，可导致泪液的分泌、排泄异常。如肝血不足，可见两目干涩；目眵增多时，多见于肝经风热或湿热；迎风流泪，常见于肝气虚或功能不调，临床上要辨病与辨证相结合。

6. 肝在时应春——养生之道

春季阳气始生，生机萌发，万物欣欣向荣。人体肝气升发、疏泄、条达，与春气相通应。人体气血随着“春生”之气而生生不息，所以《素问·四气调神大论》讲春三月要“夜卧早起，广步于庭”，到郊外踏青郊游，保持心情开朗舒畅，以顺应春气的升发和肝气的畅达之性。

春季肝气应时而旺，如果素体肝气偏旺、肝阳偏亢或脾胃虚弱之人在春季容易发病，可见眩晕头痛、烦躁易怒、中风昏厥，或情志抑郁，或胁肋胀痛、腹痛腹泻等症状。

春季顺时养生，可以饮一些花茶，如茉莉花茶、玫瑰花茶来疏肝理气解郁。

思考

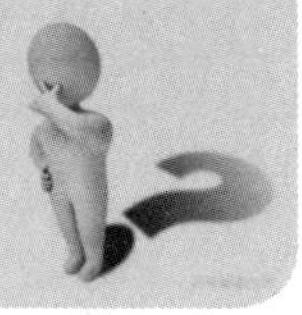

1. 肝的疏泄，关乎人体哪些功能？

2. 爱生闷气属于肝的哪种状态？好发哪些疾病？

3. 如何理解“女子以肝为先天”？

五、作强之官——肾

肾位于腰部，脊柱两侧，左右各一。形态椭圆弯曲，状如豇豆。《素问·脉要精微论》说：“腰者，肾之府。”

肾系统包括：肾藏志，在志为恐，在体合骨，其华在发，在窍为耳和二阴，在液为唾，与冬气相通应，为阴中之太阴。肾与膀胱通过经络构成表里关系。

（一）肾的生理特性——肾主蛰藏，为封藏之本

《素问·六节藏象论》说：“肾者主蛰……通于冬气。”

蛰是冬虫伏藏，含有生机内伏之义。藏，指封藏。强调肾在藏精、主水、纳气，以及固摄冲任、固摄二便等方面，具有封藏、闭藏、潜藏的特点。所以称“肾为封藏之本”。

肾气封藏则精气盈满，人体生机旺盛；如果肾气封藏失职，会出现滑精、喘息、遗尿，甚则小便失禁、多汗、大便滑脱不禁及女子带下、崩漏、滑胎等。

（二）肾的生理功能

肾有三个主要生理功能：肾主藏精、主水、主纳气。肾主藏精是

最基本和最重要的功能。

1. 肾藏精——主生长发育和生殖

肾主藏精，指肾贮存、封藏精气以主司人体的生长发育、生殖的生理功能。《素问·六节藏象论》指出："肾者，主蛰，封藏之本，精之处也。"

如何正确理解这个"藏"字？能不能理解为，这个精就藏在肾实质当中呢？显然不能。

《灵枢·本神》里讲到了五脏所藏，心藏脉、肺藏气、脾藏营、肝藏血、肾藏精。藏，显然不是说藏在这个脏里面。中医的脏是一个功能单位，藏可以理解为主管、管辖。肾藏精，强调肾气对精气的闭藏与收摄，防止精气无故的丢失，为精气在人体发挥正常的生理效应创造良好的条件。

肾所藏的精包括先天之精和后天之精。

先天之精来源于父母，禀受于先天，又称"元精"，是构成胚胎、繁衍后代以及促进人体生长发育的基本物质。《灵枢·经脉》中说："人始生，先成精"；《灵枢·决气》进一步说到："两神相搏，合而成形，常先身生，是谓精。"男女两精相互结合，常常先于新生命个体而存在的，叫做先天之精。

后天之精是脾胃运化产生的水谷精微，到达各个脏腑，经过脏腑的气化作用以后，成为脏腑之精，濡养各脏腑形体官窍。后天之精产生之后，一方面供给脏腑功能活动所用，一方面多余的部分藏之于肾，由肾来主管。所以《素问·上古天真论》中明确指出："肾者主水，受五脏六腑之精而藏之。"

肾藏五脏六腑之精，当五脏六腑精气不足的时候，肾就将所藏之精供给出来，形成良性循环。因此，肾为脏腑的根本。

先天之精和后天之精有什么样的关系呢？

我们可以概括为：先天促后天，后天养先天。

先天促后天：第一，先天父母之精相互结合，促使新生命的诞生；第二，先天之精具备强大的活力，能够激发和促进脏腑的功能，促进后天之精的化生。

后天养先天：人出生之后，需要后天之精的不断充养，生命活动才得以正常进行。同时，先天之精在后天之精的充养下，到了一定的年龄，先天之精就具备了生殖能力，称作生殖之精。所以生殖之精是由肾所藏的先天之精在后天之精的充养下形成的。

由此可知，肾藏精具有非常重要的意义。《素问·金匮真言论》指出："夫精者，身之本也。"

先天之精为生身之本，后天之精为养身之源。两者密切结合，成为肾中精气。

肾所藏的精，无论是先天之精还是后天之精，都可以化生气。所以我们习惯上统称为肾中精气。肾中精气是肾脏生理活动的物质基础及动力来源，二者相互化生、相互促进，共同完成肾的生理功能。

肾藏精的主要生理效应主要有四个方面：

（1）主生长发育与生殖：肾精、肾气具有促进机体生长发育的作用。

《素问·上古天真论》记述了肾气由稚嫩到充盛，由充盛到衰少，继而耗竭的演变过程。生、长、壮、老均取决于肾中精气的盛衰。

"女子七岁，肾气盛，齿更发长。二七而天癸至，任脉通，太冲脉盛，月事以时下，故有子。三七，肾气平均，故真牙生而长极。四七，筋骨坚，发长极，身体盛壮。五七，阳明脉衰，面始焦，发始堕。六七，三阳脉衰于上，面皆焦，发始白。七七，任脉虚，太冲脉衰少，天癸竭，地道不通，故形坏而无子也。丈夫八岁，肾气实，发长齿更。二八，肾气盛，天癸至，精气溢泻，阴阳和，故能有子。三八，肾气平均，筋骨劲强，故真牙生而长极。四八，筋骨隆盛，肌肉满壮。五八，肾气衰，发堕齿槁。六八，阳气衰竭于上，面焦，发鬓斑白。七八，肝气衰，筋不能动，天癸竭，精少，肾藏衰，形体皆极。八八，则齿发去。”

这段原文是女子以七岁为年龄段，男子以八岁为年龄段，来描述机体生、长、壮、老、已的生命过程，大致可分为幼年期、青年期、壮年期和老年期等阶段。

出生之后，机体随着肾精及肾气的逐渐充盛。幼年期，表现出头发生长较快、日渐稠密，更换乳齿，骨骼逐渐生长而身体增高；青年期，肾精及肾气隆盛，表现为长出智齿，骨骼长成，人体达到一定高度；壮年期，肾精及肾气充盛至极，表现出筋骨坚强，头发黑亮，身体壮实，精力充沛；老年期，随着肾精及肾气的逐渐衰少，表现出面色憔悴，头发脱落，牙齿也开始脱落松动。

所以，牙、发、骨是判断肾中精气是否充盛的重要标志。

肾精、肾气不足，小儿可见生长发育不良、迟缓，比如五迟（站迟、语迟、行迟、发迟、齿迟），五软（头软、项软、手足软、肌肉软、口软）；成人可见未老先衰等。

性功能的成熟与维持，以及生殖能力也取决于肾中精气的盛衰。

随着肾中精气的充盛，产生了一种物质叫做天癸。天癸，是肾精充盈而化生的促进生殖器官成熟、维持生殖功能的精微物质。10~16岁，天癸来临，女子月经来潮，男子精气溢泻，性器官发育成熟，初步具备了生殖能力。其后，肾精及肾气的充盈维持着机体正常的生殖功能。49~56岁以后，肾精及肾气逐渐衰少，天癸也随之衰减，生殖功能逐渐衰退。女子到七七四十九岁时，天癸竭，地道不通，指的是女子绝经，失去了生殖能力。男子到一定年龄，天癸竭绝，丧失生殖功能而进入老年期。

临床上，防治某些先天性疾病、生长发育迟缓、生殖功能低下或一些原发性不孕、不育症，以及优生优育、养生保健、预防衰老等，多从补益肾精肾气着手。

此外，这段原文还含有许多的信息。比如，抗衰老应该从什么时候开始，女子的衰老和男子的衰老有什么不同，如何调理？

女子的衰老和男子的衰老，第一是不同步，第二表现不同。

女子五七三十五岁，盛极而衰，表现为阳明脉衰。阳明经是多气多血之经，行于人体的面部和额部。所以女子开始衰老，表现为面部憔悴。而男子五八四十岁开始，衰老从肾气衰开始，出现秃顶、牙齿松动。

这提示我们：抗衰老应该从中年开始。其次，男女养生抗衰老有一定的区别：女子在抗衰老方面我们要注意补气血，调阳明经；男子抗衰老要注意补肾气。

（2）为脏腑之本：首先，先天之精是胚胎发育的基础，是人体脏腑生成的根本。肾所藏的先天之精，是生命的元始。

其次，强调肾的精气阴阳是推动和调控脏腑气化的根本。肾中精气是脏腑功能活动的根本和动力所在。肾受五脏六腑之精而藏之，精足则气旺。

肾中精气中起到激发、推动、兴奋作用的，我们称之为肾阳。肾中精气表现出宁静、抑制、凉润作用的，我们称之为肾阴。

中医学把肾阴和肾阳称为五脏阴阳之根本。明代医家张景岳特别提出："五脏之阴气非此不能滋，五脏之阳气非此不能发。"五脏的阳气只有得到肾阳的资助，才能对人体起到激发、推动和温煦作用；五脏之阴气也要得到肾阴的资助才能发挥滋润、宁静和濡养作用。所以说肾阴和肾阳为一身阴阳的根本。我们又称肾为"水火之宅"，内寄元阴元阳，真阴真阳。

肾阴和肾阳，相互制约又互根互用，使得肾的功能活动正常。

肾阴不足，脏腑功能虚性亢奋，精神虚性躁动，发为虚热性病证。表现出腰膝酸软，头晕耳鸣，潮热盗汗，五心烦热，口干咽燥，颧红，失眠多梦，遗精早泄，小便短少，大便干结，舌红少津，脉细数等。

肾阳虚衰，脏腑功能减退，精神不振，发为虚寒性病证。表现为畏寒肢冷，腰膝冷痛，精神不振，面色㿠白或黧黑，性欲减退，阳痿早泄，女子宫寒不孕，或五更泄泻，小便清长，夜尿频多，舌淡苔白，脉无力等。

比如先天性子宫发育不良，中医治疗要填补肾精，温补肾阳，激发其生长发育功能。中药紫河车（胎盘），为血肉有情之品，有大补的功效。另外还有壮肾阳的紫石英。紫河车、紫石英都是紫色的。俗话说，红得发紫，紫比红的激发力更强。但应当注意使用剂量，防止内热的产生。

肾的病机变化，除了肾阴虚和肾阳虚之外，还有肾精不足和肾气不固。

肾精不足，可表现为小儿生长发育不良、智力低下；成人早衰、头晕耳鸣、腰膝酸软、男子阳痿精少不育、女子经少不孕等。

肾气不固，在肾虚的基础上，主要表现为肾失封藏，表现为女子滑胎，男子遗精早泄，以及大、小便失禁等症。

由于肾藏精、精气容易不足的特点，宋代的钱乙提出了一个观点，叫做：肾主虚，无实也。

当肾阴虚或肾阳虚到一定程度，会累及到对方的化生不足，也就是阴阳互损。所以对肾阴虚或肾阳虚的病人进行治疗时，要兼顾到阴阳双方。

由于肾阴、肾阳为“五脏阴阳之根本”。所以各脏的精气阴阳与肾阴、肾阳有着休戚与共的关系。各脏之精气阴阳不足，也最终必然会累及到肾。所以有“久病及肾”的说法。

比如肾阴虚，可以导致肝阴虚，肝阴虚不能潜纳肝阳导致肝阳上亢，在下表现为腰膝酸软，在上由于虚阳亢奋，可出现头晕目眩，严重者肝阳化风，导致眩晕欲仆，突然昏倒。从五行的治法来讲，叫滋水涵木。

如果肺肾阴虚，出现干咳少痰，骨蒸潮热，甚至咳血，可以采用金水相生的治法。

肾阴虚不能上济于心，导致心火偏亢，出现心烦失眠，其治法叫做泻南补北。

同样的道理，肾阳虚与其他脏也会相互影响。比如脾主运化，需要得到肾阳的资助，正所谓：脾如釜，命如薪。脾肾阳虚可以采用益火补土法。

（3）主生髓化血：肾藏精，精能生髓，精髓不仅可上充脑髓，还可充养脊髓、骨骼等组织，促进脑力聪明、骨骼健壮有力、牙齿坚固等。

《灵枢·经脉》中说："人始生，先成精，精成而脑髓生，骨为干，脉为营，筋为刚，肉为墙，皮肤坚而毛发长，谷入于胃，脉道以通，血气乃行。"

当肾精不足，化髓减少，可导致骨失充养而影响骨的生长发育，如骨质疏松、牙齿早脱等。临床可用补肾填精、益髓壮骨的方法防治骨质疏松症。

肾是如何化血的呢?

肾化血有两个途径，其一精生髓，髓化血；其二肾精能化生元气，元气能够到达各个脏腑，激发脏腑功能，使血液生成旺盛。

临床上对于一些血液生成障碍的病人，可以用补肾填精的方法来治疗。

（4）主抵御外邪：肾精是人体坚强的后盾，是保卫机体、抵御外邪的根本所在。正如《素问·金匮真言论》所言："精者，身之本也。"

说到抵抗力，大家会想到在体表抵御外邪入侵的卫气。卫气虽然由肺来宣发，但是《灵枢·营卫生会》中说："卫出于下焦。"也就是说，卫气是否强大，其根本在于肾中的精气。

卫气虚的时候，人会经常感冒，自汗出。我们可以用玉屏风散益气固表止汗。但如果是漏汗，就是坐在那里不动也出汗特别多，或者怕冷特别严重，这时就需要从肾入手治疗。

《删补颐生微论·先天根本论》中说："足于精者，百疾不生；

穷于精者，万邪蜂起。”肾精这种抵御外邪的能力属正气范畴，与“正气存内，邪不可干”的意义相同。

肾的生理作用，都要围绕肾藏精，以及精的作用来理解。

肾藏精是“藏中有泻”，《素问·上古天真论》中说：“肾者主水，受五脏六腑之精而藏之，故五脏盛乃能泻。”主要体现在流溢脏腑，化生脏腑之精；溢泻精气，以为生殖之用；藏精起亟，以备应急之需等。

同样，中医的肾不能等同于西医的肾。西医的肾是位于腰部、状如豇豆的一个器官，是泌尿系统的代表脏器。中医的肾，是多系统功能的体现，包括西医的泌尿系统、生殖系统、骨骼运动系统、造血系统、内分泌系统等。西医的一个系统分散在中医的五脏之中，比如西医的循环系统，与中医的五脏都有关系。

比如下丘脑－垂体－甲状腺轴反馈调节功能失常，导致甲状腺功能减退的病人。往往表现为典型的肾阳虚，常出现黏液性水肿，这是由于阳虚，不能化气行水所致。阳虚激发力不足，病人会出现表情淡漠、浑身无力。反之，甲状腺功能亢进就是肾阴虚阳亢，表现为新陈代谢加快，吃的多、饿的快、心慌出汗、消瘦等。

肾主生殖。肾中精气充盛产生的天癸这种物质，有类似性腺激素的作用。肾上腺皮质轴的作用也包括在中医肾的范畴里面。

从肾的生理效应中，我们可以看到肾的重要作用。所以《素问·灵兰秘典论》把肾称作“作强之官，伎巧出焉”。

2. 肾主水——肾为水脏，主津液

肾主水，是指肾具有主持和调节人体水液代谢的功能。

《素问·逆调论》明确指出：“肾者水藏，主津液。”

肾对水液代谢的作用主要体现在以下两方面。

（1）调节并参与津液代谢相关脏腑的功能：津液的生成、输布与排泄，是在肺、脾、肾、肝、胃、小肠、大肠、三焦、膀胱等脏腑的共同参与下完成的。

肾主司和调节着机体的津液代谢，为脏腑之本。如脾的运化水液，肺的行水通调水道，肝的调畅气机促进津行，这些脏腑功能的发挥都要靠肾气的激发，都是在肾中阳气的推动下完成的。

肾的调控作用失常，可导致津液生成不足，或津液输布和排泄障碍。《内经》把肾称为“胃之关”。是说胃主饮食水液的摄入，肾主糟粕水分的排出，肾就如同胃的关口和闸门一样。肾开阖失司，则水液代谢失常。

（2）调节尿液的生成和排泄：尿液是人体津液排泄的最主要途径。尿液排泄，主要是膀胱的生理功能，但依赖于肾中阴阳的平衡、肾气蒸化与固摄作用的协调。在津液代谢过程中，输布于全身的津液，通过三焦水道下输于膀胱，在肾气的蒸腾气化作用下，津液之清者，上输于肺，重新参与津液代谢；津液之浊者，生成尿液。

肾为水脏，膀胱为水府，二者相互配合，主宰和调节着人体水液代谢平衡。

当肾主水的功能失常时，人体水液代谢就会失常，表现为尿量增多或减少。

肾阳不足，水液不能很好地蒸腾气化和利用，可出现尿量增多。比如西医的尿崩症，多属于脑垂体病变，尿量多，而且尿比重低，伴随着烦渴。中医角度则和肾与膀胱的气化功能失常关系密切。

张仲景在《金匮要略》里面讲到：“男子消渴，小便反多，以饮一斗，小便一斗，肾气丸主之。”中医的消渴包括糖尿病，但比糖尿病的范围要广。可以采用肾气丸补肾气，使肾的蒸腾气化作用增强。

肾气化功能失常，还可导致尿量减少，甚至尿闭，常伴随水肿。西医叫做水液潴留，严重者可出现尿毒症。

若肾气虚，固摄力不足，会出现尿频甚至尿失禁，常见于老年人。

临床上，可温肾化气行水，利尿或固摄等，辨证使用真武汤、肾气丸、缩泉丸等来治疗。

3. 肾主纳气——肾为气之根

肾主纳气，指肾具有摄纳肺吸入的清气而维持正常呼吸的功能。

《难经·四难》中说：“呼出心与肺，吸入肾与肝。”呼气是人体的气自下而上，出于上焦阳分。吸气是人体的气自上而下，要到达下焦阴分。

呼吸运动尤其和肾的摄纳关系密切。肾主纳气，保持呼吸的深度，防止呼吸的表浅。

为什么由肾来摄纳呢?

第一是肾的经脉上连于肺，两者关系密切；第二是肾的封藏作用在呼吸运动中的具体体现。

《景岳全书·杂证谟·喘促》中说：“肺为气之主，肾为气之根。”呼吸运动由肺来主持，但必须由肾来摄纳，只有这样，才能使人体吸气维持一定的深度，呼吸深长，节律调匀。

所以说，肾的封藏作用不仅表现在藏精上，还表现在纳气方面。

《庄子》说：“真人之息以踵，众人之息以喉。”真人懂得养生之道，自然呼吸，其息深深，呼吸往来，每一次都到达了足底心，有利于人体养生。因此，历代的养生家都非常重视调息和调气。比如学习太极拳，到一定程度就要结合调息和调气，以纳气归元。

肾主纳气有两方面的意义。第一，防止呼吸表浅，第二，能够补充元气，纳气归元。

若肾气衰弱，摄纳无力，肺吸入的清气不能下纳于肾，就会出现呼吸表浅，或呼多吸少、动则气喘等病理表现，称为“肾不纳气”。如有的气管炎患者，病久以后，导致慢性阻塞性肺疾病，发展到一定程度，肺病及肾，可出现动则气喘、呼多吸少。

对于这类疾病，在发作期要急则治其标，止咳平喘，以治肺为主。缓解期要注意治肾治本，促进肾纳气的功能。方剂七味都气丸，在肾气丸的基础上加上五味子，可用于治疗肾不纳气导致的呼多吸少，动则气喘。

《岳美中医案集》记载了这样一个医案，河车大造丸培补治咳喘宿疾。

彭某，15岁，女性。出生后七个月，因感冒而遗留咳喘，且缠绵难愈，发育不良。及学龄后，一遇劳累，亦每致发病。其父知医，常以小青龙汤、二陈汤等治之，但屡治屡发。

此乃久病宿疾，耗伤人体正气，致抗病力量日益减弱，故一遇劳累后寒袭风吹，即旧病复发。临时治疗，是急则治标之法，虽病暂愈，正气未复，反复发作。所以发作时用降气疏肺之剂，愈后不间断地服河车大造丸，以紫河车（即胎盘）作为主药，可大补气血。半年后痊愈。

所以说，肾为五脏六腑之本，十二经脉之根，呼吸之门，三焦之源。

肾藏精是肾的基本功能，肾为脏腑之本，主生长发育和生殖。肾主水和主纳气等，都是肾藏精功能的延伸。在认识肾的各种功能时，必须把藏精作为最根本的功能来理解和掌握。

（三）肾的系统联系

1. 肾藏志——肾藏精，精舍志

肾藏志，指肾主意志和记忆的功能。

《灵枢·本神》中说："意之所存谓之志""肾藏精，精舍志。"

意志是否坚强、记忆是否强健和肾有关。

肾主闭藏，应于冬季，主水。冬天以后，水会凝结成坚固的冰。所以肾精充足、内藏内守，志向就会坚定不移。一般而言，立志向的多是年轻人。因为年轻人肾精充足。老年人精气不足，肾精亏虚，很难再去立志向。不但不能立志，还很容易忘事儿。

陈士铎在《辨证录》中设"健忘门"，认为人有老年而健忘者，是由于肾水竭所致。

2. 肾在志为恐——恐则气下

恐，是肾精、肾气对外在环境的应答而产生的恐惧、害怕的情志活动。

正常情况下，恐惧使人能自觉地避开危险，从而保护自身。但过度恐惧，可导致“恐伤肾”“恐则气下”等病理变化。肾精不能上奉，向下虚陷，儿童被吓呆、吓傻，或导致肾气不固，引起大小便失禁，男子遗精，女子滑胎等。

反过来讲，如果一个人肾精不足，髓海失充，也容易产生恐惧的心理。

3. 肾在体合骨，荣齿

（1）肾在体合骨——肾主骨髓：肾精生髓，上通于脑，肾精充盛，则脑力聪明。肾精生髓充养骨，则骨骼坚固有力。

如果肾精不足，骨骼失养，小儿可出现囟门迟闭，还会出现骨软无力，甚至形成鸡胸、龟背。老年人随着肾精的亏虚，骨质变得脆弱，很容易骨折。西医认为这是缺钙。据现代药理学研究，在补肾药当中含有大量的锌、锰等对人体有益的微量元素，能调节钙磷的代谢，促进成骨细胞的增殖分化。

（2）荣齿——齿者，肾之标：牙齿，为骨之延续，也由肾中精气充养，有“齿为骨之余”之说。《杂病源流犀烛》中说：“齿者，肾之标，骨之本也。”

牙齿松动、脱落及小儿牙齿生长迟缓等，多与肾精、肾气不足有关。

此外，牙齿的疾病和阳明经的关系也很密切。不论是手阳明大肠经，还是足阳明胃经，都入于齿中。一些实火的牙痛，与阳明经的火热，循经上扰有关。如果是虚性的牙痛，多从肾来考虑。

4. 肾其华在发——发为血之余

肾其华在发。指肾的精气荣华，可以从头发的色泽荣枯上反映出来。所以将发称为肾之外候。

血能养发，故有“发为血之余”之说。

而肾藏精，精能生血，所以说发的营养来源于血，但发的生机根于肾。

临床所见的未老先衰，年少而头发枯萎、早脱早白等，则与肾精、肾气不足有关，应考虑从肾论治。

头发的变异主要有两点，一是脱发，一是白发。临床治疗要紧扣精与血来辨证。

脱发是现代人的一大烦恼。常见的病机有：精血亏损、气血两虚、血热生风、肝郁瘀血及湿热阻滞。肿瘤病人，在化疗过程当中，头发严重脱落，是由于药毒伤及肾精。无论虚实，都是围绕精、血和肝肾来进行辨证。

国医大师邓铁涛老师从肝肾精血入手治疗脱发，常用地黄、黄精、桑葚来滋肾益精；以黑豆、当归、何首乌、鸡血藤、桑葚来养肝生血。中国工程院院士董建华老师，善用二至丸补益肝肾，常用何首乌、黄精、当归、生熟地黄、枸杞子、黑芝麻进行加减。

另外一种情况是白发。原因同样离不开精和血。隋代巢元方在《诸病源候论》中说：“肾气弱则骨髓枯竭，故发变白也。”

青少年白发与血热风燥有关。张从正在《儒门事亲》中所说：“至如年少，发早白落，或白屑者，此血热而太过也。”部分和遗传有关，俗称少白头。预防白发，要劳逸结合，不要长期劳神熬夜，以免造成阴血亏虚，血燥生风。

治疗脱发、白发，可以围绕上述病机进行辨证治疗。

4. 肾开窍于耳及二阴

（1）肾开窍于耳——精脱者耳聋：耳是听觉器官，听觉是否灵敏，与肾精、肾气的盛衰密切相关。《灵枢·脉度》说：“肾气通于耳，肾和则耳能闻五音矣。”

肾与耳具有相关性。有些药物，既有肾毒性又有耳毒性。比如庆大霉素，用药不当，会造成肾的损伤，也会造成永久性的耳聋。一些先天性肾功能障碍的患者，往往伴有先天性的耳聋。肾功能不全的晚期病人，伴随有听力下降，甚至耳聋。这些同步现象提示我们，肾与耳的关系非常密切。

《灵枢·决气》中说："精脱者耳聋。"肾精渐渐脱失，老年人逐渐出现听力下降，重听，甚至会导致耳聋。我们常用耳聋左慈丸治疗，该方是在六味地黄丸的基础上加上磁石和柴胡，用于肾精不足耳聋。

强烈的外界刺激、外伤或过劳等还可引起暴聋。比如突然受到巨大的刺激以后，肝胆之气亢逆而出现突然耳聋的现象。从经络的角度来看，和肝胆有关。胆的经络是过耳的，因此耳聋的辨证就不能局限于肾。

此外，耳也与心有关。《素问·金匮真言论》里面讲到："南方赤色，入通于心，开窍于耳。"心主神明，可助耳司听。

（2）肾开窍于二阴——肾司二便、主生殖：《素问·金匮真言论》中说："北方黑色，入通于肾，开窍于二阴。"

二阴，指前阴和后阴。前阴包括尿道和外生殖器，男性睾丸又有"外肾"之称，司排尿和生殖；后阴肛门主排泄粪便。

人体排便功能，需要肾阳的温煦推动和肾阴的滋润濡润，以及肾气的推动。

肾阴是一身阴液的根本。肾阴亏虚，肠道的阴液自然也不足，肠道失于滋润，大便则干结难解。《兰室秘藏·大便结燥论》中说："肾主五液，津液润则大便如常"。老年人和产妇多为这种阴虚的便秘。治法当滋肾通便，可以用六味地黄丸加玄参、玉竹、麻仁。

肾阳不足也可导致大便难解。我们称之为肠寒气滞，传导无力，推动不足，所以大便艰涩难解。治疗可以温肾通便，如用桂附八味丸加上当归和肉苁蓉。

肾阳不足还会出现泄泻。脾如釜，命如薪。脾像做饭的锅，肾阳就如柴火。脾对食物的消化传导，要得到肾阳的资助，所以脾肾阳虚，脾土温煦不足，就会出现泄泻。如果肾气虚，失于固摄，还可导致大便滑脱或五更泻。

《景岳全书》中说：“肾中阳气不足，则命门火衰，而阴寒独盛，故于子丑五更之后，当阳气未复，阴气盛极之时，即令人洞泄不止也。”治疗需要温肾止泻，可以用四神丸加减治疗。

调补肾阴肾阳多适用于老年人以及长期慢性的便秘。中医方剂中的济川煎，药物有当归、牛膝、肉苁蓉、泽泻、升麻、枳壳，可用于肾虚津亏便秘。临床要根据人的体质、年龄，以及全身的状况辨证治疗。

5. 肾在液为唾——玉浆养肾精

《素问·宣明五气》中说：“五脏化液……肾为唾。”

唾为口津中的一种，具有润泽口腔、滋润食物及滋养肾精的作用，由肾精化生。肾精在肾气的作用下，沿足少阴肾经到达舌下，分泌津液而出则为唾。

古代导引家养生非常注意养肾精。其中有一个方法，就是面南而立，身体放松，微微闭目，舌抵上腭，当入静的时候，舌下有两个穴位，左金津右玉液，慢慢地就会分泌出一些液体，这就是唾。分泌了以后慢慢地咽下，具有滋补肾精的作用。古人称之为“饮玉浆”。也就是“吞唾”以养肾精。

由于唾能够滋补肾精，所以古人有“惜唾如金”的说法。

多唾或久唾，会耗伤肾精。

同样，肾之精气不足，也可出现多唾、久唾，或少唾、无唾等病变。如肾阳虚衰，蒸化和固摄减退，可见唾出不已、质稀而冷等症，肾气丸、附子理中汤等为常用之方。肾阴亏虚，则见唾少口干，甚至唇焦齿槁。多以六味地黄丸、二至丸等滋补肾阴。

6. 肾在时应冬——养藏之道

肾在五行属水，为阴中之阴，与冬气相通应。

肾藏精，为封藏之本。冬日寒冷，万物闭藏，人体气血亦随“冬藏”之气而潜藏，所以《素问·四气调神大论》主张冬三月“早卧晚起，必待日光”。冬季要避寒就温，养精蓄锐。

什么时候保藏精气比较重要呢？

四季中冬天要藏精，保持肾精静谧内守。《素问·金匮真言论》特别重视顺时养生，提出了“藏于精者，春不病温”的观点。

一天当中，夜晚尤其要注意保藏精气。《灵枢·顺气一日分为四时》中把一天比喻为四时，朝则为春，日中为夏，日暮为秋，夜半为冬。现在很多人有一个很不好的习惯，就是熬夜，长期熬夜会伤及肾精。

素体阳虚，或者久病肾阳不足的人，在冬季容易发病。《素问·金匮真言论》中讲：“冬善病痹厥。”冬天容易得痹证和厥证。痹，指痹阻不通，比如胸痹、关节炎、老寒腿等，冬季容易复发或者疼痛加重。厥，四肢厥冷，素体阳虚的人，到冬天怕冷更为明显，手足不温。医圣张仲景《金匮要略》中的当归生姜羊肉汤可作为食疗方温阳散寒。

所以，从养生预防的角度来讲，冬天，一是要避寒，一是要藏精。

附：命门

命门，即性命之门，指生命的关键和根本。

命门一词，最早见于《灵枢·根结》：“命门者，目也。”《难经》提出“右肾为命门”。

关于命门的部位，历代医家有左肾右命门说、两肾为命门说、两肾之间为命门说等。从形态而言，分有形与无形之论。

肾与命门在部位、功能等方面都有相同之处，所以历代医家都把肾与命门放在一起讨论。

命门与肾同为脏腑之本、阴阳之根、水火之宅，所以称肾阳为命门之火，肾阴为命门之水。古代医家之所以提出“命门”，无非是强调肾阴肾阳在生命活动中的重要性。

思考

1. 什么是天癸？它和肾有什么关系？

2. 为什么说久病及肾？

3. 白发和脱发，从精血方面治疗的机制是什么？

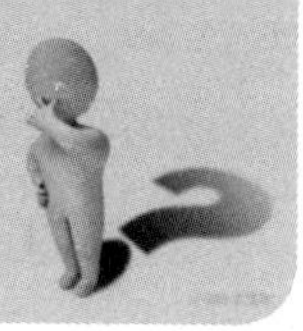

第三节　六腑

六腑是人体胆、胃、小肠、大肠、膀胱、三焦的总称，具有受盛和传化水谷的作用。

那么，六腑受盛和传化水谷的过程是怎样的呢？

食物通过食管进入胃，经过胃的初步消化向下传入小肠。胆排泄胆汁入小肠以助消化。小肠泌别清浊，将食物变成能被人体吸收利用的营养物质并吸收，在脾的运化和散精作用下输布于全身以发挥营养作用；糟粕向下传导于大肠，大肠吸收食物残渣中的水分，进一步形成粪便排出体外。脏腑组织代谢后产生的浊液，通过肾与膀胱的气化作用形成尿液并排出体外。三焦气化，对水液代谢起到疏通与协调作用。

食物从进入人体，到化为糟粕排出体外，需要通过七道关隘，《难经·四十四难》称为“七冲门”，其中“唇为飞门，齿为户门，会厌为吸门，胃为贲门，太仓下口为幽门，大肠、小肠会为阑门，下极为魄门。”

《素问·五脏别论》说：“此受五脏浊气，名曰传化之府，此不能久留，输泻者也。”

六腑传化水谷，水谷不能在体内过久停留，需要不断地受纳与排空，故有“六腑以通为用”“六腑以降为顺”之说。

一、中正之官——胆

胆位于人体右胁部，形如囊状，附于肝的短叶间。足厥阴肝经、足少阳胆经相互络属而形成互为表里的关系。

胆的主要生理功能是贮藏、排泄胆汁和主决断。

（一）胆贮藏和排泄胆汁——胆汁为肝之余气所化

胆汁，又叫“精汁”“清汁”，由肝脏分泌形成，在肝的疏泄作用下，进入胆腑储藏并浓缩。正如《东医宝鉴》所说：“肝之余气，溢入于胆，聚而成精。”

胆汁呈黄绿色，味苦，有重要的消化作用。在进食后，通过肝的疏泄作用，胆汁排入肠道，协助脾胃，促进食物消化。

如果胆汁的分泌与排泄受阻，或胆气上逆，影响脾胃的消化功能，可出现口苦、吐苦水或食欲不振、腹胀、腹泻等症状。

胆的生成、贮藏、排泄胆汁的作用，是在肝的疏泄作用调节下完成的，也体现了中医学脏腑关系中以脏率腑的特点。因此，中医治疗胆病重在治肝。中药学入胆经的药物必然要入肝经，如茵陈、郁金、虎杖等。胆汁排泄异常导致的黄疸，治疗上也常常疏肝利胆。如湿热蕴结肝胆引起的黄疸，临床常用茵陈蒿汤清热利湿以退黄。

（二）胆主决断——肝气虽强，非胆不断

《素问·灵兰秘典论》中说：“胆者，中正之官，决断出焉。”是指胆在精神意识思维活动过程中，具有判断事物、做出决定的作用。肝主谋虑，胆主决断，肝胆相济，谋虑定而后决断出。正如《类经·脏象类》中所说：“胆附于肝，相为表里。肝气虽强，非胆不断。肝胆相济，勇敢乃成。”胆气虚弱的人在受到精神刺激时，可出现胆怯、容易惊恐、失眠、多梦等精神情志病变。

胆的形态中空，排泄胆汁以助消化，属于六腑之一；而胆汁为肝之精气所化，且内藏精汁，主决断，功能异于六腑，因此，又属于奇恒之腑之一。

二、水谷之海——胃

胃又称胃脘，上接食管，下连小肠。足阳明胃经与足太阴脾经相互络属而形成互为表里的关系。

（一）胃的主要生理功能是主受纳、腐熟水谷

受纳、腐熟谷物是指胃接受、容纳食物，经过胃的初步消化形成食糜的作用。故胃又称为“太仓”“水谷之海”。胃受纳和腐熟水谷的功能，只有依赖脾的运化功能，才能使水谷化为精微，生成精气血津液供养全身。因此，《素问·灵兰秘典论》将二者比喻为：“脾胃者，仓廪之官，五味出焉。”

（二）胃的生理特性是主通降，以降为和

食物入胃，经胃受纳、腐熟后形成食糜，下传小肠，食物残渣下传大肠，形成大便排出体外，从而保持胃肠虚实更替的状态。胃的降浊，相对于脾的升清而言。藏象学说常以脾升胃降来概括整个消化系统的功能活动。

胃的通降，是继续受纳的前提条件。胃气不降甚至上逆，可出现脘腹胀闷或疼痛、大便秘结或嗳气、恶心、呕吐、呃逆等症状。若胃热明显，还可以出现牙痛、牙龈出血、口臭、小便黄、大便干结等症。

中医学非常重视胃气，认为“人以胃气为本”。广义的胃气主要包含三个方面：一是指胃的生理功能和生理特性，即胃的受纳、腐

熟水谷功能和胃主通降的生理特点。二是把脾胃对饮食水谷的消化吸收功能概括为“胃气”。三是指脾胃活动在舌象、脉象、面色上的反映，并常代指人体的正气。胃气强则五脏俱盛，胃气弱则五脏俱衰，故医界有“胃为五脏之本”之说。后世非常重视“胃气”，常把“保胃气”视为养生和治疗的重要原则。

三、受盛之官——小肠

小肠位于腹部，是中空狭长、迂曲回环叠积状的管状器官。上接幽门，下端通过阑门与大肠相连。手太阳小肠经与手少阴心经相互络属而构成表里关系。小肠的主要生理功能是受盛化物、泌别清浊和主液。

（一）小肠受盛化物

受盛，即接受、以器盛物；化物，变化、化生。小肠受盛化物的功能体现在两个方面：一是小肠接受经胃初步消化的食物而予以盛纳；二是指食糜必须在小肠内停留一定的时间。在脾与小肠的共同作用下进一步消化，并转化为精微和糟粕。故《素问·灵兰秘典论》说：“小肠者，受盛之官，化物出焉。”如果小肠受盛化物的功能失常，就会出现消化不良以及腹胀、腹痛、大便溏泄等症。

（二）小肠泌别清浊

泌，分泌；别，分别。泌别清浊指小肠对食糜进一步消化，将其分为精微（包括津液）和残渣两部分，吸收精微物质和水分，把食物残渣下送大肠，水液经三焦下渗膀胱形成尿液。

小肠泌别清浊的功能正常，则水谷精微、水液和糟粕各行其道而二便正常。如果小肠泌别清浊功能失职，清浊不分，水液与糟粕混杂而下，可出现小便短少而便溏、泄泻之症。临床上常用“利小便所以实大便”的方法治疗泄泻，也称为“前后分利法”。

（三）小肠主液

小肠在吸收水谷精微的同时，吸收了大量水液，参与人体的水液代谢，称作小肠“主液”。小肠泌别清浊，吸收富有营养的津液后，再由脾气转输全身，部分水液经三焦下渗入膀胱而形成尿液。

小肠的这些生理功能，张景岳在《类经·脏象类》中注释说“小肠居胃之下，受盛胃中水谷而厘浊，水液由此而渗于前，糟粕由此而归于后，脾气化而上升，小肠化而下降，故曰化物出焉。”

小肠受盛化物和泌别清浊的功能，实际上是脾主升清、胃主降浊功能的具体体现。因此，临床上小肠功能失常的病症，也多从脾胃论治。

四、传道之官——大肠

大肠位于腹腔，其上口通过阑门与小肠相连，下端与肛门相接，是回环叠积状的管腔性器官。手阳明大肠经与手太阴肺经相互络属，构成表里关系。

大肠的主要生理功能是传化糟粕与主津。

（一）大肠传化糟粕

大肠接受小肠下传的食物残渣，并吸收其中多余的水分，形成粪便，经肛门有节制地排出体外。《素问·灵兰秘典论》将这一功能形象地总结为：“大肠者，传道之官，变化出焉。”大肠的传导变化作用，是对小肠泌别清浊的承接，而且与胃气的通降、肺的宣降、脾气的运化、肾气的蒸化和固摄作用有关。因此排便功能异常，临床要从五脏进行论治，即所谓“魄门亦为五脏使”。

（二）大肠主津

大肠主津，指大肠接受由小肠下传的食物残渣，吸收其中的水分。《灵枢·经脉》将其总结为“大肠主津”。大肠吸收水液，参与体内的津液代谢，因此，大肠的病变多与津液有关。

大肠主津的功能失常，影响水分吸收，可出现腹痛、泄泻；大肠实热，消烁水分，肠道失润，可导致便秘等症。

五、州都之官——膀胱

膀胱位于下腹部，其上经输尿管与肾相通，下接尿道。足太阳膀胱经与足少阴肾经相互络属，构成表里关系。

膀胱的生理功能是贮存和排泄尿液。

在人体津液代谢过程中，水液通过肺、脾、肾等脏的共同作用，布散周身，发挥滋润濡养机体的作用。其代谢后的水液则下归于肾，经肾的气化作用，升清降浊，清者被人体再利用，浊者下输于膀胱，形成尿液。正如《诸病源候论》中所说：“小便者，水液之余也。膀胱为津液之腑”。《素问·灵兰秘典论》将这一功能形象地概括为：“膀胱者，州都之官，津液藏焉，气化则能出矣。”

膀胱的贮尿、排尿功能，有赖于肾气的蒸化和固摄作用。如果肾的气化失司，膀胱不利，可见尿少、水肿，甚则癃闭。如果肾气不固，则膀胱失约，可见遗尿、小便余沥，甚或小便失禁。《素问·宣明五气》将这类病症总结为：“膀胱不利为癃，不约为遗溺。”如果湿热侵及膀胱，则会出现小便赤涩疼痛、尿急尿频等症。

六、决渎之官——三焦

三焦是上焦、中焦、下焦的合称。三焦的概念有二：一是指六腑之一，即脏腑之间和脏腑内部的间隙互相沟通所形成的通道。二是单纯的部位概念，通常以膈以上为上焦，膈至脐为中焦，脐以下为下焦。《内经》首先提出三焦的概念，将其作为六腑之一，并论述了三焦的大体部位和功能，《难经》在其基础上进一步将三焦的功能深化总结为“三焦者，水谷之道路，气之所终始也”。

三焦的主要功能是通行元气和运行水液。

（一）三焦的主要功能

1. 通行元气

元气，根源于肾，由先天之精所化，赖后天之精以养，是人体最根本的气，为生命活动的原动力。《难经·六十六难》中说：“三焦者，原气之别使也，主通行三气，经历五脏六腑。”说明三焦是元气升降出入的道路。元气通过三焦而布散至五脏六腑，充沛于全身，以激发、推动各个脏腑组织的功能活动。此外，三焦通行元气的功能还关系到整个机体气机的升降出入和气化的进行，故医界又有三焦主持诸气、总司全身气机和气化之说。

2. 运行津液

三焦的运行津液功能，指三焦是机体水液输布运行与排泄的通道。《素问·灵兰秘典论》将其形象地概括为：“三焦者，决渎之官，水道出焉。”决，就是疏通；渎，即沟渠。决渎，即疏通水道。三焦为水液运行的道路，有通行水液的功能。

人体水液的输布和排泄，是由肺、脾、肾等脏的协同作用来完成的。但必须以三焦为通道，以三焦通行元气为动力，才能正常地升降出入运行。如果三焦水道不利，则肺、脾、肾等脏输布调节水液代谢的功能也将难以实现，从而出现尿少、水肿等病变。

三焦通行元气和运行津液的功能，实际上是一个功能的两个方面。水液运行全赖气的推动，而气又依附于津液。所以，气升降出入的通路，必然是津液输布运行的通路；津液升降出入的通路，也必然是气的通道。

（二）上、中、下三焦的部位划分及功能特点

《灵枢·营卫生会》概括了三焦部位的生理功能，提出“上焦如雾，中焦如沤，下焦如渎”。

1. 上焦

上焦指胸膈以上部位，主要包括心、肺两脏，以及头面部。“上焦如雾”，是对心肺输布营养至全身的作用形象化的描写与概括。喻指上焦宣发卫气，敷布水谷精微、血和津液的作用，如雾露之灌溉。如《灵枢·决气》说：“上焦开发，宣五谷味，熏肤、充身、泽毛，若雾露之溉，是谓气。”

2. 中焦

中焦指胸膈以下至脐之间，主要包括脾胃肝胆等脏腑。“中焦如沤”，是对脾胃、肝胆等脏腑消化饮食物作用形象化的描写与概括。

3. 下焦

下焦指脐以下的部位，主要包括小肠、大肠、肾和膀胱等。“下焦如渎”，是对小肠、大肠、肾和膀胱排泄糟粕和尿液作用形象化的描写与概括。

应当指出，就解剖位置而言，肝属中焦。明清时期，温病学以三焦辨证为纲领，将三焦视为温病发展过程中由浅及深的三个不同病变阶段。将外感热病后期出现的精血亏虚和动风病证，归于下焦范围。由于肝肾同源、精血互生，故而将肝归属于下焦。

思考

1. 什么是“胃气”？为什么要“保胃气”？

2. 你明白利小便治疗泄泻的机制吗？

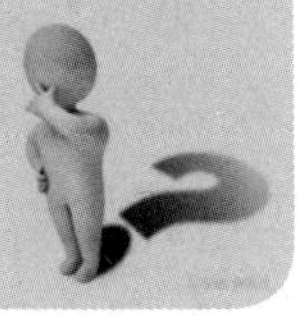

第四节　奇恒之腑

奇恒之腑，是脑、髓、骨、脉、胆、女子胞的总称。奇恒之腑在形态上多属中空的管腔性器官，与腑相似；但其共同的生理功能是贮藏精气，又与脏相似，故以“奇恒”名之。奇恒之腑（除胆外）虽然和五脏没有表里配合关系，但是其功能隶属于五脏。

脉、骨、胆，前已述及，本节重点阐述脑、髓及女子胞。

一、脑——脑为髓海，元神之府

脑居于颅内，由脑髓汇聚而成。在胚胎形成时由先天之精化生，但依赖后天水谷之精和五脏六腑之精不断充养。故《灵枢·海论》说：“脑为髓之海。”《素问·五脏生成》说：“诸髓者，皆属于脑。”脑是精髓和神明汇集发出之处，支配精神意识思维活动，李时珍在《本草纲目》中将其作用概括为“元神之府”。

脑的主要生理功能有主宰生命活动、主管精神活动和主感觉运动。

（一）主宰生命活动

脑是生命的枢机，主宰着人体的生命活动。《灵枢·经脉》中说："人始生，先成精，精成而脑髓生。"《素问·刺禁论》中说："刺头，中脑户，入脑，立死。"这说明古代医家虽未明了脑的细微结构，但已通过实践，意识到人的呼吸、心跳等生理活动，都是由脑所主宰和调节的。若脑的功能失常，则会导致脏腑组织功能紊乱，甚或危及生命，比如脑死亡，人的生命基本宣告终结。

（二）主管精神活动

人的精神活动包括意识、思维与情志活动。肾精充足、脑海充盈，则精神饱满、意识清楚、思维敏捷、记忆力强、语言清晰、情志正常；若精髓亏虚，脑海不足，则精神萎靡、反应迟钝、记忆力衰减，或狂躁易怒、神识错乱，甚至意识不清，晕厥或昏迷。如《医林改错》指出："灵机记性不在心在脑。""人之记性皆在脑中……今人每记忆往事，必闭目上瞪而思索之，此即凝神于脑之意也。"如小儿生机旺盛，为纯阳之体，记忆力最佳；老年人肾气虚衰，经常健忘或记忆力减退。

（三）主感觉运动

脑为髓海，髓海充盈，脑主感觉运动功能正常，则视物清晰，听觉聪敏，嗅觉灵敏，感觉如常，语言流畅，肢体运动轻劲多力。若髓海不足，可见《灵枢·海论》所述"脑转耳鸣，胫酸眩冒，目无所见，懈怠安卧"之症。

眼、耳、口、鼻、舌等为五脏外窍，皆位于头部，与脑相通。故人的视、听、言、动等，皆与脑有密切的关系。清代医家王清任《医林改错》中记载："两耳通脑，所听之声归于脑""两目系如线，长于脑，所见之物归于脑""鼻通于脑，所闻香臭归于脑"；还通过观察小儿及老人由于脑功能发育不全或退化，感觉功能也随之发育不全或退化，来说明脑主感觉运动的功能。如老年人肾精不足，脑髓空虚，常有听觉减退、视力下降等表现。

二、髓——养脑，充骨，化血

髓是骨腔中的一种膏样物质，为脑髓、脊髓和骨髓的合称。髓由先天之精所化生，由后天之精所充养，有养脑、充骨、化血之功。

（一）充养脑髓

髓以先天之精为主要物质基础，赖后天之精的不断充养，循督脉上升，由脊髓而上引入脑，成为脑髓。脑得髓养，脑髓充盈，则元神之功旺盛，耳聪目明，体健身强。先天不足或后天失养，以致肾精不足，不能生髓充脑，可导致髓海空虚，出现头晕耳鸣、两眼昏花、腰胫酸软、记忆减退，或小儿发育迟缓、囟门迟闭、身体矮小、智力低下、动作迟钝等症状。

（二）滋养骨骼

髓藏骨中，骨赖髓以充养。精能生髓，髓能养骨，《类经·脏象类》将这一功能概括为："髓者，骨之充也。"肾精充足，骨髓生化有源，骨骼得养，则生长发育正常。如果肾精亏虚，骨髓失养，就会出现骨骼脆弱无力或发育不良等症状。

（三）化生血液

精血可以互生，精生髓，髓亦可化血。《素问·阴阳应象大论》中说："肾生骨髓，髓生肝。"《素问·生气通天论》中也说："骨髓坚固，气血皆从。"精充髓满，血液化源充足。因此，血虚证临床常可用补肾填精之法治疗。

三、女子胞——主持月经，孕育胎儿

女子胞，又称子宫、子脏、子处、胞宫、胞脏，是女性的内生殖器官。位于小腹部，在膀胱之后，直肠之前，下口与阴道相连，呈倒置的梨形。

女子胞的生理功能是主持月经和孕育胎儿。

（一）主持月经

女子胞是女性生殖功能发育成熟后发生月经的主要器官。月经，又称月信、月事、经水，是女子生殖功能发育成熟后，在多种因素作用下，出现的周期性子宫出血的生理现象。这种周期，从健康女性14岁左右月经初潮，维持到49岁左右为止。女子胞的发育情况及功能正常与否，直接影响着月经的来潮。

（二）养育胎儿

月经来潮后，女子胞就具有生殖和养育胎儿的能力。此时两性交媾，两精相合，就有可能构成胎孕。受孕以后，月经停止来潮，脏腑经络气血皆下注于冲、任经脉，到达女子胞以养胎，促进胎儿发育，直至胎儿发育成熟而分娩。此外，女子胞还主生理性带下。所以说，女子胞是女性经、带、胎、产等功能活动的重要器官。

女子胞发生月经和孕育胎儿的功能，是一个复杂的过程，与全身的整体状况和精神状态都有关。

女性进入青春期。在肾中精气的作用下，天癸产生，促进女性生殖器官发育成熟、月经来潮，为孕育胎儿准备了条件。进入老年期，肾中精气衰少，天癸也由衰而竭，月经停止，生殖能力也随之丧失。由此可见，肾中精气，尤其是肾中精气充盈所产生的天癸，是维持正常月经和孕育胎儿的基本条件。

冲脉与任脉皆起于女子胞。冲脉与足少阴肾经并行，与足阳明胃经相通，能调节十二经脉的气血，故有“十二经脉之海”“血海”之称。任脉在少腹部与足三阴经相会，能调节全身阴经的气血，有“阴脉之海”之称。任脉蓄积阴血，为女性妊养之本，故称“任主胞胎”。十二经脉的气血通过冲、任二脉灌注于胞宫之中，而为经血之源，胎孕之本。因此，冲、任二脉的通畅、气血充盛及蓄溢正常，是女子胞主持月经、孕育胎儿的前提条件。如果冲、任二脉失调，就会出现月经不调、崩漏、经闭以及不孕等病症。

近代医学泰斗张锡纯治疗妇科病，重视冲脉，所拟调冲五方，组方缜密，疗效显著。

此外，女子胞功能的正常发挥也与心、肝、脾三脏的作用有关。月经的来潮，胎儿的孕育，均依赖于血液，而心主血、肝藏血、脾为气血生化之源而统血。当其功能失调时，均可引起女子胞的功能失常。肝主疏泄，为全身气血、情志调节之枢机。女子以血为体，以气为用，经、带、胎、产，无不与气血、情志相关，无不依赖于肝之藏血和疏泄功能，故有“女子以肝为先天之说”。

因此，女子胞的功能失常，需要从肾、冲任二脉及心肝脾多方面进行辨证论治。

思考

女子月经失调多从哪些脏腑和经脉入手治疗？

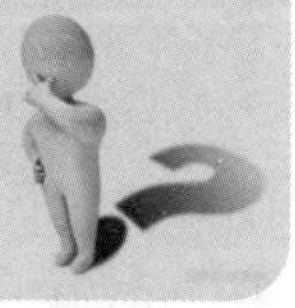

第五节 脏腑之间的关系

人体以五脏为中心，与六腑相配合，以精气血津液为物质基础，通过经络的联络作用，使脏与脏、脏与腑、腑与腑之间密切联系，将人体构成一个有机整体。

一、脏与脏之间的关系

五脏之间的关系非常密切，古人常以五行的生克乘侮来进行说明。历代医家的临证实践说明，五脏之间的关系，不能只局限于五行的生克乘侮范围，而应当有更广阔的视野。

（一）心与肺——主血主气，相互依存

心与肺之间主要是心主血与肺主气之间的相互依存、相互为用的关系。

心主血脉，肺朝百脉，助心行血，是保证心血正常运行的必要条件。肺呼吸功能的发挥，也依赖于心主血脉的功能。宗气具有的贯心脉以行气血和走息道以司呼吸的功能，是联结心肺之间的中心环节。

心与肺的病变互相影响。如心气不足，血行无力，心脉痹阻，导致肺气宣降失常，可出现咳嗽喘息、胸闷气短等；肺气不足，血行无力，可出现心悸心痛、胸闷气短等。

比如心源性哮喘，左心衰竭导致肺水肿引起哮喘；而肺动脉血管病变也可以引起肺源性心脏病。在心脏骤停急救时，采用胸外按压和人工呼吸交替进行，也体现了心肺之间的密切关系。

（二）心与脾——血液生成，血液运行

心与脾的关系主要体现在血液生成和运行方面的相互为用。

心主血脉和藏神，心血依赖脾之运化水谷精微而化生，而脾之化生气血又需心血的濡养，心神的主宰；心主行血，脾主统血，相互协调，共同维持着血液的正常运行。

如心血不足，不能供养脾运，或脾失健运，运化无权，或脾不统血，失血过多，可出现心悸、失眠、多梦、食少、腹胀、便溏等心脾两虚证。方剂归脾汤具有健脾养心、益气补血功效，可用于心脾两虚气血不足之心悸、健忘、失眠、食少体倦及脾虚不摄所致的各种出血证，也可用于治疗慢性疲劳综合征。

心、脾关系的理论，对于心血管疾病的防治具有重要指导意义，如全国名老中医邓铁涛教授就以“心脾相关论”著书立说，心脾同治对多种心血管疾病如冠心病、心律失常等都具有良好的效果。

（三）心与肝——主血藏血，共主情志

心主血而藏神，肝藏血而舍魂。因此，心与肝的关系，主要体现在血液运行与神志方面。

心血充盈，血液运行正常，则肝有血可藏；肝藏血充足，则心有所主。所谓“肝藏血，心行之”。故临床上血虚的心、肝两脏血虚比较多见。常见面色无华、心悸头晕、爪甲不荣、月经量少色淡等心肝血虚证。

心主神，肝调畅情志，二者功能协调，才能精神饱满，情志舒畅。心肝二者功能失调，实证可见情志躁动，甚则神志狂乱的心肝火旺证；虚证可见失眠多梦、神思衰弱的心肝血虚证。

（四）心与肾——水火既济，精神互用

心与肾之间的关系包括水火既济、精神互用、君相安位等内容。

1. 水火既济

心在五行属火，位居于上属阳；肾在五行属水，位居于下属阴。心火必须下降于肾，与肾阳共同温煦肾阴，使肾水不寒；肾水必须上济于心，与心阴共同涵养心阳，使心火不亢。心肾这种阴阳水火升降互济的关系，称为“心肾相交”，即“水火既济”。唐代孙思邈在《备急千金要方》中提出：“夫心者火也，肾者水也，水火相济。”

心与肾的水火互济失常，可引起“心肾不交”，表现为失眠多梦、头晕耳鸣、腰膝酸软，或见男子梦遗、女子梦交等症。临床可以辨证运用交泰丸、黄连阿胶汤等。

此外，肾阳虚损，不能温化水液，阳虚水泛，上凌于心，可见畏寒、面色白、水肿、尿少、心悸等症，称为“水气凌心”。

2. 精神互用

心肾之间还存在精神互用的关系。心藏神，肾藏精，神可以益精，精能够化气生神，积精可以全神，如肾精不足可以导致脑髓失养等。

3. 君相安位

心为君火，主神明；肾寓相火，为发生之根。相火以君火为统帅，君火以相火为根本。好比古代君王和藩王的关系，君王起到主宰作用，藩王守位而行君王之令。君相二火协同配合，从而温煦脏腑、长养气血、交通经络，推动机体各项功能活动，共为全身生命活动之动力。《素问·天元纪大论》以“君火以明，相火以位”来概括其特性。

（五）肺与脾——生成宗气，行水运水

肺与脾的关系，主要体现在气的生成和津液的输布两个方面。

1. 气的生成

肺司呼吸而纳自然界清气，为主气之枢；脾主运化而化生水谷精气，为生气之源。两者在胸中结合而化为宗气。若脾气虚弱，运化无

能，无以上输养肺；或肺气虚，累及脾，可导致肺脾气虚，出现脘腹作胀，大便溏泄，少气懒言，咳嗽气短等症状。肺气虚或肺脾两虚的治疗，可遵循“虚则补母”的原则健脾益气，称为“培土生金”法，四君子汤是其代表方。

2. 津液的输布

肺主行水而通调水道，脾主运化转输水精。两者在津液的输布排泄过程中密切配合和相互为用。若脾失健运，水湿不化，影响肺气宣降；或肺宣降失常，水道不畅，水湿困脾，均可形成痰饮、水肿等，出现咳嗽、喘息、痰多等症状。因此，医界又有“脾为生痰之源，肺为贮痰之器”之说。可酌情选用二陈汤、参苓白术散等方。

（六）肺与肝——左升右降，龙虎回环

肺主肃降，肝主升发，肺与肝的关系，主要表现于气机的升降方面。

“肝生于左，肺藏于右”（《素问·刺禁论》），是对肝肺气机升降特点的概括。“左右者，阴阳之道路也”（《素问·阴阳应象大论》）。肝升肺降，升降协调，对全身气机调畅起着重要的调节作用。

若肝升大过，或肺降不及，则多致气火上逆，可出现咳逆上气，急躁易怒，甚则咯血等肝火犯肺之证，称为“木火刑金”。

（七）肺与肾——金水相生，气水同调

肺与肾的关系，主要体现在呼吸运动、水液代谢和阴液互资三个方面。

1. 呼吸运动

肺司呼吸，肾主纳气。肺的呼吸深度需要肾的摄纳作用来维持。肾气充盛，则吸入之气才能经肺之肃降而下纳于肾，故有“肺为气之主，肾为气之根”之说。

病理上，若肾的精气不足，摄纳无权，则气浮于上；或肺气久虚，久病及肾，均可导致肾不纳气，出现呼吸浅表、动则气喘等症。因此，临床久病哮喘的病人，应当肺肾同治。

2. 水液代谢

在水液代谢过程中，肺与肾之间存在着标和本的关系。肺为水之上源，肺主行水而通调水道，水液下输于肾为尿液生成之源；肾为主水之脏，气化升降水液，清者升腾，浊者化为尿液通过膀胱排出体外。肺与肾共同维持水液代谢的平衡，而肾主水液的功能居于重要地位。所以说："其本在肾，其标在肺。"

病理上，肺失宣肃，通调水道失职，常累及于肾，而出现尿少、水肿等症。肾阳不足，则水泛为肿，甚则上犯于肺，出现咳逆倚息、不得平卧等症。

3. 阴液互资

肺属金，肾属水，金能生水，肺阴充足，输精于肾，使肾阴充盛；水能润金，肾阴为一身阴液之根本，肾阴充足，循经上润于肺，保证肺气清宁，宣降正常。故曰："肺气之衰旺，关乎寿命之短长，全恃肾水充足，不使虚火炼金，则长保清宁之体。"（《医医偶录》）

病理上，肺阴虚可损及肾阴；反之，肾阴虚亦不能上滋肺阴。故肺肾阴虚常同时并见，出现两颧嫩红、骨蒸潮热、盗汗、干咳、声音嘶哑、舌红、脉细数等症。现代医学的肺结核病中后期患者，常可见这类证候。

（八）肝与脾——疏泄运化，生血藏血

肝与脾的关系主要表现为疏泄与运化、藏血与统血之间的相互关系。

1. 疏泄与运化

肝主疏泄，一方面调畅气机和情志，有助于脾胃之气的升降与运

化，另一方面分泌胆汁，输入肠道，助脾运化。脾气健运，水谷精微充足，才能不断地输送和滋养于肝。所谓“土得木而达”“木赖土以培之”。

病理上，若肝失疏泄，既可以导致“木不疏土”的胸胁胀满、脘腹满胀的肝胃不和证，也可以导致木疏土太过的肝脾不调证。前者可以用柴胡疏肝散，后者可以选用痛泻要方来治疗。若脾虚生湿化热，湿热郁蒸肝胆，则可形成黄疸。

2. 藏血与统血

肝主藏血，调节血量，供应脾运；脾主生血，统血，使肝血充足。

此外，肝藏血，脾统血，同能防止出血。若统藏失司，则可导致出血。

（九）肝与肾——肝肾同源，藏泄互用

肝与肾之间的关系非常密切，故称“肝肾同源”，也称“乙癸同源”（以天干配五行，肝属乙木，肾属癸水，故称），包括精血同源、藏泄互用及阴阳互滋互制等方面。

1. 精血同源

肝藏血，肾藏精，精血同源水谷精微，且相互滋生。肝血不足与肾精亏虚多相互影响，以致出现头昏目眩、耳聋耳鸣、腰膝酸软等肝肾精血两亏之证。

2. 藏泄互用

肝主疏泄，肾主闭藏，二者相互制约，相互为用。这种关系主要表现在女子月经生理和男子排精功能方面。若肝肾藏泄失调，女子可见月经失调、闭经或排卵障碍；男子可见阳痿、遗精、滑精或阳强不泄等症。

3. 阴阳互滋

肝肾之阴相互滋养。从五行学说而言，肾属水为母，肝属木为

子，这种母子相生关系，称为水能涵木。若肾阴不足则累及肝阴，阴不制阳，水不涵木，易致肝阳上亢证，可见腰膝酸软、眩晕、中风等病症。临床上高血压、脑血栓、脑溢血、血管神经性头痛等若辨证属于肝肾阴虚，肝风内动者，可以使用张锡纯的镇肝熄风汤。

此外，肾阳资助肝阳，温煦肝脉，可防肝脉寒滞。肾阳虚衰累及肝阳，导致肝脉寒滞，可见少腹冷痛、阳痿精冷、宫寒不孕等症。

此外，肝肾同源又与肝肾之虚实补泻有关。故《医宗必读·乙癸同源论》有"东方之木，无虚不可补，补肾即所以补肝；北方之水，无实不可泻，泻肝即所以泻肾"之说。

（十）脾与肾——后天与先天相互资助

脾与肾的关系主要反映在先天、后天相互资生和津液代谢方面。

1. 先天、后天相互资生

脾为后天之本，脾主运化水谷精微，须得肾阳的温煦蒸化，所谓"脾如釜，命如薪"；肾为先天之本，肾精又赖脾运化水谷精微的不断补充，才能充盛。两者功能失调，先天不能滋养后天，可导致肾精虚衰，生长发育迟缓、不孕不育等；肾阳不足，不能温煦脾阳，致脾阳不振，进而损及肾阳，最终均可导致脾肾阳虚，出现腰膝冷痛、五更泄泻等。

《岳美中医案》中记载这样一个案例，某女，12岁。因其母体弱多病，晚生此女，先天不足，身矮肌瘦，稍一运动即感劳累气短，且目力非常衰弱，食量少，脉虚软，舌淡，无法正常上学。服用资生丸20天后，食量大增，一月后，面色红润，目力亦见增强。这是一个先天不足后天补的典型案例。

2. 津液代谢相互配合

脾主运化，输布津液，须有肾阳的温煦蒸化；肾主水，调节全身津液代谢，其升清降浊赖中焦脾气之斡旋。两者关系失调，可导致尿少、浮肿、便溏、畏寒肢冷、腰膝酸软等脾肾两虚、水湿内停之证。

二、腑与腑之间的关系

六腑虽然各有自己不同的生理功能，但都以“传化物”为特点，共同完成对食物的消化、吸收和糟粕的排泄。六腑传化水谷，水谷不能在体内过久停留，需要不断地受纳与排空，故有“六腑以通为用”“六腑以通为顺”之说。

六腑对饮食物的受纳、消化、传导、排泄，是一个虚实交替的过程。所以，《素问·五脏别论》中说：“六腑者，传化物而不藏也，故实而不能满也。”

六腑在病变上相互影响。例如，饮食过饱，或过食辛辣油炸之品，可致胃中实热，除见胃脘灼痛、口干口臭、面部生痤疮外，还可见日久热盛伤津，大肠失润，而致大便燥结。大肠传导失常，肠燥便秘也可引起胃失和降，胃气上逆，出现嗳气、呕恶等症。胆疏泄不利，常可犯胃，出现胁痛、恶心、呕吐苦水、食欲不振等症。

虽然“腑病多实”，但六腑病变并非没有虚证，六腑虚证主要有胃阳不足、膀胱虚寒、胆气不足、大肠滑脱等，其辨治也需要结合五脏进行。

三、脏与腑之间的关系

《灵枢·本脏》指出：“五脏者，所以藏精神血气魂魄者也；六腑者，所以化水谷而行津液者也。”五脏六腑虽各司其职，但在功能上密切配合，共同完成人体复杂的生命活动。

脏与腑的相合关系，依据主要有四个方面：

一是经脉属络。属脏的经脉联络所合之腑，属腑的经脉联络所合之脏，比如手太阴肺经属肺络大肠，手阳明大肠经属大肠络肺，肺与大肠构成脏腑表里配合关系。

二是结构相连，比如胆附在肝叶之下，肾与膀胱之间有“系”（也就是输尿管）相通。

三是生理配合、气化相通。脏行气于腑，如肝分泌胆汁藏于胆、脾为胃行其津液、膀胱的排尿有赖于肾的气化作用等。腑输精于脏，五脏藏精需要六腑的配合。比如脾的运化需要胃腐熟功能的支持。相合的脏腑相互为用，相互协调，共同完成某一生理功能。

四是病理相关，如肺热壅盛，肺失肃降，可导致大肠传导失职而大便秘结。反之，大肠热结，腑气不通，也可影响肺气宣降，导致胸闷、喘促等。

正所谓五脏不平，六腑闭塞；反之，六腑闭塞，五脏也病。

掌握脏腑表里关系，对指导临床实践具有重要意义。临床上有脏病治腑、腑病治脏、脏腑同治等多种治法。脏病治腑，比如肺热泻大肠，心有火导热从小便而出；腑病治脏，比如胃虚可以从脾进行论治等。

（一）心与小肠——化物生血，火热相移

心与小肠通过经脉相互络属构成表里关系。

《灵枢·经脉》说：“心手少阴之脉，起于心中，出属心系，下膈，络小肠……”

心位于胸中，小肠位于腹中，两者经络相连，气化相通。《灵枢·本脏》明确指出，“心合小肠”。心的生理和病理，与小肠关系密切。

生理上：心主血脉，小肠化物，一上一下，相互配合。

心阳温煦，心血濡养，下于小肠，有助于小肠化物的功能；小肠化物，泌别清浊，清者经脾上输心肺，化生血液，使心血不断地得到补充。

病理上：心经有实火，可下移于小肠，引起尿少、尿赤涩刺痛、

尿血等小肠实热的症状。小肠有热，也可以循着经络上熏于心，有心烦、舌红，尤其是舌尖红、疼痛，甚至糜烂等表现。

临床上，针对这种心火上炎导致的舌尖红、疼痛，可用代表方导赤散，用木通、生地、生甘草、竹叶，导热从小便而出。这是脏病治腑的具体运用。

《名医类案·卷二》中有一个朱丹溪的医案：一妇，患心中如火，一烧便入小肠，急去小便，大便随时亦出，如此三年，求治，脉滑数。以四物加炒黄连、黄檗、小茴香、木通，四剂而安。

此案例即心火下移小肠，火热煎迫，出现尿频、尿急。久病易入血分，所以用四物汤加黄连、黄檗、木通等清心与小肠血分火热的药物而治愈。用这一方法在临床上治疗妇女慢性泌尿系感染的尿频急、尿痛或尿道涩滞不爽，疗效显著。

心与小肠的关系，除了上述常见的病机外，如果小肠虚寒，化物失职，水谷精微不生，日久也能导致心血不足的病证。

（二）肺与大肠——皆可排浊，共主治节

肺为华盖，在体腔脏腑中位置最高，大肠为下极，在体腔脏腑的最下端，二者通过经脉的相互络属，构成脏腑表里关系。

肺与大肠皆可排浊，共主治节，共同治理调节人体的功能活动。

《灵枢·本输》说："肺合大肠，大肠者，传道之府。"

肺与大肠在生理上的关系主要表现在两个方面：

第一，大肠的传导赖肺气的肃降相助。一方面，肺气肃降，通调气机，下助大肠推导糟粕。正如唐容川在《中西汇通医经精义》中所说："大肠之所以能传导者，以其为肺之腑，肺气下达，故能传导。"另一方面，肺气肃降，通调津液到大肠，使大肠润而不燥，以利传导糟粕。

第二，大肠传导正常，糟粕下行，也有利于肺气的肃降。

如果肺气虚无力推动，或肺气壅滞肃降不能，可以导致大肠传导

迟缓，而引起排便困难；或痰热闭肺，不能通调津液于大肠，导致肠燥腑气不通而便秘；或热移大肠使传导失职，而引起泻利。凡此种种，都可以从肺来论治，或补肺以通便，或宣肺以导下，或清肺以止泻。

反之，大肠实热，传导不畅，腑气阻滞，也可影响到肺的宣降，出现胸满咳喘。

我们来看一个医案，选自伤寒大家刘渡舟的《刘渡舟临证验案精选》：

周某某，女，57岁，1989年9月6日初诊。咳嗽二十余日，痰多而黏稠，汗出，微喘。患者平素大便偏干，四五日一行。今者咳甚之时，反见大便失禁自遗，小溲频数而黄。舌红，苔滑，脉来滑数。证属热邪犯肺，肺热下逼于肠，迫使大肠传导失司，津液从旁而下，则见失禁之象。治以清热宣肺止咳为要。

处方：麻黄5克，杏仁10克，炙甘草6克，生石膏30克，芦根30克，葶苈子10克，枇杷叶15克，竹茹15克，薏苡仁30克。

服药7剂，咳嗽之症大减，大便失禁也愈，口又见干渴，大便转为秘结，改用宣白承气汤：生石膏20克，杏仁10克，栝楼皮12克，大黄2克，甜葶苈10克，花粉10克，枇杷叶10克，浙贝10克。3剂而病愈。

本案患者咳嗽二十余日不愈，大便常偏干，久咳之余，大便反见失禁，足见肺气的宣降失常影响了大肠的传导功能。故治急当清泄肺热，肺气一通，则大肠自不受邪扰。所用方药为麻杏石甘汤加味。待大便干时，又用宣白承气汤，宣白即宣肺，其要旨总在肺与大肠并调，上下表里同治之义。

肺与大肠相表里的理论运用广泛。比如，用通里攻下加化痰活血的方法治疗肺心病、呼吸衰竭，当肺心病急性发作，伴有腹胀、纳呆、便秘者，急用退下法，可预防呼吸衰竭的发生。

（三）脾与胃的关系——太阴阳明，不可分离

脾胃同居中焦，二者相互配合，主管食物的受纳、消化、吸收及

输布，同为气血生化之源，后天之本。通过经脉的相互属络构成表里配合关系。二者的关系主要包括水谷纳运协调、气机升降相因、阴阳燥湿相济。

1. 水谷纳运协调

胃主受纳和腐熟水谷，是脾主运化的前提和基础；脾主运化消化水谷，转输精微，为胃继续纳食提供能源。二者只有密切合作，才能完成消化饮食、输布精微，发挥供养全身的作用。《景岳全书·脾胃》讲到："胃司受纳，脾主运化，一运一纳，化生精气。"

《素问·刺禁论》有一个形象的比喻，就是：脾为之使，胃为之市。胃如同百物汇聚的集市，杂陈五谷；脾好像奔走不息的使者，运送输布营养物质。二者纳运相互配合。

脾失健运，可导致胃纳不振；而胃气失和，也可导致脾运失常；最终均可出现纳少脘痞、腹胀泄泻等脾胃纳运失调之症。

脾胃病辨虚实有"实则阳明，虚则太阴"之说。食物停滞于胃则胃脘撑胀，可以用枳实导滞丸、保和丸等消积导滞。如果胃能受纳，但运化力弱，叫做能纳不能化。要以健脾为主，比如健脾丸、补中益气丸、香砂六君子等方。如果脾阳虚明显，可用理中丸等方治疗。

《名医类案·卷二·内伤》记载有虞恒德的医案：一人年三十，因劳倦伤食，致腹痛䐜胀，面黄。十日后求诊……虞氏认为此属中气不足，脾气弱而不磨，当补泻兼施而治。初服补中益气汤二服，次日与枳实导滞丸八十丸，大便去两次。次日，又与补中益气汤。如此补一日，泻一日。二十日，服药十帖，导滞丸千数，腹胀退而安。

此病案为劳倦、伤食，损伤脾气，脾不能为胃运转饮食，临床见腹胀、腹痛。因饮食不能很好地化生精微物质，日久还可见面色萎黄、倦怠乏力等症。治当健运脾气与消导胃滞并施，用补中益气汤与枳实导滞丸交替服用，体现了这种"消补兼施""脾胃并治"的治疗法则。

2. 气机升降相因

脾胃居于中焦，为气机上下升降的枢纽，脾气主升而胃气主降，相反相成，相互配合。

脾气上升，将运化吸收的水谷精微向上输布，主要是向上输送到心肺，并借助心肺的作用以供养全身。胃主受纳腐熟，以通降为顺。胃将受纳的食物初步消化，向下传送到小肠，并通过大肠使糟粕浊秽排出体外，从而保持肠胃虚实更替的生理状态。

脾气的上升，有助于胃气的通降；胃气正常通降，也有助于脾气的上升和运化。脾胃之气升降相因，才能保证饮食纳运的正常进行。《临证指南医案》强调说："脾宜升则健，胃宜降则和。"

脾气不升，胃气不降，可出现脘腹坠胀、头晕目眩、泄泻不止、呕吐呃逆或内脏下垂等症状。正如《素问·阴阳应象大论》中所说，"清气在下，则生飧泄；浊气在上，则生䐜胀。"

所以，吴鞠通在《温病条辨》中指出："治中焦如衡，非平不安。"即治疗中焦脾胃的疾病，恢复气机升降平衡非常重要。

医圣张仲景在《伤寒杂病论》中设一名方：半夏泻心汤，该方辛开苦降，寒热并用，通上达下，可恢复脾胃的升降协调功能。

3. 阴阳燥湿相济

脾为阴脏，以阳气用事，脾阳健则能运化，所以性喜温燥而恶阴湿。胃为阳腑，赖阴液滋润，胃阴足则能受纳腐熟，故性柔润而恶燥。

所以《临证指南医案·卷二》中说："太阴湿土，得阳始运；阳明燥土，得阴自安。以脾喜刚燥，胃喜柔润故也。"

脾胃阴阳燥湿相济，是保证脾胃纳运、升降协调的必要条件。胃津充足，才能够受纳腐熟水谷，为脾之运化吸收水谷精微提供条件。脾不为湿困，才能够健运不息，从而保证胃的受纳和腐熟功能不断地进行。两者关系若失调，我们称之为燥湿不济。湿易犯脾，困遏脾阳，脾病多湿多寒，比如大便不成形、便溏等，用药多为醒脾化湿之剂；热容易犯胃，灼伤胃津，胃病多热多燥，药宜凉润，慎用辛香燥热之药，以防伤胃阴。

（四）肝与胆的关系——肝胆相照，相辅相成

一提到肝与胆，大家会想到有一个成语，叫做“肝胆相照”。

确实，肝与胆的关系非常密切，从解剖上来看，肝位于右胁内，胆附于肝脏右叶的胆囊窝内。肝与胆通过经脉的相互属络构成表里关系。二者休戚与共，“一荣俱荣”“一损俱损”。

肝与胆的关系，主要表现在消化和情志方面的密切配合。

1. 同司疏泄，共助消化

肝主疏泄，促进胆汁的分泌与排泄；胆主通降，疏布至肠。两者功能协调，共同协助脾胃，维持正常消化功能。

如果肝气郁滞，可影响胆汁的生成和排泄；反之，胆腑湿热，也可影响肝气疏泄；最终均可导致肝胆气滞、肝胆湿热以及肝胆火旺等证。临床往往会影响到脾胃的消化功能，可见胁痛、腹胀、黄疸、口苦、呕吐、眩晕、结石等症。治疗上，往往采用肝胆同治的方法，或疏理肝气，或清利肝胆。

我们来看一个医案，选自《刘渡舟临证验案精选》：

刘某某，男，54岁，患乙型肝炎，然其身体平稳。最近突发腹胀，午后与夜晚必定发作，发时坐卧不安，痛苦万分。中、西药服之无数，皆无效。大便溏薄不成形，每日两三次。凡大便频数，则夜晚腹胀必然加剧。小便短少，右胁作痛，痛引肩背酸楚不堪。脉弦而缓，舌淡嫩，苔白滑。

刘老审证后，少阳太阴并治，选用《伤寒论》的柴胡桂枝干姜汤进行治疗：

柴胡16克，桂枝10克，干姜12克，牡蛎30克（先煎），花粉10克，黄芩4克，炙甘草10克。

此方仅服1剂，则夜间腹胀减半。3剂后腹胀全消，而下利亦止。

分析此病案：肝胆共主疏泄，助脾胃消化。若肝胆之气受损，则脾气亦伤。在乙肝等慢性肝胆疾患中，由于长期服用苦寒清利肝胆之药，往往造成脾气虚寒的情况。阴寒盛于夜晚，所以夜晚则发作。此时用柴胡桂枝干姜汤疏利肝胆，兼温太阴虚寒，正切合病机。尿少加茯苓等，体虚加党参。此方为刘老治疗肝炎疾患的常用之方。

2. 谋虑决断，勇敢乃成

《素问·灵兰秘典论》中说："肝者，将军之官，谋虑出焉。胆者，中正之官，决断出焉。"人之思考、出谋划策以肝血为基础，依赖于肝气的条达；谋虑之后做出决断需要胆气中正刚强。正如《类经·脏象类》所说："胆附于肝，相为表里。肝气虽强，非胆不断。肝胆相济，勇敢乃成。"

肝与胆的谋虑与决断相辅相成。肝之谋虑有赖于胆之决断，才能够谋而有果；胆之决断以肝之谋虑为前提，才能够决而无误。如果肝强胆弱，则表现为谋而不决，优柔寡断。《素问·奇病论》中说："此人者，数谋虑不决，故胆虚气上溢，则口为之苦。"反之，若胆强肝弱，则不谋而断，谓之武断。

临床多见肝胆疏泄失常，肝气郁滞，或胆郁痰扰，所致的失眠多梦、惊恐胆怯等症状。也可见到女性气郁性冷，男性气郁所致之阳痿等。临床常用小柴胡汤、四逆散、逍遥散等方剂加减治疗。

（五）肾与膀胱的关系——水脏水腑，气化相通

肾为水脏，膀胱为水腑。肾通过输尿管与膀胱相连，又有经络互相络属，构成脏腑表里相合的关系。

在生理上的相互联系：《素问·逆调论》中说："肾者水藏，主津液。"《素问·灵兰秘典论》说："膀胱者，州都之官，津液藏焉，气化则能出矣。"

膀胱气化下的贮尿、排尿功能，取决于肾气的盛衰。肾气充足，蒸化、推动、固摄有权，则尿液正常生成，膀胱开合有度。膀胱贮

尿、排尿正常，也有利于肾气的主水功能。

在病变上的互相影响：若肾气虚弱，蒸化无力，或固摄无权，则膀胱开合失度。膀胱开多关少，则见尿频量多、夜尿多或尿失禁等；膀胱开少关多，则见尿少水肿，甚者癃闭。所以《素问·宣明五气》中说："膀胱不利为癃，不约为遗溺。"

反之，膀胱湿热，或膀胱失约，也可影响到肾主水的功能，使其气化失常，出现尿液的生成与排泄异常。

《黄帝内经临证指要》一书中记载了一个癃闭的医案：

陈某，女，26岁。产后3日，小便不通，经妇产科导尿，小便涓滴难下，伴少腹胀满、面色㿠白、腰痛如折、恶露较少，舌淡胖，脉迟。辨为肾气虚寒，气化不利。投肾气丸加味：

熟地黄30克，山药30克，党参30克，白茯苓10克，泽泻10克，乌药10克，肉桂5克，熟附片10克。

2剂后小便畅通。复诊时加当归、黄芪，5剂病愈。

此病案为肾气不充，膀胱气化失司，继因产后寒邪乘虚内侵，寒客下焦，水道为寒所凝，水满于脬中，膀胱不利为癃。肾气丸温阳散寒，补肾壮阳，非桂附不能直达州都，雪消则春水自来。

肾与膀胱的功能不仅关系到尿液的生成与排泄，而且与全身水液的气化和输布密切相关。如果膀胱气化失常，水不化气，津液不布，在下则小便不利，在上则诸窍不濡，而反见口渴、口干、鼻咽干燥等证。

临床上，对于口渴、口干、鼻咽干燥的干燥症，单纯滋阴往往效果不好，需要考虑肾与膀胱的气化功能，从温振膀胱经气的思路来治疗，往往能收到比较满意的疗效。

人体的生命活动极其复杂，心与小肠、肺与大肠、脾与胃、肝与胆、肾与膀胱，这种一脏一腑的对应关系，并不能完全涵盖所有的脏与腑之间的关系。一个脏可以与多个腑有关联，比如《素问·咳论》中说，"五脏六腑皆令人咳，非独肺也"。任何一个腑也都与多个脏有关，如《素问·五脏别论》中讲到“魄门亦为五脏使”。

思考

1.“肝胆相照”蕴含了何种中医理论？

2. 脏、腑之间联系的通路是什么？

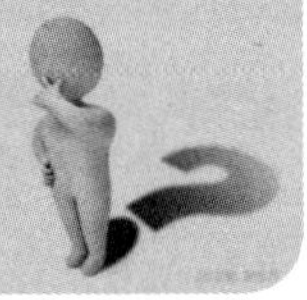

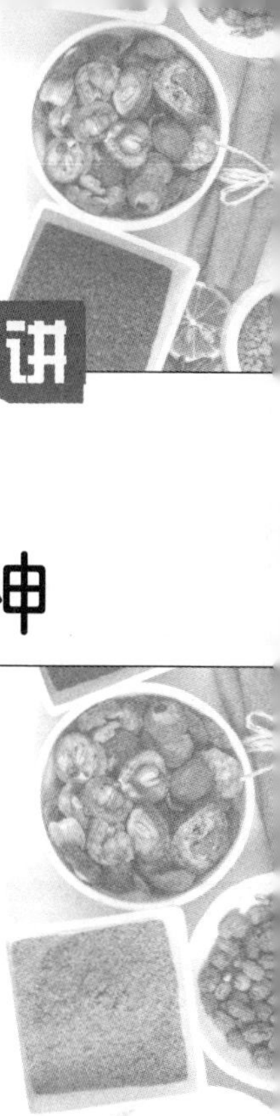

第四讲

生命的物质与主宰——精、气、血、津液、神

【导言】精、气、血、津液是人体脏腑经络、形体官窍进行生理活动的物质基础，中医学认为，人体各脏腑功能活动需要消耗物质，同时又通过脏腑功能活动不断化生出这些生命所需的物质，并在此基础上化生神，维护生生不息“形神合一”的生命活动。中医学有关精、气、血、津液、神的理论，不仅具有古代哲学思想中朴素唯物主义的影子，而且与藏象、经络、病因、病机等学说的形成和发展有着密切的关联。

第一节　精

一、人体之精的概念与分类

1. 精的概念

中医学认为，精是构成和维持人体生命活动的最基本物质，是生命活动的根本。《素问·金匮真言论》中说："夫精者，身之本也。"

《说文解字·米部》中说："精，择也。"段玉裁注释说："择米也。"从米中挑选出来的优质、上等的米，代表"精微物质""精华"。

哲学上的精气学说认为宇宙万物的本原是精或者气。中医学关于精的理论，受到了古代哲学精气学说的影响。但是已经从抽象的概念转化为有形的精微物质的范畴，这是与哲学之精区别的地方。

2. 精的分类

从范畴大小上，人体之精有广义之精与狭义之精之分。

广义的精：泛指构成人体并维持人体生理功能活动的所有物质，包括气、血、津、液等。《读医随笔》中云，"精有四：曰精、曰血、曰津、曰液也"，实际上是指人体内所有的精微物质。

而狭义的精，就专指人体的生殖之精，包括我们说的男精和女卵。

其次，从生成来源上讲，精可分为先天之精与后天之精。

《灵枢·决气》篇中说："两神相搏，合而成形，常先身生，是谓精。"先天之精是生命的本原物质，受之父母，先身而生，是构成人体胚胎和繁衍后代的基本物质。

后天之精是人体出生后，维持生命活动的精微物质。出生后从外界获得的一个是吸入的空气，另外就是食物，空气和食物化生成为水谷之精微，进而生成后天之精。

先天之精是根本，如果新生儿足月出生，身体健康，体重可达6~7斤，说明其先天之精充足；有些孩子早产，生下来身体弱小，体重只有3~4斤，说明其先天之精不足。在随后的生长发育过程中，如果后天之精的滋养跟不上，6~7斤重的孩子先天之精得不到后天充养，慢慢过度消耗，形成孱弱体质。而3~4斤重的孩子经过后天滋养，先天之精得到长存而体质增强，身体也能逐渐强壮。所以，人体以先天之精为本，得后天之精充养，先天、后天相互促进。

从分布部位上来讲，精又可分为不同的脏腑之精。《灵枢·本神》中说：“五脏者，主藏精。”脏腑不同，精的存在形式及生理功能也有所不同。如贮藏在肾就叫肾精，贮藏在心就叫心精，等等。

这种概念上的不同，反映了精丰富的内涵，也说明精作为人体生命活动物质基础的重要性。

二、人体之精的生成、贮藏和施泄

人体之精的生成从父母给予的先天之精开始，通过后天肺吸入的自然界空气，以及脾胃化生的水谷精微的不断充养，最终形成人体之精，布散到全身。

人体之精贮藏于五脏，主要藏于肾。故《素问·六节藏象论》中说：“肾者主蛰，封藏之本，精之处也。”《素问·上古天真论》明确指出，肾“受五脏六腑之精而藏之”。

精的施泄一方面就像润滑油一样能够对人体起到濡养的作用，或者像燃料一样化气、化神，以激发、推动和调控人体的生理功能。另外当先天之精在后天之精的培育下充盛到一定程度时，可以产生生殖之精，以男子排精、女子排卵的形式排出体外。

总之，精的贮藏与施泄相互为用，协调共济，是气的推动和固摄作用统一的结果，也是肝疏泄与肾封藏生理功能协调的结果。

三、人体之精的功能

人体之精的功能主要有繁衍、濡养、化血、化气、化神五个方面。

1. 繁衍生命

《素问·上古天真论》中有云，女子“二七而天癸至,任脉通,太冲脉盛,月事以时下”，男子“二八肾气盛，天癸至，精气溢泻，阴阳和，故能有子”，指出随着肾中精气逐渐充盛，产生“天癸”后，男子排精与女子月经正常，生殖机能才能正常。故人体生殖之精是否正常与先后天都具有相关性。不孕不育有先天禀赋的原因，也可由后天失养或疾病所造成。先天禀赋不足治疗以补肾填精益髓为主，五子衍宗丸是代表方之一，后天因素则需要综合考虑进行治疗。

2. 濡养

精为富含营养的液体物质，能濡养、滋润脏腑、形体、官窍，是各脏腑组织生理功能得以正常发挥的基础。若精亏濡养不足，则脏腑功能减退。如肾精亏损，可见性功能减退或生育能力下降；脾精不足，则见营养不良，气血衰少；肺精不足，则见呼吸障碍、皮毛干枯无泽等病症。

3. 化血、化气、化神

精能化血，是血液生成的来源之一。一方面水谷之精化生血液，另一方面肾精生髓化生血液。故精足则血旺，精亏则血虚。临床多用鹿茸、紫河车、龟甲胶等血肉有情之品来补益精髓以治血虚。

精可化气。精如同发动机的燃料，燃料需要燃烧起来，才能最大程度提供动力，这种变化称为气化。如先天之精化为元气，可行使促生长发育、激发五脏六腑的功能；水谷之精化为水谷之气，才能行于脉中化为营气发挥营养作用，行于脉外化为卫气起防卫作用等。

精能化神。精如油灯中的油一般，灯发出光亮则类似人体之精生出的神。我们平时经常说“积精全神”，只有灯油充足了，发出的光亮才能充足，精是化神的物质基础。

4. 抗邪

精的所有功能综合起来，对维持人体生命活动的各种机能起到积极作用，人体机能正常，就不易受到外界病邪的侵袭，这就是精抗邪的作用。精足则正气盛，精虚则无力抗邪，在一定条件下更容易发病。

思考

1. 中医对“精”有哪些分类？

2. 试从中医的视角理解“精神”一词。

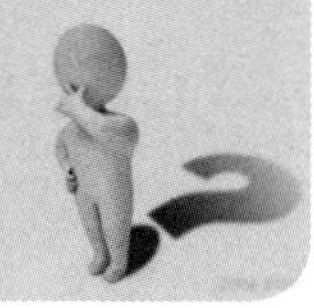

第二节　气

一、人体之气的概念

中医学认为，人体之气是指人体内的活力很强、运动不息的精微物质，是构成和维持人体生命活动的基本物质。

首先，气是构成人体的基本物质之一。古人在对自身生命现象观察过程中发现，人呼吸的时候，尤其在天气冷的时候，有气流的出入。于是产生了一种朴素直观的看法，认为人体内有一种气。在这个认识的基础上，古人进行了联想、抽象，就形成了人体中流动着的气。所以在这里，气是指组成人体的基本物质，具有物质性。

其次，气是维持人体生命活动的物质基础。《素问·六节藏象论》中说：“天食人以五气，地食人以五味。”这里的食，是使动用法，同饲养的饲。就是说天提供给人臊焦香腥腐五气，地提供给人酸苦甘辛咸五味。气味代指人体后天需要的营养物质，如果没有外界提供的气和味，人体仅靠先天的元精、元气是无法维持正常的生命活动的。故气又是维持人体生命活动的物质基础。

二、人体之气的生成

1. 物质基础——三大来源

《灵枢·经脉》中有云："人始生，先成精，精成而脑髓生。"精是人体生命的本原。气是人体生命活动的基本物质和功能体现，气由精化生。精可分为先天之精与后天之精，与之相应的，气也分为先天之气与后天之气。

先天之精是人体最基本、最精华的物质，主要储存于肾，所化之气称为先天之气，为人体孕育和后天生命活动提供动力。

后天之气由水谷之精气与自然界的清气结合而成。故先天之精、后天水谷之精与自然界清气三者共同为人体之气提供来源。

2. 脏腑功能——综合作用

从气的生成来源过程可以看出，先天之气由先天之精化生，与肾的关系密切；后天之气由肺吸入的清气和脾运化的水谷而来，与肺和脾的关系密切。所以气的生成虽然有赖于各脏腑的综合作用，但与肾、肺、脾三脏关系尤为密切。

肾为气之根。肾所藏的先天之精可化为先天之气，即为元气。元气是生命的原动力，对脏腑组织功能有着非常强大的推动和激发作用。《难经·六十六难》中说："脐下肾间动气者，人之生命也，十二经之根本也。"元气亏虚可引起全身性气虚。

脾为生气之源。金元四大家之一李东垣谓"百病皆由脾胃衰而生"，意为多种疾病都是由脾胃虚弱，后天气血化生不足所致。强调后天脾胃在气生成中的作用，因为先天禀赋已定，先天不足后天来补。

肺为气之主。自然界的清气化生为人体之气必须要靠肺呼吸功能的正常。肺在呼吸吐纳过程中排出体内浊气，吸入自然界的清气，保证了体内之气的新陈代谢。另外，肺吸入的清气与脾胃运化产生的水谷之气相互结合生成宗气，宗气是一身之气的重要组成部分。肺主气功能失常，则可致一身之气衰少。如果肺丧失了呼吸功能，人体之气不能正常生成，会危及生命。

三、人体之气的运动与变化

1. 气的运动——气机

气的运动称为气机。机，机要、枢机、关键之意，表达了气的运动规律及重要性。

气在人体运动的基本形式可以概括为升、降、出、入四种。《灵枢·脉度》说："气之不得无行也，如水之流，如日月之行不休。"气的运动是人体生命活动的根本，气的运动一旦停息，就意味着生命的终止。

《素问·气交变大论》说："善言气者，必彰于物。"理解气的升降出入运动，必须结合脏腑的功能活动。如肺气宣发，推动肺呼出浊气，体现了肺气升与出的运动；肺气肃降，推动肺吸入清气，体现了肺气降与入的运动。所以，肺是气升、降、出、入表现最为典型的场所。

其他脏腑气机的表现形式各有侧重，亦有一定的规律可循。

从整体来讲，五脏的功能是贮藏精气，宜升；六腑的功能是传导化物，宜降。而这种升降又不是绝对的，而是升中寓降，降中寓升。比如六腑中的小肠除了能够继续向下向大肠传送消化过的食物外，亦具有将精华上输之功能；五脏中的心火除了具有通明、趋上的特点外，也要下降于肾。

就五脏本身而言，心肺在上，在上者宜降；肝肾在下，在下者宜升。

就脏腑之气运动的配合来讲，如心肾上下交通、水火既济；肝气自左而升，肺气自右而降，古人称之为“龙虎回环”；脾胃位居于中焦而通连上下，为人体气机升降的枢纽。如此形成上下左右气的回环圆周运动，体现出升已而降、降已而升的特点。

心肾水火在上下交通中必藉中焦脾胃之路，如果中焦之气痞阻不通，则心火下降受阻。久之，下焦寒水得不到心火的温煦，就会导致上热下寒的病变。《伤寒论》中的附子泻心汤即是针对此病机而设。

2. 气的运动变化——气化

气化，指气的运动所产生的各种变化，具体表现为精、气、血、津液等生命物质的生成及其相互转化过程，也可以说是物质与物质、功能与功能、物质与功能之间的转化。概括来讲，就是有形与无形之间的转化。比如：有形的水谷精微化为水谷之气，消化后的食物化为糟粕及尿液，以及精血互化、津血互化、精化为气、津化为气等，皆属于广义气化的范畴。

3. 气机失调——百病皆生于气

气的运动畅通无阻，并且升降出入之间协调平衡，称之为“气机调畅”。如果气的运动失去协调平衡，称作气机失调。气机失调的表现多种多样。

（1）气滞：气的运行受阻，局部发生阻滞不通。气滞可由外邪侵袭、情志刺激、痰湿、食积、瘀血等有形之邪所致。

临床上主要表现出胀、满、痛等特点。如肝气郁滞可出现胁肋胀痛，可用柴胡疏肝散之类进行疏肝理气，气畅则郁除；肺气郁滞形成痰气交阻者，可出现胸部胀满疼痛，咳唾喘息者，可用栝楼薤白白酒汤行气祛痰进行治疗；如脾胃气滞由脾虚引起者，可出现食欲不振，胸脘痞闷不舒，或呕吐、泄泻者，可用异功散，方中四君子汤益气健脾，加陈皮行气化滞。

（2）气逆：指气的上升太过或下降不及，多见于肝、肺、胃等脏腑病证。如肝气上逆，可上冲于头目，出现眩晕、急躁易怒等表现，可用代赭石、龙骨、牡蛎等镇肝降逆或益阴潜阳；胃气上逆则可见呃逆、恶心、甚则呕吐等，宜和胃降逆，可用旋覆花、代赭石、半夏等降逆和胃，下气消痰等；肺气上逆，出现咳、喘、哮等，可采用桑白皮、杏仁、苏子等泻肺降气平喘，恢复肺自身肃降的特性。

气逆于上，以实证为主，但亦有因虚而气机上逆者。如胃气虚无力下降而逆行于上。

（3）气陷：指气的下降太过或上升不及引起的以气虚升举无力为特征的表现，其病机与脾气虚损的关系最为密切。

气陷多由气虚病变发展所致。若素体虚弱，或病久耗伤，导致脾气虚损不足，清阳不升或中气虚陷的病变。其病理表现主要有上气不足与中气下陷两方面。

上气不足，指水谷之精微不能上输于头目，头目失养，可见头晕、眼花、耳鸣、疲倦乏力等症。

中气下陷，指脾气虚损，升举无力，可致内脏器官位置下移，形成胃下垂、肾下垂、子宫脱垂、脱肛等病变。治疗时宜升举清阳，用补中益气汤类进行治疗。

此外，气陷也可见于胸中大气下陷。

（4）气闭：指气闭阻于内，不能外出，以致清窍闭塞，出现昏厥的病机变化。气闭的形成，多由情志抑郁，或外邪、痰浊等闭塞气机所致。临床所见，有因触冒秽浊之气所致的闭厥，突然精神刺激所致的气厥，剧痛所致的痛厥，痰阻气道之痰厥等。发病多急骤，以突然昏厥、不省人事为特点，可自行缓解，亦有因闭不复而亡者。

一般气闭突然晕厥者，急救采用指压人中穴的方法直至苏醒。

（5）气脱：指气不内收，大量向外脱失，脏腑功能突然衰竭的病机变化。气脱病变多由正不敌邪，或慢性病长期消耗，气不内守而外散脱失；或因大出血、汗吐下太过等所致。可见面色苍白、汗出不止、目闭口开、全身软瘫、手撒身软、二便失禁、脉微欲绝等症。气脱之证病势危急，可用独参汤益气固脱，取人参急煎，顿服。

四、人体之气的功能

1. 推动作用——激发兴奋

气具有强大的推动力，生命活动的动力就在于气的激发与推动。

主要体现于：①激发和促进人体的生长发育与生殖功能；②激发和促进各脏腑经络的生理功能；③激发和促进精、血、津液的生成与运行；④激发和兴奋精神活动。

一般而言，儿童和青少年气的激发力强，中年之后，人体之气的激发力逐渐减弱。比如儿童生长发育迅速，一天一个样；年轻人心跳有力，肺活量大，食欲旺盛，生育能力强，血气方刚，精神振奋。老年人身体各种机能都减退，就是气的推动力不足的缘故。

病理状态下，若气的推动、激发作用减弱，儿童会出现小儿五软五迟，成人未老早衰等；脾气虚则食欲减退，消化力弱；肺气不足，则气短气喘等。如果气推动激发精、血、津液的运行功能下降，就会导致血瘀、痰饮、水肿等病理产物的形成。诸如此类的病症，补气为第一要务。

2. 温煦作用——气主煦之

气无形而动，属阳，是人体热量的来源。气就像人体的太阳，散发出来的光和热，可以温煦人体，维持正常体温。《难经·二十二难》说："气主煦之。"

主要体现于：①温煦机体，维持相对恒定的体温；②温煦脏腑、经络、形体、官窍，维持其正常的生理活动；③温煦精、血、津液，维持其正常运行、输布与排泄，即所谓血"得温而行，得寒而凝"。

小儿的体温可能会比成人稍高，这是因为小孩身体阳气比例相对较足，其也被称为"纯阳之体"。所以，小孩子的一个典型特点就是不怕冷。故有"若得小儿安，常耐三分饥与寒"之说，平时不可让小孩捂的过于严实。

血和津液等液态物质只有得到气的温煦作用才能正常运行，否则会发生“得寒则凝”的现象，就像水寒则结冰一样。

脏腑功能同样需要气的温煦作用。比如，胃寒则腐熟能力下降，就好像无火则饭做不熟一样。所以，寒者温之，可选用理中汤加减治疗，多使用炮姜、附子等温养阳气的药物。

3. 防御作用——正气存内，邪不可干

《素问·刺法论》中说：“正气存内，邪不可干。”这里的正气指人体的整个防御系统，卫气是其中的代表。《素问·评热病论》中说：“邪之所凑，其气必虚。”邪气所侵犯之地，一定是人体正气不足之处。所谓“邪走虚道”“苍蝇不叮无缝蛋”。人体的防御系统如同一个国家的边防军和警察一样。防御作用强，一方面能够抵御外邪的入侵，一方面能够防止体内邪气的产生。比如有的人经常感冒，常自汗出，称之为“表虚”，体表卫气不足，所以就要固表，可以选用玉屏风散，即黄芪、白术、防风来预防和治疗。

气的防御功能正常，即使发病，也能够驱邪外出，促进康复。

4. 固摄作用——固阴摄精

气的固摄作用，指气对体内液态物质的固护、统摄、控制作用，使其不无故丢失。

主要体现于：①固摄血液，防止其逸出脉外；②固摄汗液、尿液、胃液、肠液等，防止其丢失；③固摄精液，防止妄泄。

有一治疗乳漏医案选自《伤寒名医验案精选》。孙某，女，38岁，患者生三子，就诊时已十年未育。半年前双侧乳房乳汁自溢，点滴不断，量少色清。白天内衣浸湿，需更衣1至2次，至夜乳溢自停，能安然入睡。乳房不胀不痛，治疗无效。伴有肢软倦怠，精神不振，嗜睡懒言，畏寒喜温，经减少，近2月未潮。舌质淡红，苔薄白，脉沉缓。以桂枝加附子汤化裁以温阳敛阴缩乳：桂枝9克，白芍15克，熟附片6克，龙骨、牡蛎各18克，生麦芽20克，大枣10枚，生姜4克。服6剂，乳漏减少大半，觉口渴欲饮，去生姜、龙骨、桂枝，附子减半，加麦冬9克，白人参3克，9剂。乳漏停止，精神渐振。以十全大补丸善后，月经来潮，诸症悉愈。

《素问·生气通天论》云："凡阴阳之要，阳秘乃固。"阳气虚固摄力不足，则阴不自守，汗出、乳漏诸症迭现。

临床上，气不摄血，可致各种出血；气不摄津，可导致自汗、多尿、小便失禁、流涎、泄下滑脱等；气不固精，可出现遗精、滑精和早泄；气虚而冲任不固，可出现早产、滑胎等。

人体内液态物质的正常代谢，不仅需要气激发推动的力量，也需要气的固摄力。

应当指出，气的固摄作用与推动作用是相反相成的两个方面。气一方面能推动血液的运行和津液的输布、排泄；另一方面，气又可固摄体内的液态物质，防止其无故流失。二者作用相互协调，是维持机体精血、津液等循行代谢正常的基本条件。

5. 中介作用——感应传递信息

气的中介作用主要指气感应传导信息，以维系机体联系的作用。

大千世界，一气相牵；生命活动，以气相连。比如对经穴刺激引起的感应及传导，称为"针感""经络感传"，《内经》称为"气至"，即"得气"。治疗上的整体观也是通过气的中介传导作用来实现的，比如上病下治，下病上治，以及"以右治左，以左治右"等。

五、人体之气的分类

人体气的作用极其广泛，可以分为三个层次来理解：第一层次是广义的人身之气，即一身之气；第二层次是元气、宗气、营气和卫气；第三层次是脏腑之气和经络之气。

这种分类主要是根据气的生成来源、分布部位及功能特点不同来划分的。

1. 元气——生命力的根本

元气，是人体最基本、最重要的气，是人体生命活动的原动力。元有本元和真原的意思。《内经》将其称为真气，《灵枢·刺节真邪》曰："真气者，所受于天。"

（1）生成与分布：元气主要由肾藏的先天之精所化生，通过三焦而流行于全身。

我们将人与树木进行类比，参天大树再高，它的生长本源都在于它的根系，人的本源就是元气，元气就相当于树的根。那么这个元气是从哪来的呢？它是来自禀受于父母的生殖之精，父母之精结合形成受精卵，受精卵具有强大的激发力，并且包含了人体生长所需要的所有信息。先天之精在人体生成后主要存贮在肾，可化为元气，故元气的根源在于肾。

元气以先天之精为基础，又赖后天水谷之精的滋养补充。如《景岳全书·论脾胃》中说："故人之自生至老，凡先天之有不足者，但得后天培养之力，则补天之功，亦可居其强半，此脾胃之气所关于人生者不小。"

元气通过三焦流行于全身。《难经·六十六难》说："三焦者，原气之别使也，主通行三气，经历五脏六腑。"元气以三焦为通路循行全身，内而五脏六腑，外而肌肤腠理，无处不到。

（2）生理功能：主要有两个方面，一是推动和调节人体的生长发育和生殖机能，二是推动和调节各脏腑、经络、形体、官窍的生理活动。

一般元气亏虚，多由先天禀赋不足或长期久病重病加剧诱发，最终影响机体各种生理功能。治疗时宜补元气，回阳固脱。

《程杏轩医案》中有一治疗元气亏虚的案例。患者汪靖臣之子，年甫四龄，禀质向亏，夏冒暑邪，发热便泻。儿科医生先用清散消导之品，服用后，热泻如故，形疲气馁，食入作呕。医称邪滞未净，仍用前药，乃至食粥泻粥，饮药泻药。更医以为脾虚，投六君子汤不应，始来程氏求医。儿卧几上，阖目无神，脉细如丝。程氏曰：胃气告竭，慢惊欲来，不可为矣。靖臣曰：固知病久属虚，然昨服六君补药，亦无灵效何也。程氏曰：病有倒悬之危，一缕千钧，焉能有济。考古人制六君子汤，原为平时调养脾胃而设，非为救急拯危而设也。且阅方内并无人参，仅用钱许党参，数分白术，力量不足，不能补脾而反燥脾。复有二陈消之，茯苓利之，欲求拨乱反正之功，真蚍蜉之撼大树矣。靖臣曰：然则治当如何。程氏曰：非真人参不可。参者参也，与元气为参赞也。诚危急存亡之秋，惟仗参力，急固其气，气不夺则命不倾。可用独参汤，专用人参二钱，令分两次，米水煎服，热退泻稀，次日照方再进，便泻全止，啜粥不呕，更制八仙糕与服而痊。

2. 宗气——后天生成之气

宗气，指由呼吸清气与水谷精气所化生而聚于胸中之气。宗气在胸中聚集之处，《灵枢·五味》称为“气海”，又名“膻中”。宗气，又名“大气”或“动气”。

（1）生成与分布：脾胃运化的水谷之精所化生的水谷精气上输于肺，与肺从自然界中吸入的清气，在胸中结合而生成。宗气属于后天之气的范畴。

宗气积于胸中，其分布途径有三：一是上出于肺，循喉咙而走息道，推动呼吸；二是贯注心脉，推动血行；三是沿三焦向下运行于脐下丹田（下气海），注入腹股沟部位即足阳明胃经的气街，再下行于足。

（2）生理功能：主要有行呼吸、行气血和资先天三个方面。

①走息道而行呼吸。宗气上走呼吸道，助肺气进行呼吸运动。凡语言、呼吸、声音的强弱，都与宗气的盛衰有关。

②贯心脉以行气血。宗气贯注于心脉，促进心脏推动血液运行。凡血液的运行、心搏的力量与节律等皆与宗气有关。《素问·平人气象论》曰：“胃之大络，名曰虚里，贯膈络肺，出于左乳下，其动应

衣，脉宗气也。”虚里位于左乳下，相当于心尖搏动部位，可以依据此处搏动来测知宗气盛衰。若虚里处搏动躁急，引衣而动，是宗气大虚之象。近代著名医家张锡纯创制升陷汤，治疗胸中大气下陷，疗效显著。

③下三焦资先天。元气自下而上运行，以三焦为通道，散布于胸中，以助后天之宗气；宗气则自上而下分布，蓄积于脐下丹田，以资先天元气。如此，体现出先天激发后天，后天资助先天的过程。因此，气之不足，在先天主要责之肾，在后天主要责之脾肺。

张锡纯在《医学衷中参西录》中有一病例，从宗气立论治疗取得显著效果。有兄弟二人，其兄年近六旬，弟五十余。冬日因天气寒冷，居于一小室中，烧煤火以取暖，同时把门与窗户都密封起来。到了来年春季，两人皆觉胸中满闷，呼吸短气。分析其病因病机，盖因窗门密封，屋中氧气被煤火着尽，胸中大气既乏后天氧气之助，又兼受炭气之伤，日久虚陷，所以呼吸短气也。医者不知病因，竟投以开破之药。但是开破之后更觉满闷，以为药力未到，而加重开破药量。数剂之后，其兄因误治，竟至不起。其弟服药亦增剧，而犹可支持，到张锡纯处诊视。见其脉微弱而迟，右部尤甚，自言心中发凉，少腹下坠作疼，呼吸甚觉努力。知其胸中大气下陷已剧，遂投以升陷汤，升麻改用二钱，去知母，加干姜三钱。方中以生黄芪功善补气，升气为君，柴胡为少阳之药，升麻为阳明之药均可引宗气上升，桔梗为药中舟楫，载药上达胸中，人参培补元气，干姜温心肺之阳。两剂，少腹即不下坠，呼吸亦顺。方中升麻、柴胡、桔梗皆改用一钱，连服数剂而愈。

3. 营气——营运营养周身

营气，是在脉中营运不休而具有营养作用的气。营有营养、营运之意。营气具有化生血液的作用，又称“营血”；营气与卫气相对而言，行于脉内为阴，故又被称为“营阴”。

（1）生成与分布：营气来源于脾胃化生的水谷精气，由水谷精气中的精华部分所化生。《素问·痹论》曰："荣者，水谷之精气也。"营气行于脉中而营运于全身，《素问·痹论》曰："荣者……和调于五脏，洒陈于六腑，乃能入于脉也。故循脉上下，贯五脏，络六腑也。"

（2）生理功能：营气的生理功能有化生血液和营养全身两个方面。

营气是化生血液的物质基础，其与津液注入脉中，则化而为血。故《灵枢·邪客》有"营气者，泌其津液，注之于脉，化以为血"之说。

营气循脉流注全身，为脏腑、经络等生理活动提供营养物质。营运全身上下内外，流乎于中而滋养五脏六腑，布散于外而灌溉皮毛筋骨。

4. 卫气——捍卫温煦肌体

卫气是行于脉外而具有保卫作用的气。卫气与营气相对而言，属性为阳，故又称为"卫阳"。

（1）生成与分布：卫气来源于脾胃运化之水谷精微，由水谷精微中的慓悍部分，即最具活力部分所化生。故《素问·痹论》说："卫者，水谷之悍气也，其气慓疾滑利。"

卫气行于脉外，不受脉道约束，外而皮肤肌腠，内而胸腹脏腑，布散全身。《素问·痹论》说："其气慓疾滑利，不能入于脉也。故循皮肤之中，分肉之间，熏于肓膜，散于胸腹。"

慓，就是彪悍，形容活力很强。疾就是快的意思，指运行和反应迅速。人体的应激反应、免疫反应等，皆属于卫气的功能范畴。

（2）生理功能：卫气有防御外邪、温养全身和调节腠理的生理功能。如《灵枢·本脏》曰："卫气者，所以温分肉，充皮肤，肥腠理，司开阖者也。"

一是护卫肌表，防御外邪。卫气布于肌表，构成一道抵御外邪入侵的防线，使外邪不易侵入机体。因此，卫气充盛则外邪难侵，卫气虚弱则外邪易袭。

二是温养作用。卫气对脏腑、肌肉、皮毛等发挥温养作用，维持人体体温的相对恒定。如《读医随笔·气血精神论》所说："卫气者，热气也。凡肌肉之所以能温，水谷之所以能化者，卫气之功用也。虚则病寒，实则病热。"

三是调节腠理。卫气调节腠理汗孔的开合、汗液排泄，能维持体温的相对恒定。汗孔也叫气门、鬼门、玄府，具有辅助呼吸和控制汗液排泄的作用。卫气调节腠理开阖失职，可见无汗、多汗或自汗等症状。

当卫气功能失常时，这三方面的功能失调可以相互影响，比如卫气虚，固摄汗液功能减退则自汗出，温养和卫外功能不足则怕冷、易感冒。如果是寒邪侵犯人体，首先伤及卫阳，则会恶寒；卫行受阻，郁而化热以及卫气奋力抗邪，正邪交争则会出现发热，所以恶寒发热并见往往是外感表证的辨证要点。

此外，卫气循行与睡眠也有密切关系。卫气行于体内，人便入睡；卫气出于体表，人便醒寤。若卫气循行异常，则可导致寤寐异常。卫气行于阳分时间长则少寐，行于阴分时间长则多寐。

营气和卫气的关系非常密切，二者都来源于脾胃化生的水谷精微。其中营气性质精粹而柔和，行于脉中，主内守而属于阴；卫气其性慓疾滑利，行于脉外，主卫外而属于阳。营气化生血液以营养周身，卫气温养肌表以护卫人体。营卫之气阴阳相随，内外相贯，一阴一阳，互为其根。若营卫不和，不但可以导致恶寒发热、无汗或身痛等外感疾病，也可导致营卫不足之虚劳等内伤病变。因此，营卫失调是临床多种病症产生的重要机制。

医圣张仲景创制的桂枝汤，是调和营卫的代表方，被称为"群方之冠"。《伤寒论》中以桂枝汤为主进行加减的方剂有29首之多。

刘渡舟老师有一调和营卫治疗疾病的医案：樊某，女，产后半月许，忽然身体疼痛，脉来沉迟，未感冒。先用十全大补汤治疗，虽有小效但不彻底。改用桂枝加芍药生姜各一两人参三两新加汤治疗，服药3剂后，疼痛消除。

处方：桂枝9克，白芍12克，生姜12克，大枣12枚，炙甘草6克，党参12克。

本方用于发汗后，或妇女产后，或流产后，或行经后，血虚而营气不足，不能充养肢体而出现的身体疼痛，脉沉涩而无力。用桂枝汤调补营卫，加重白芍剂量以养营血，另加人参以补卫虚。

人体之气，除了上述四种气之外，还有“脏腑之气”“经络之气”之说。它们既是构成各脏腑、经络的最基本物质，也是脏腑或经络生理功能的具体体现。

在中医学中，“气”这个名词还有多种含义。例如：将自然界六种不同气候变化称作“六气”，将体内不正常的水液称作“水气”，将中药的四种性质称为“四气”等，这些“气”与本章所论述的人体之气有明显的区别。

思考

1. 生活中你有过“气滞”“气逆”的情况吗？
2. “营”“卫”之间有什么关系？

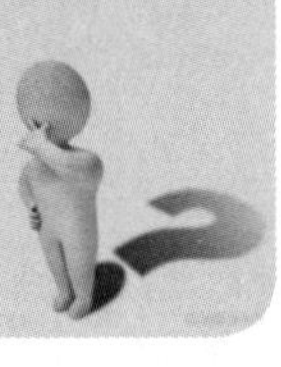

第三节　血

一、血的概念

血是运行于脉中的、富有营养的红色液态物质，是构成和维持人体生命活动的基本物质。

脉是血液运行的管道，故称为“血府”。血必须在脉中正常运行，才能发挥其生理功能。如因某些原因而逸出脉外，即为出血，又可称为“离经之血”。离经之血不但不具有营养作用，还会形成瘀血这种病理产物。

二、血的生成

1. 物质基础——肾精、水谷之精

精是生成血的一个主要物质基础。《诸病源候论》云：“肾藏精，精者，血之所成也。”说明精是直接转化生成血液的物质。另外，现代医学认为骨髓是重要的造血组织，这正印证了精生髓，髓贮存于骨内能生血的理论。同时血液的生成还需要后天提供的水谷之精气才能源源不断地化生。中医学认为，水谷精微中的营气与津液是血液的主要构成成分。

2. 脏腑功能——五脏配合

血液的化生与各脏腑功能气化正常与否有密切关联。

首先是脾胃的运化。脾胃运化的水谷精微为血液生化之源。所以，脾胃运化功能强健与否，直接影响着血液的化生。故临床治疗血虚，调理后天脾胃是一个重要的途径。

其次是肝肾的作用。肾在血的生成中主要有两方面的作用：一是肾藏精生髓而化血；一是肾精化生元气，激发脏腑功能活动而化血。《素问·生气通天论》中说：“骨髓坚固，气血皆从。”肝主疏泄，启迪诸脏，促进血液的化生。《素问·六节藏象论》说：“肝者……以生血气。”临床上治疗血虚证，可采用补益肝肾法，促进血液化生。

最后是心肺的作用。脾胃运化的水谷精微，上输于心肺，在肺吐故纳新之后，复注于心脉化赤而变成新鲜血液。所以《侣山堂类辨》说：“血乃中焦之汁，流溢于中以为精，奉心化赤而为血。”

三、血的运行

（一）影响血液运行的因素

1. 气

血液的正常运行，取决于气的推动作用与固摄作用之间的协调平衡。气的推动作用，是血液运行的动力，如《医学正传・气血》中说：“血非气不运。”气的固摄作用，使血液行于脉中而不逸出脉外。临床治疗血行失常，首当调气。

2. 脉道

血行脉中，脉为血府。《灵枢・决气》中说：“壅遏营气，令无所避，是谓脉。”脉道完好无损和通畅无阻，是保证血液正常运行的重要因素。

3. 血液

血液是否充盈、血液的清浊及黏稠等状态，都可以影响血液的运行。

此外，血液的运行也与机体自身和周围环境的寒热温凉等因素有关。

（二）相关脏腑的作用

血液的正常运行，与五脏的功能密切相关。

心主血脉，心气充沛，维持心的正常搏动，推动血液在全身循环流行，故心气是血液运行的基本动力。肺主气，朝百脉而助心行血；肝主疏泄，调畅周身之气机，促进血行。脾统血、肝藏血则是固摄血液运行的重要因素。所以，血液的正常运行，需要心、肺、肝、脾等脏生理功能相互协调、密切配合。此外，肾精所化元气是激发推动血液运行的原动力。所以，五脏功能失常，都可在不同方面影响血液的正常运行。

如果气的推动力不足，导致气虚血瘀，补阳还五汤是代表方之一。如果是固摄力不足，亦可导致出血，如脾气亏虚，不能统血致便血、崩漏等，可选用归脾汤等加减进行治疗。如果气机亢逆，如肝气暴涨，上犯于肺胃，血随气涌，可引起咳血、呕血等，可用咳血方等加减治疗。

四、血的功能

（一）濡养作用

血具有营养和滋润全身的生理功能。《难经·二十二难》中说："血主濡之。"《素问·五脏生成》说："肝受血而能视，足受血而能步，掌受血而能握，指受血而能摄。"

血的濡养作用，反映在面色、肌肉、皮肤、毛发、感觉和运动等方面。人体血液充足的时候，表现为面色红润，肌肉壮实，皮肤毛发润泽，感觉灵敏，运动自如。

（二）化神作用

血是人体神志活动的主要物质基础，《素问·八正神明论》中云："血气者，人之神，不可不谨养。"《灵枢·平人绝谷》中云："血脉和利，精神乃居。"说明人体的精神活动必须得到血液的营养。血液充盛，血脉和利，则精神充沛、神志清晰、思维敏捷。

血的功能减退属于血虚的病机变化。血虚的形成，一是失血过多；二是生成不足，如饮食营养不足，或脾胃虚弱，或肾精亏虚，血液生化乏源；三是消耗过多，如久病慢性消耗等。

血虚会出现全身或局部的失荣失养，功能活动逐渐衰退等虚弱症状。表现出面色萎黄，皮肤干涩，毛发不荣，肢体麻木或运动无力等症状。由于心主血、肝藏血，故心、肝两脏血虚比较多见。心血不足，可见惊悸怔忡，失眠多梦，健忘，面色苍白，舌质淡白，脉细涩或结代等症状。肝血亏虚，可见两目干涩，视物昏花，或手足麻木，关节屈伸不利等；若导致冲任失调，又可出现妇女经少、闭经等症状。四物汤、当归补血汤、酸枣仁汤、天王补心丹可以辨证选择应用。

若血热或血运失常时，可出现烦躁，甚至谵狂等多种临床表现。

思考

血虚能等同于贫血吗？

第四节　津液

一、津液的基本概念

津液，是人体一切正常水液的总称，包括脏腑、形体、官窍的内在液体及其正常的分泌物，如胃液、肠液、泪、汗、涎、涕、唾等，是构成和维持人体生命活动的基本物质。

这里需要注意，津液强调的是正常的水液，诸如水湿、痰饮这类

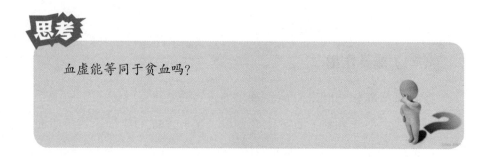

病理产物，不能被称作津液。其次，从整体上来看，津与液性质类似于水，但是不等同于水，津液中含有许多营养物质。

津和液二者在性状、分布和功能上有所不同：质地较清稀，流动性较大，布散于体表皮肤、肌肉和孔窍，并能渗入血脉，起滋润作用的，称为津；质地较浓稠，流动性较小，灌注于骨节、脏腑、脑、髓等，起濡养作用的，称为液。

津与液虽有一定的区别，但两者同源于饮食水谷，生成于脾胃，并可相互渗透补充，所以津液常并称，不做严格区分，但在病理上，有“伤津”“脱液”病机变化的分辨。

二、津液的代谢

津液的代谢，包括津液的生成、输布和排泄，它依赖于多个脏腑生理功能的相互协调与配合，是一个较为复杂的生理过程。《素问·经脉别论》简要概括为：“饮入于胃，游溢精气，上输于脾，脾气散精，上归于肺，通调水道，下输膀胱，水精四布，五经并行。”

（一）津液的生成

津液来源于饮食水谷。津液的生成取决于两个方面：一是有充足的水饮类食物摄入；一是脾胃、小肠、大肠等脏腑的功能正常。胃受纳腐熟水谷，游溢精气；小肠主液，泌别清浊，吸收水谷中的营养物质和水分；大肠主津，吸收食物残渣中的水分。脾气健运，将胃肠生成的津液转输布散到全身。在整个过程中，离不开肾与膀胱的气化作用。

（二）津液的输布与排泄

津液的输布与排泄主要依赖脾、肺、肾三脏以及肝、三焦、膀胱等脏腑的综合作用而完成。

津液经过脾的运化，一是上输于肺，二是直接将津液向四周布散至全身。若脾失健运，津液输布障碍，最易导致湿邪的产生，进而湿聚而成痰饮。二陈汤是治疗中焦湿胜的代表方。若水湿之邪留于中焦则生脘痞、胀满、纳呆等症。可选用平胃散、苓桂术甘汤、茯苓甘草汤等辨证治疗。

肺为水之上源，主通调水道。肺接受脾上输的津液，通过肺的宣发将津液向上向外布散于头面肌表，通过肺的肃降将津液向下向内输布于各脏腑组织，并下达于肾。若肺气通调水道功能失常，则可发为痰饮，甚则水泛为肿。

肾与膀胱的作用。肾主水，能主持和调节全身水液代谢。“膀胱者，州都之官，津液藏焉，气化则能出矣”。肾气对全身脏腑气化起到总动力的作用，肾与膀胱通过气化作用，将津液化为尿排出体外。如果是肾阳衰微所引起的水肿，多以腰以下为甚，伴有尿少。可以温肾助阳，化气行水，用肾气丸或真武汤加减来治疗。

津液的输布还需要肝与三焦的参与。三焦为“决渎之官”，是津液在体内流注、输布的通道。肝主疏泄，调畅气机，气行则津行，促进了津液的输布环流。若肝失疏泄，可致津液停滞，产生痰饮、水肿以及痰气互结的梅核气、瘿瘤、膨胀等病证。

津液的排泄，除了尿液、汗液、呼气之外，大肠排出的粪便中亦带走一些津液。其中尿的排泄是津液代谢的主要途径。

综上所述，津液的输布与排泄，需要多个脏腑的综合协调来完成，其中尤以肺、脾、肾三脏为要。《景岳全书·肿胀》曰：“盖水为至阴，故其本在肾；水化于气，故其标在肺；水惟畏土，故其制在脾。”

津液代谢失常，除水液停滞，形成水湿痰饮这些病理产物之外，还有津液不足的病证。

津液不足的形成因素，一是生成不足，如久病体弱，脏腑功能减退等导致津液亏损；二是丢失消耗太过，如严重的吐泻、大汗、大面积的烧伤；或者外感热邪，灼伤津液；或内热耗伤津液而致。

津液不足，包括伤津与脱液两种病机变化。伤津主要是失水，以干燥失润为主要特征。诸如炎夏的多汗伤津，气候干燥季节的口、鼻、皮肤干燥等。脱液是机体水分和精微物质共同丢失，最易引起脱液的是严重热病的后期，病人可见形瘦肉脱，肌肤毛发枯槁，舌光红无苔或少苔，甚者肉瞤、手足震颤等症状。某些慢性消耗性疾病如恶性肿瘤的晚期、大面积烧伤的病人亦会出现脱液病变。若病人吐泻或多尿，根据其病变程度又有伤津与脱液的不同。当出现目陷甚则转筋时，多有脱液之虞。

一般来说，伤津未必脱液，脱液则必兼伤津。津伤较易补充，液亏则难恢复。

三、津液的功能

津液的生理功能主要有滋润濡养和充养血脉两个方面。

（一）滋润濡养

津液中含有大量水分和一些营养物质，广泛地渗灌于脏腑官窍、形体肢节等组织器官之中，发挥着濡润和滋养全身的作用。如津布散于体表，滋润皮肤、肌肉和孔窍，使肌肤丰润，毛发光泽，孔窍滋润而内外通达；液灌注并濡养骨节、脑髓，使关节滑利，屈伸自如，骨骼坚固，脑髓盈满。若津液不足，可致皮毛、肌肉、孔窍等失于滋润出现干燥的病变；骨节、脏腑以及脑髓失去濡养而生理活动受到影响，从而发生多种病理变化。

（二）充养血脉

津液渗入血脉，化生血液，并起着濡养和滑利血脉的作用。《灵枢·痈疽》说："中焦出气如露，上注谿谷，而渗孙脉，津液和调，变化而赤为血。"

此外，津液的代谢还能通过调节体温从而起到调节人体阴阳平衡的作用，这种方式主要是通过汗液的排泄进行调节。如气候炎热或体内发热时，津液化为汗液向外排泄以散热；而天气寒冷或体温低下时，津液因腠理闭塞而减少出汗，如此则可维持人体体温相对恒定。

思考

津和液的分布有什么不同？

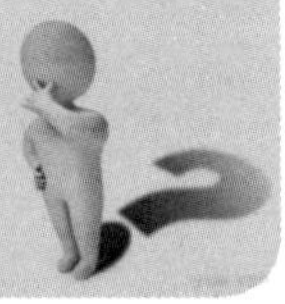

第五节　神

一、人体之神的基本概念

人体之神，一种是广义的神，一种是狭义的神。广义之神是指人体生命活动的主宰及其外在总体表现。我们说一个人很精神，这个神指的是广义之神，主要从形色、眼神、言谈、表情、应答、举止、精神、情志、声息、脉象等方面来进行观察。

狭义之神，是专指人的意识、思维、情志活动，我们说的五神（即魂、神、意、魄、志）和五志（即怒、喜、思、忧、恐）等都属于狭义的神。

神依附于形体而存在。如《灵枢·天年》中说："血气已和，荣卫已通，五脏已成，神气舍心，魂魄毕具，乃成为人。”形为神之质，神为形之用。形存则神存，形亡则神灭。

二、人体之神的生成

人体之神是如何生成的？物质是功能的基础，精、气、血、津液是神产生的物质基础。

《灵枢·本神》中说：“两精相搏谓之神。”先天精气所生之神，称为“元神”，是神志活动的原动力。

神的活动又必须依赖于后天水谷精气的滋养。《灵枢·平人绝谷》中云：“神者，水谷之精气也。”《素问·六节藏象论》中说：“气和而生，津液相成，神乃自生。”

这说明了精、气、血、津液不仅是构成和维持人体生命活动的基本物质，也是神赖以产生的物质基础。故《荀子·天论》中说：“形具而神生。”

五脏藏精、气、血、津液，故五脏皆藏神。故《素问·宣明五气》中说：“心藏神，肺藏魄，肝藏魂，脾藏意，肾藏志。”五脏精、气、血、津液充盈，则五神安藏守舍；五脏精、气、血、津液亏虚，不能化生或涵养五神，则神志活动异常。

《素问·阴阳应象大论》中云：“人有五脏化五气，以生喜怒悲忧恐。”五志就是脏腑精气对外界不同环境刺激的反应，如怒为肝之志，喜为心之志等。

三、人体之神的功能

神是生命活动的主宰，又是生命活动总的体现，对人体生命活动具有重要的调节作用。故《素问·移精变气论》中说："得神者昌，失神者亡。"

（一）主宰和调节生命活动

神是人体生理活动的主宰，其盛衰是生命力盛衰的综合体现。人体脏腑的生理功能，精气血津液的代谢，都必须依赖神的统领与调控。故凡呼吸运动、血液循行、消化吸收、生长发育、生殖功能等，只有在神的统帅和调节下，才能发挥正常作用。因此，神是机体生命存在的根本标志。

（二）主宰精神活动

神是人体精神活动的主宰。《类经·疾病类》中说："心为五脏六腑之大主，而总统魂魄，兼赅意志。"神的生理功能正常，则意识清晰，思维敏捷，反应灵敏，睡眠安好，情志正常。神的生理功能异常，可见神疲健忘，思维迟钝，反应呆滞，失眠多梦，情志异常，甚则神昏、痴呆、癫狂等。

思考

"广义之神"和"狭义之神"分别指什么？

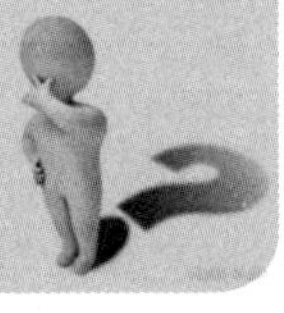

第六节　精、气、血、津液、神之间的关系

精、气、血、津液皆归属于"形"的范畴，神是生命活动的主宰。形与神相互依存、相互为用。形神统一是生命存在的根本保证。

正如《灵枢·本藏》中所说："人之血气精神者，所以奉生而周于性命者也。"

精、气、血、津液、神，都有各自的功能和特点，但又不是各自孤立、互不相干的，而是有着密切的联系。学习精气血津液神之间的关系，对于从整体上、辩证地认识人体以及指导临床具有重要意义。

一、气与血的关系

气与血是人体的重要物质，《素问·调经论》中说："人之所有者，血与气耳。"气无形活力强属阳，具有温煦、推动、固摄等作用。血有形属阴，具有滋润、濡养等作用。《难经·二十二难》中说："气主煦之，血主濡之。"

气与血的关系，通常概括为"气为血之帅""血为气之母"。

1. 气为血之帅——气生血、行血、摄血

气为血之帅，指气对血有化生、推动、统摄等作用，具体表现为气能生血、气能行血、气能摄血。

（1）气能生血：指气参与并促进血液的生成。具体表现：一是指气为化生血液的原料。营气直接参与血液的生成，是血液的主要组成部分。二是指气化是血液生成的动力。从饮食物转化为水谷精微，水谷精微化生营气，营气和津液化赤为血，以及肾精化血，都离不开脾、胃、心、肺、肾等脏腑之气的气化作用。所以，气旺则血充，气虚则化生血液功能减弱，易导致血虚的病变。临床治疗血虚病证，常以补气药配合补血药使用，即为气能生血理论的应用。如当归补血汤，当归和血补血，黄芪补气，黄芪用量为当归的五倍，就是取气能生血之意。

（2）气能行血：指气的推动作用是血液运行的动力。气行血乃流，《血证论·阴阳水火血气论》中说："运血者，即是气。"气行则血行，气率领、统帅血的正常运行。反之，气行失常，则血行亦失常。如气虚或气滞则血瘀，气逆则血随气升，气陷则血随气下。因此，临床治疗血液运行失常的病证，用补气、行气、降气、升提的药物，即是气能行血理论的应用。

（3）气能摄血：指气对血的统摄作用，使其正常循环于脉中而不逸于脉外。此与脾气统血的作用有关。如果气虚不足以统摄，则往往导致种种出血症状，称为“气不摄血”，治疗常用补气摄血之法。如脾气虚所致的尿血、便血、崩漏等出血病证，当治以健脾益气止血之法。

2. 血为气之母——血养气、载气

（1）血能养气：血富含营养，为功能活动提供物质基础。临床上血虚常见气少，补血则能益气，著名的八珍汤包含四君子汤和四物汤，为气血双补的代表方。

（2）血能载气：指血液是气的载体。气活力很强容易逸脱，而血为气之府。《血证论·阴阳水火血气论》中说：“守气者，即是血”；《张氏医通·诸血门》中说：“气不得血，则散而无统。”临床上每见大出血而气随血脱，当急用大剂“独参汤”补气摄血、益气固脱，所谓“有形之血不能速生，无形之气所当急固”（《景岳全书·杂证谟》）。

二、气与津液的关系

气属阳，血和津液皆属于阴。所以，津液与气的关系和血与气的关系相似，包括气能生津、行津、摄津，津能生气、载气。

1. 气对津液的作用——气能生津、行津、摄津

《血证论·阴阳水火血气论》中说：“水化于气”。津液在人体的生成、输布与排泄，离不开三焦所行元气的激发、推动与蒸化。具体而言，又与各脏腑功能密切相关。当气化无力，可以造成津液生成不足，也可以导致津液代谢障碍而产生水湿痰饮等病理产物。

比如，当气不生津导致人体津液不足时，在用补津药的同时，必须加上人参或黄芪以补气生津。当气不行水形成水湿痰饮时，临床常将补气、行气法与利湿、化痰法配合使用，如《丹溪心法·痰》提到的“善治痰者，不治痰而治气，气顺则一身之津液，亦随气而顺矣”，即是气能行津理论的具体运用。当气不摄津时会导致遗尿、多涎、自汗等症状，治疗这类症状时要注意补气摄津。

2. 津液对气的作用——津能化气、载气

津液作为有形物质，在脏腑阳气的蒸腾温化下，可以化生为气，如同发动机燃料的气化生成动能一般。燃料推动做功的过程就是津液在人体气化发挥滋润濡养的过程。病理上，津液亏虚亦会造成气虚。严重脱水的人除了会出现口干舌燥的表现外，还会有四肢无力、气力不足的表现。临床上治疗津亏气虚的病症时，多会加入沙参、麦冬、西洋参等滋阴益气的药物。

津液与血是气在人体运行的两大载体。病理上津液丢失过多，如暑热病证，不仅耗伤津液，而且气会随汗液外泄，可见少气懒言、体倦乏力等“气随津泄”症状。大汗、剧烈吐泻等津液大量丢失时，气亦随之大量外脱，可见精神萎靡、肌肤湿冷、四肢厥逆、脉微欲绝等“气随液脱”的症状。故《金匮要略心典》中说：“吐下之余，定无完气。”因此，临床使用发汗、涌吐和泻下治法时，必须适当，中病即止，不可太过而变生他病。

三、津液与血液之间的关系

血和津液均由水谷精微所化生，同具营养和滋润的功能，两者之间可以相互滋生、相互转化，这称为“津血同源”。即津液不断渗入脉中，与营气相合，化为血液；脉内的血液，其液体成分渗于脉外便化为津液，二者同盛同衰。津液还可化为汗液排出体外，故又有“血汗同源”之说。

由于津液和血液在生理上密切联系，故在病理上也常相互影响。如失血过多，脉外之津液大量渗入脉内，在血虚的同时，可出现口干、尿少、皮肤干燥等津伤之症。因此，对于失血患者，治疗上不宜妄用汗法。反之，津液大量耗损时，脉内的津液也会较多地渗出于脉外，从而形成血脉空虚，津枯血燥或津亏血瘀等病变。所以，对于大汗等导致津液亏损的患者，也不可轻用破血逐瘀之峻剂。《灵枢·营卫生会》中有“夺血者无汗，夺汗者无血”之说。这里的“无”通“勿”，不要之义。汉·张仲景在《伤寒论》中有“衄家不可发汗”和“亡血家不可发汗”之诫。此即“津血同源”理论在临床上的实际应用。

四、精、气、神之间的关系

精、气、神为人身“三宝”，可分而不可离。三者之间存在着相互依存、相互为用的关系。精可化气，气能生精、摄精，精与气之间相互化生；精气能生神、养神。精和气是神的物质基础，而神又统御精与气。

1. 精气互化生神

精是人体之本，是生命产生的本原；气是生命活动的动力，精和气是构成和维持人体的基本物质，二者均属于形的范畴，是神的物质基础。神是生命活动的体现与主宰，属于无形的范畴。故精能化气，气能生精、摄精，精与气之间相互化生。同时，精气能生神、养神，精与气是神的物质基础。

2. 神御精气

神是人体生命活动的主宰与总体现，神能统摄精与气。中医学提倡“积精则能全神”，同时也提倡“调神养气”。

精、气、神三者之间相互依存、相互为用的关系就叫形与神俱，精神合一，体现出体与用、物质和功能的关系。

思考

1. 你知道人体的“三宝”是什么吗？
2. 为什么说“治痰先治气”？
3. 腹泻后，为何人会感到疲乏？

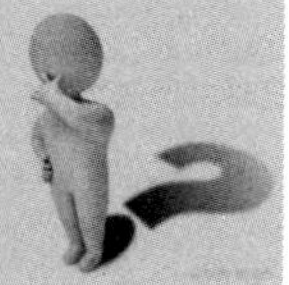

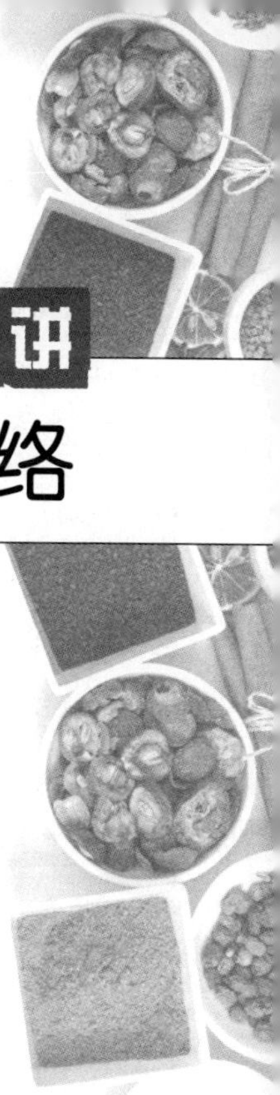

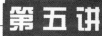

第五讲

神奇的网络——经络

【导言】经络学说是中医学理论体系的重要组成部分，古人在医疗实践中发现了经络。经络把人体的五脏六腑、四肢百骸、五官九窍、皮肉筋脉等组织器官联结成一个统一的有机整体，通过信息传递、整体调节使机体保持协调平衡。

第一节 概 述

一、经络的概念

提到经络，大家会有很多疑问。经络到底是什么？经络是看不见摸不着的吗？

经络与我们的距离并不遥远。比如，在生活中，晕车时感到恶心欲呕，可以按压内关穴缓解症状；牙痛时可以针刺合谷穴止痛。其实每个人身上都有经络和穴位，通过穴位来治疗疾病的理论基础就是经络学说。

那么，到底什么是经络呢?

经络，是经脉和络脉的总称，是人体运行气血、联络脏腑、沟通内外、贯穿上下的通路。经络本为水利工程用语，经是指大江大河，络是指小沟渠。经络就像人体内的江河湖泊，经脉相当于长江的干流与支流，还有很多与之贯通交汇的溪流，相当于络脉。

《类经》载："经犹大地之江河，络犹原野之百川。"人体内气血循环流动，纵横交错，遍布全身，就好似大河小溪的水流，川流不息，滋润濡养着大地一样。

经络是人体气血的运行通道。比如人生气时会面红目赤，这是气血上冲，循着经络汇聚到头面所致，严重者还会出现头胀头痛、烦躁失眠等肝火旺盛的症状。治疗上可以通过脚上的太冲穴清泻肝火，将上聚的肝气引下来。上病下治的理论基础就是经络上下贯通，也是整体观念在治疗中的应用。

经络学说的应用贯穿于生理、病理、诊断、治疗、养生等各个方面。从临床治疗常用的针刺、艾灸、拔罐、刮痧、推拿、放血等治法，到生活中常见的捏脊、撞树、拉筋、拍打等保健方法，都是经络学说的应用。因此，学习中医必须要重视经络的学习。

二、经络系统的组成

经络系统是由经脉系统和络脉系统组成的。经脉是经络系统的主干。经，是路径的意思。"脉之直者为经"，是气血运行的主要通道。络是网络、联络的意思，"支而横者为络"，络脉是经络系统的分支，起到运输、渗灌、布散气血的作用（图5-1）。

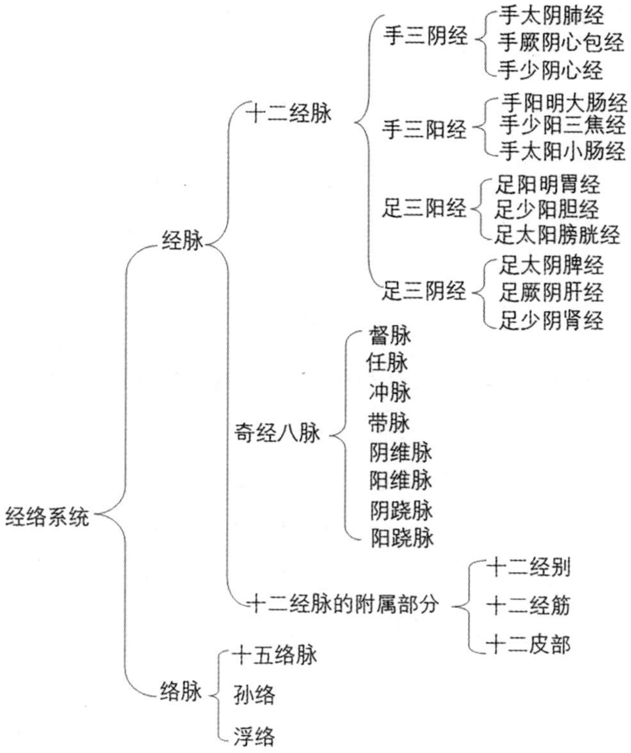

图5-1　经络系统的组成

（一）经脉系统

十二经脉是经络系统的核心。十二经脉起止有位，循行有规，交接有序，与脏腑之间有特定的属络关系，各有专属的穴位。因此，又被称为“十二正经”。

奇经八脉是十二经脉以外的经脉。奇经八脉的作用是沟通十二经脉，加强十二经脉之间的联系，进而调节十二经脉气血。

十二经脉的附属部分有：十二经别、十二经筋、十二皮部。

十二经别是十二经脉深入体腔的内行支脉，是十二经脉的最大分支，能够加强表里经脉及其所属络脏腑的联系，补充十二经脉在体内外循行的不足，扩大其主治范围。比如，针灸取穴中说“头项寻列缺”。列缺穴属于手太阴肺经，而手太阴肺经并不经过头部，是通过肺经的经别上达头面而发挥治疗作用的。

十二经筋是十二经脉之气濡养筋肉骨节的体系。十二经筋联结骨骼、肌肉、筋膜等组织，不仅能够使肢体运动灵活自如，还能保护脏腑组织。比如夜晚受了风寒，起床后常会有肩颈僵直强硬、酸楚疼痛的感觉，这就是外邪损伤经筋的表现。

十二皮部是十二经脉及其所属络脉在体表的分区。《素问·皮部论》中说：“凡十二经络脉者，皮之部也。”十二皮部位于人体最外层，受十二经脉及其络脉气血的濡养滋润，借助体表的卫气发挥保卫机体、抗御外邪的作用。在背部进行刮痧、拔罐、贴敷、按摩等治疗，操作部位包含了经络运行路线及其周围的皮肤，其实就是作用于十二经的皮部上。拔罐疗法祛除体表邪气、增强卫气功能、防止病邪深入，以及艾灸温通气血、疏通经络、振奋阳气、增加抗病能力，都是通过皮部起作用的。

十二经脉在内连属五脏六腑，在外连于筋肉、皮肤。正如《灵枢·经脉》中所说：“骨为干，脉为营，筋为刚，肉为墙，皮肤坚而毛发长。”筋、骨、肉、皮共同组成躯壳，内盛五脏六腑，起到保护内脏的作用。

（二）络脉系统

别络是络脉的主体，又称“十五别络”。这十五条络脉包含十二经脉和任脉、督脉的别络，以及脾之大络。四肢部的十二经别络，从四肢肘膝关节以下的络穴分出，走向其相表里的经脉，加强了十二经脉中表里两经在体表的联系。躯干部的任脉别络、督脉别络和脾之大络，分别沟通了腹、背和全身的经气。

孙络，是最细小的络脉，属于络脉的再分支，分布全身，难以计数。

浮络，是浮现于体表的络脉。在手上能看到的细小的青筋就属于浮络和孙络。

刺络放血是临床常用的外治法。发热时，常选取督脉上的大椎穴，进行刺血拔罐，达到退热的目的。因为经脉是深不可见的，刺络脉放血可调节体内气血的运行，疏通经脉的瘀滞，就像水库开闸放水，疏通河道一样。

经脉系统与络脉系统沟通连接，把五脏六腑、肢体官窍及皮肉筋骨等组织紧密联结形成了一个有机的整体，通行气血，灌溉全身。

思考

你知道什么是经络吗?

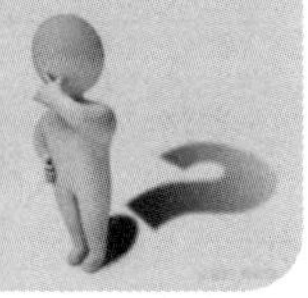

第二节　十二经脉

一、十二经脉的命名

十二经脉的名称由手足、阴阳、脏腑三部分组成。

十二经脉对称地分布于人体的左右两侧，包括躯干及四肢的分布。但是其命名是按照在四肢的分布规律来进行的。

第一，手足分上下。凡循行于上肢的经脉，称为“手经”；循行于下肢的经脉，称为“足经”。

第二，内外分阴阳。循行于四肢内侧的经脉，称为“阴经”；循行于四肢外侧的经脉，称为“阳经”。阴阳又划分为三阴三阳。三阴分别是太阴、厥阴、少阴；三阳分别是阳明、少阳、太阳。在四肢内侧面和外侧面分别有三条经脉循行，皆可分为前缘、中线和后缘。

按正立姿势，两臂自然下垂、拇指向前的体位，拇指方向为前缘，小指方向为后缘。手足阴经的分布是太阴在前、厥阴在中、少阴在后；手足阳经的分布是阳明在前、少阳在中、太阳在后。

第三，脏腑分阴阳。脏为阴，腑为阳，脏腑与三阴、三阳结合进行命名。

肺、脾属太阴；心包、肝属厥阴；心、肾属少阴。

大肠、胃属阳明；三焦、胆属少阳；小肠、膀胱属太阳。

按照上述命名规律，十二经脉的名称如下表所示（表5-1）。

表5-1　十二经脉名称分类表

部位	阴经（属脏络腑）	阳经（属腑络脏）	循行	部位（阴经行于内侧，阳经行于外侧）
手	太阴肺经	阳明大肠经	上肢	前缘
	厥阴心包经	少阳三焦经		中线
	少阴心经	太阳小肠经		后缘
足	太阴脾经*	阳明胃经	下肢	前缘
	厥阴肝经*	少阳胆经		中线
	少阴肾经	太阳膀胱经		后缘

*在小腿下半部和足背部，肝经在前缘，脾经在中线。自内踝上八寸处交叉之后，脾经在前缘，肝经在中线。

二、十二经脉的走向和交接规律

（一）走向规律

《灵枢·逆顺肥瘦》说：“手之三阴，从脏走手；手之三阳，从手走头；足之三阳，从头走足；足之三阴，从足走腹。”

具体来说，手三阴经起于胸中，循上肢内侧走向手指端；手三阳经起于手指端，循上肢外侧，走向头面部；足三阳经起于头面部，下行经躯干循下肢外侧，走向足趾端；足三阴经起于足趾端，经下肢内侧走向腹部、胸部（图5-2）。

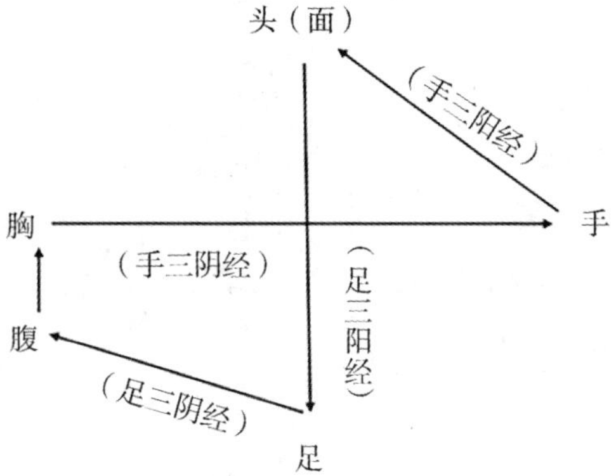

图5-2　十二经脉走向规律

（二）交接规律

从十二经脉的走向，可以看出十二经脉的循行交接规律。

（1）相表里的阴经与阳经在四肢末端交接，比如手太阴肺经与手阳明大肠经交接于食指末端的商阳穴。

（2）同名的手足阳经在头面部交接，比如手阳明大肠经与足阳明胃经在鼻翼旁的迎香穴交接。

（3）足、手阴经在胸中交接，比如足厥阴肝经与手太阴肺经在肺中交接。

十二经脉首尾相接，构成了“阴阳相贯，如环无端”的循环路径。以双手上举的姿势站立，可以发现阴经自下而上运行，而阳经自上而下运行，体现了阴升阳降的运动形式。

三、十二经脉的分布规律

十二经脉左右对称地分布于头面、躯干和四肢，纵贯全身（图5-3）。

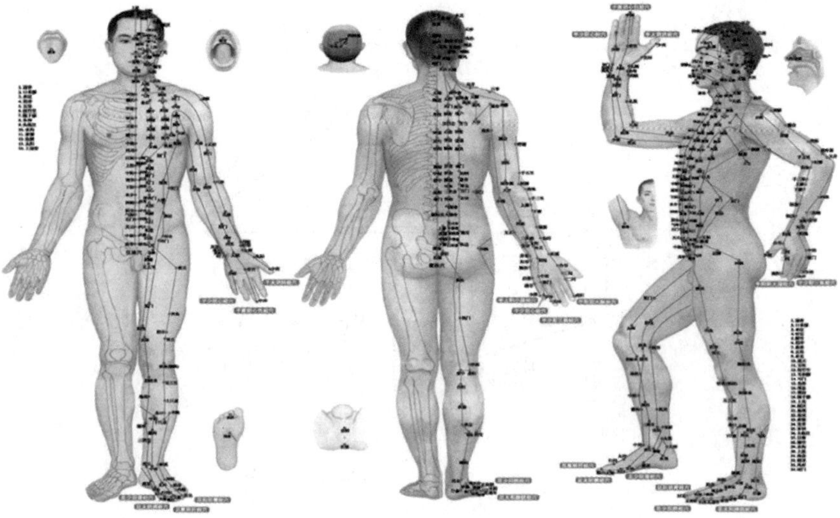

图5-3　十二经脉循行路线图

（一）头面部的分布

“头为诸阳之会”，手三阳经止于头，足三阳经起于头。其中阳明经行于面部、额部；少阳经行于头部两侧；太阳经行于面颊、头顶和头后部。此外，肝经、任脉、督脉也循经头面部，共有40多个穴位分布。

古人说，发宜常梳。梳头虽然很简单，却能起到疏通经络，振奋阳气，改善头部血液循环的作用，不仅能养发固发，聪耳明目，提神醒脑，还可防治眩晕、头痛、脑中风，延缓大脑衰老。临睡前梳头有助于夜晚安睡，苏东坡就有“梳头百余下，散发卧，熟寝至天明”的深切体会。

（二）躯干部的分布

手三阴经均从胸部行至腋下；手三阳经行于肩和肩胛部。

足三阳经自上而下走行，分布在胸腹面、背腰面和躯体两侧。足三阴经自下而上均行于腹胸面。

十二经脉在胸腹部的分布规律，自人体前正中线向两侧旁开的经脉依次为：足少阴肾经、足阳明胃经、足太阴脾经和足厥阴肝经，其中足阳明胃经是唯一循行于胸腹面的阳经。

（三）四肢部的分布

手经行于上肢，足经行于下肢。阴经行于内侧面，手足阴经的分布是太阴在前、厥阴在中、少阴在后；阳经行于外侧面，手足阳经的分布是阳明在前、少阳在中、太阳在后。比如手少阴心经循行在上肢内侧的后缘。

四、十二经脉的表里关系

手足三阴经和手足三阳经通过经脉与脏腑的属络关系，以及经别和别络互相沟通，组成六对“表里相合”关系。

互为表里的两条经脉分别络属于相为表里的脏与腑，阴经属脏络腑，阳经属腑络脏，如手太阴肺经属肺络大肠，手阳明大肠经属大肠络肺（表5–2）。

表5–2 十二经脉表里关系表

表	手阳明大肠经	手少阳三焦经	手太阳小肠经	足阳明胃经	足少阳胆经	足太阳膀胱经
里	手太阴肺经	手厥阴心包经	手少阴心经	足太阴脾经	足厥阴肝经	足少阴肾经

互为表里的脏腑通过经脉在生理上相互联系，病理上也相互影响，如肝病患者易并发胆囊疾病；治疗胃病既可以选用足阳明胃经的足三里穴，又可以选用足太阴脾经的三阴交穴，这是表里经脉相互取穴在治疗上的应用。

五、十二经脉的气血流注次序

十二经脉是经络系统的主体，气血运行的主要通道。全身气血是由脾胃运化的水谷之精化生，“脾气散精，上输于肺”，通过肺朝百脉，将气血输布全身的。因此，十二经脉气血的流注从起于中焦的手太阴肺经开始，依次传注，逐经相传，最后传至足厥阴肝经，再由肝经回到手太阴肺经，构成了一个周而复始、阴阳相贯、如环无端的十二经脉气血流注系统，为各脏腑组织器官维持功能活动提供营养物质。气血在十二经脉中的流注次序，可以口诀“肺大胃脾心小肠，膀肾包焦胆肝详”的形式来记忆（图5-4）。

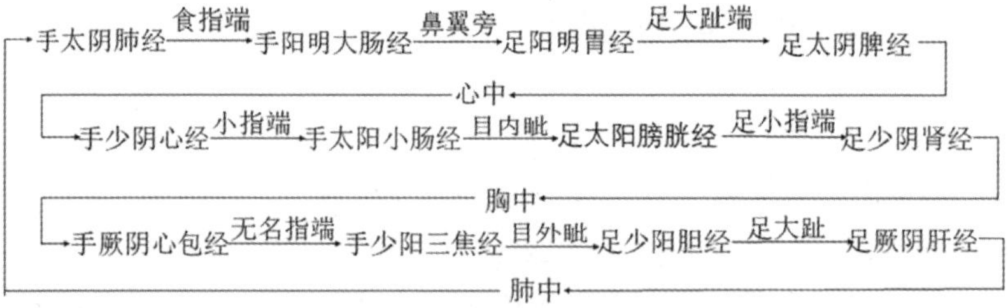

图5-4　十二经脉气血流注次序表

思考

1. 上肢内外侧的前、中、后有哪些经络分布？
2. 从头走足的是哪三条经脉？分布在躯干的什么地方？

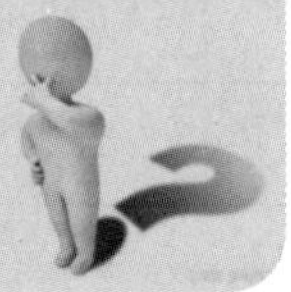

第三节　奇经八脉

奇经八脉是督脉、任脉、冲脉、带脉、阴维脉、阳维脉、阴跷脉、阳跷脉的总称。奇经纵横交错、穿插循行于十二经脉之间，但分布不像十二经脉那样有规则；与脏腑没有直接的相互属络，相互之间也没有表里相合关系。故《难经·二十七难》中说："凡此八脉者，皆不拘于经，故曰奇经八脉也。"

一、奇经八脉的分布和功能特点

（一）走向和分布特点

除带脉横向循行外，其余奇经均自下向上走行；纵横交错地循行分布于十二经脉之间，上肢没有奇经分布；阴阳跷脉和阴阳维脉左右对称分布；任、督、带三脉是单行一条，冲脉除了与肾经并行的部分外，也是单行。

（二）功能特点

1. 密切十二经脉联系

奇经八脉的循行分布，与十二经脉交叉相接，加强了十二经脉之间的联系，补充了十二经脉在循行分布上的不足。奇经八脉对十二经脉的联系还起到分类组合及统领作用。如督脉与手足六阳经交会于大椎穴，调节全身阳经气血；任脉与足三阴经交会于脐下关元穴，足三阴经又接手三阴经，调节全身阴经气血；冲脉通行上下前后，调节十二经气血；带脉约束纵行诸经，沟通腰腹部的经脉。

2. 调节十二经脉气血

奇经八脉对十二经气血的蓄溢和调节是双向的，两者的关系类似自然界中湖泊、水库对江河水流的调节作用。当十二经脉气血有余时，流入奇经八脉，储存备用；十二经脉气血不足时，奇经中的气血及时溢出补充，维持十二经脉中气血的相对恒定。正如《圣济总录·奇经八脉》中所说："人之气血，常行于十二经脉，其诸经满溢，则流入奇经焉。"

3. 与某些脏腑关系密切

奇经与肝、肾等脏以及脑、髓、女子胞等奇恒之腑有密切的联系。如督脉"络脑""络肾"；任、督、冲三脉同起于胞中等。

二、奇经八脉各自的循行和生理功能

武侠小说中常提到打通任督二脉可以修炼成绝世高手。那么，任督二脉究竟在哪里？奇经八脉各有什么功能呢？

（一）督脉——阳脉之海

"督"，有总督、督管、统率之意。

1. 循行

起于胞中，下出会阴，从尾骶部沿脊柱里面上行，至项后风府穴处进入颅腔内，络脑，沿头部正中线到头顶，循前额正中线到达鼻柱下方，止于龈交穴（图5-5）。

2. 生理功能

督脉能够统帅一身之阳经，对全身阳经气血起调节作用，称为"阳脉之海"。督脉行于背部正中，与手足三阳经及阳维脉相交会。

督脉与脑、髓、肾有密切关系。督脉循行于脊柱中而"络脑"，

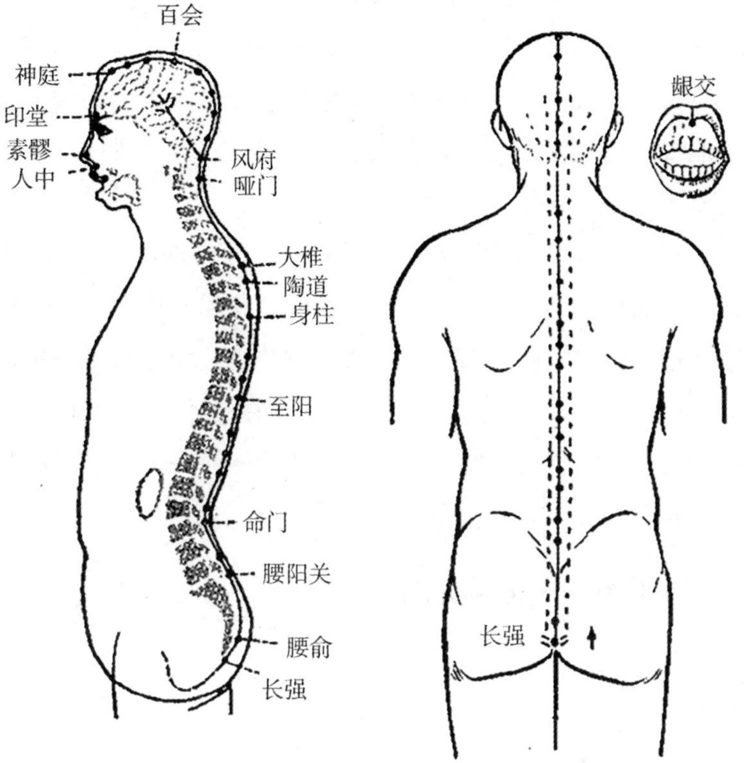

图5-5　督脉

其分支“络肾”“上贯心”。

肾藏精，主骨生髓。脊柱内的脊髓与脑髓相通。督脉行于脊柱中，是肾与脑相连的桥梁，督脉阳气上升，肾精才能充养脑髓。

《素问·骨空论》中说：“督脉为病，脊强反折。”强，指强直僵硬，是腰肌劳损、腰椎间盘突出症、颈椎病等最容易出现的症状。反折，指正常的生理曲线消失甚至反向。手机、电脑的普及使人们工作、生活和娱乐越来越“抬不起头”，由此而引发的颈椎、腰椎问题也越来越年轻化。病位以督脉为中心，可以采用中医传统的捏脊疗法和新兴的整脊疗法，调整督脉和脊柱功能进行治疗。

《难经·二十九难》中说：“督之为病，脊强而厥。”“厥”是指督脉阳气不足出现的寒冷感觉。颈部、腰部因为受凉而疼痛，男子精冷不育、女子宫寒不孕也都与督脉阳气不足有关。

当督脉阳气不足，出现眩晕头疼、失眠健忘、虚寒腹泻等症时，可以艾灸百会穴振奋阳气。头为诸阳之会，百会穴位于头顶正中线与两耳尖连线的交叉处，是人体阳气最盛的部位，轻刺或按摩百会穴可以提振阳气，改善体质。

在生活中，我们常见到公园里晨练的人用背部撞树，这种看似奇怪的锻炼方法其实蕴含了经络养生的道理。背部分布着足太阳膀胱经和督脉，督脉为“阳脉之海”。脊柱两侧的膀胱经是人体内最长、穴位最多的重要经脉，与五脏六腑有密切的联系。体腔内的脏腑均通过背部腧穴受督脉经气的支配。通过振动背部的经络，可以促进全身血液循环，振奋阳气，提高正气，增强免疫力。

（二）任脉——阴脉之海

“任”，有担任、妊养之意。

1. 循行

任脉起于胞中，下出会阴，沿腹胸正中线上行，经过咽喉，上行至头面部，环绕口唇，与督脉相会于龈交穴，沿面颊两侧上行到目眶下（图5-6）。

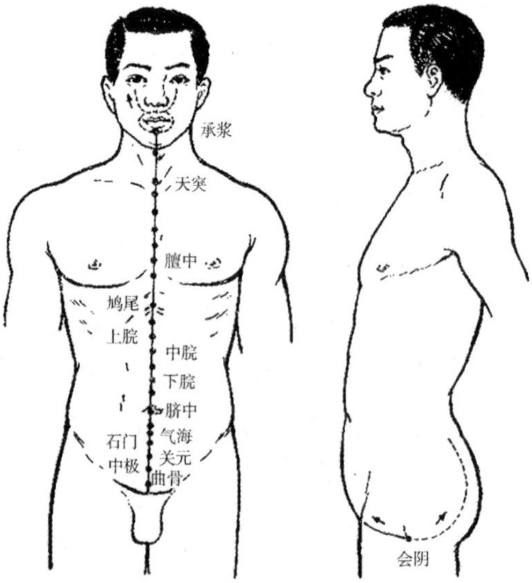

图5-6　任脉

2. 生理功能

任脉调节阴经气血，为“阴脉之海”。任脉循行于腹面正中线，多次与足三阴经及阴维脉交会，沟通阴脉之间的相互联系，全身的阴脉都交汇于任脉，如江河汇流入大海，故称为“阴脉之海”。

任主胞胎。任，通妊娠的妊，为生养之本。任脉为“阴脉之海”，起于胞中，蓄积阴经之血，聚于胞宫，形成月经或妊养胎儿。任脉具有调节月经、促进女子生殖功能的作用，还可起到改善体质、强壮补虚的作用。

《扁鹊心书》中说，人于无病时，常灸关元、气海、命门、中脘，虽未得长生，亦可得百余岁矣。其中，任脉上的关元穴、气海穴位于肚脐下方，是丹田之气汇聚之处，能够贮藏人体元气，是常用的强壮保健穴位。关有关闭、收藏之意，元是指元气，温灸关元穴可以培补、固守元气。秋季灸关元穴，正符合“秋冬养阴”的收藏之道。

任督二脉同源而异流，分布在人体前后正中线上，统帅了全身的阴阳经脉。功能上，任脉为阴脉之海，督脉为阳脉之海，诸阴经均直接或间接交会于任脉，诸阳经均直接或间接交会于督脉。奇经八脉中，只有任脉、督脉有专属穴位，故十二经脉与任脉、督脉，合称为“十四经”。

（三）冲脉——血海、十二经脉之海

“冲”，有要冲、要道之意。

1. 循行

起于胞中，下出会阴，从气街部起与足少阴肾经相并行，散布于胸中，再向上行，经喉，环绕口唇，到目眶下（图5-7）。

任脉、督脉、冲脉是奇经八脉的主体，冲脉与任脉并于胸中，又通于督脉。而且这三条奇经同起于胞中，下出于会阴，同源而异流，称为“一源而三歧”。

2. 生理功能

冲脉调节十二经脉气血。冲脉循行范围广泛，上至头，下至足，后行于背，前布于胸腹，贯穿全身，是一身气血之要冲。冲脉的上

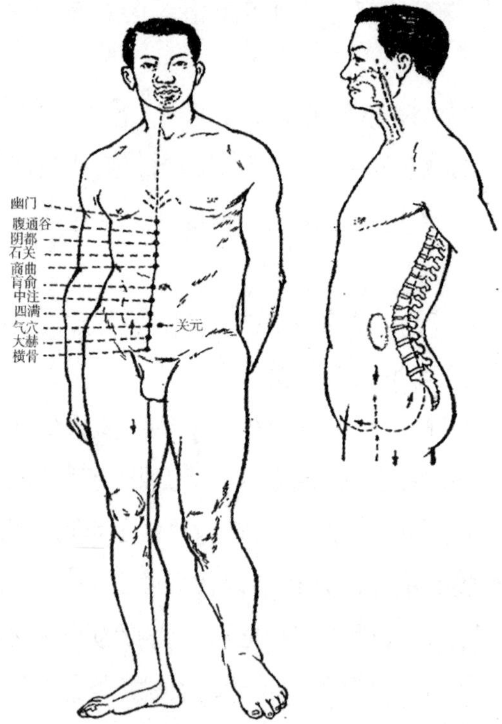

图5–7　冲脉

行分支，与督脉相通，行于脊柱内；其下行分支，沿大腿内侧下行到足大趾；冲脉与足阳明胃经会于气冲穴，受后天水谷精微的滋养；与足少阴肾经并向而行，受先天肾气的资助。冲脉既能灌溉头面阳经，又能渗灌下肢阴经，而且通过交会任、督二脉而能“通受十二经气血”。因此，冲脉又被称为“十二经脉之海”“五脏六腑之海”。

冲脉与女子月经及生殖功能有关。《灵枢·海论》称冲脉为“血海”，女子月经来潮及孕育，皆以血为基础。《素问·上古天真论》载：“（女子）二七而天癸至，任脉通，太冲脉盛，月事以时下，故有子。”此处的太冲脉就是冲脉。冲、任二脉气血充盛是女子胞主持月经、孕育胎儿的生理基础。肝所藏之血为经血之源，肝血在肝气疏泄的作用下流注于冲脉，月经能按时来潮。女子受孕之后，月经停止来潮，脏腑经络气血下注于冲任，到达胞宫以养胎，培育胎儿成熟直至分娩。如果冲、任脉气血不足或通行不利，会发生月经失调或不孕。《医宗金鉴·妇科心法要诀》指出：女子月经不调、赤白带下、经漏、经崩、不孕等病的根本在于冲任之脉受损。

（四）带脉——约束诸经

“带”，有腰带、束带之意。

1. 循行

起于季胁，斜向下行到足少阳胆经的带脉穴、五枢穴、维道穴，环行于腰腹部一周，正如腰带自然下坠一样“束带而前垂”（图5-8）。

2. 生理功能

约束纵行经脉，调节脉气。带脉是全身唯一横行的经脉，十二正经与奇经中的其余七脉均为上下纵行，唯有带脉环腰一周，所以带脉能约束纵行经脉。若湿邪客于带脉，会出现腰痛腹胀、重坠等表现。带脉也是气机升降之关键，轻敲带脉，有改善便秘、减肥的功效。

带脉主司妇女带下。古代妇科医生就被称为带下医。带脉亏虚，不能约束经脉，会出现腰酸无力、腰腹坠胀，女子带下量多、胞胎不固之症。

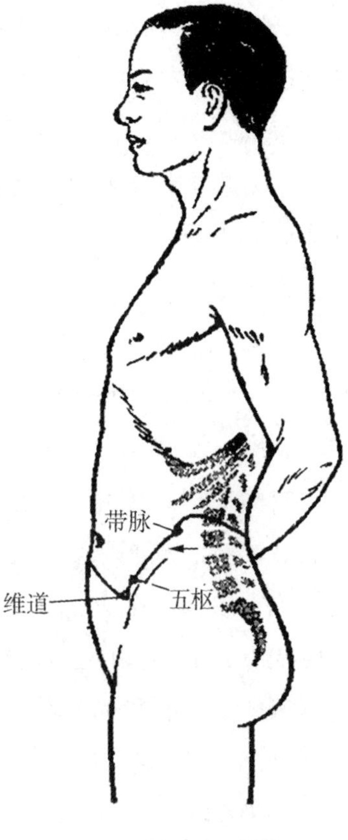

图5-8　带脉

（五）阴阳跷脉与阴阳维脉

阴阳跷脉、阴阳维脉均是左右对称分布。阴阳跷脉主司下肢运动、眼睑开合，分主一身左右阴阳。阳维脉维系联络所有阳经，与督脉相合；阴维脉维系联络所有阴经，与任脉相会。

【附】常用穴位的治疗作用

1. 百会

位置：在头顶正中线与两耳尖连线的交点处（图5-9）。

属经：督脉。

主治疾病：头痛、头重脚轻、痔疮、高血压、低血压、宿醉、目眩失眠、焦躁等。用掌跟按揉百会穴，按顺时针和逆时针方向各50圈，每日2~3次，可以疏通经络，提升督脉的阳气。适当刺激百会穴可以起到升提血压的作用，也可以使高血压稳定并下降。

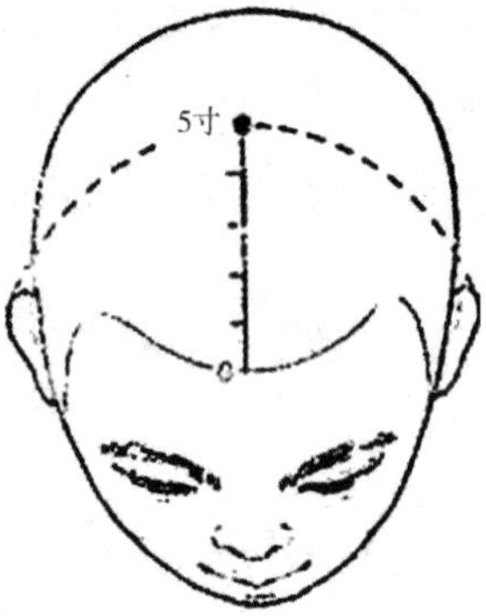

图5-9 百会

2. 人中

位置：鼻中隔下方，人中沟上1/3与下2/3交界处（图5-10）。

属经：督脉。

主治疾病：休克、昏迷、中暑、癫痫、惊厥。人们常说的掐人中，就是指掐人中穴，把大拇指的指端放到人中穴上，从中间向上顶推，行强刺激，每分钟顶推20~40次，可使患者很快苏醒。

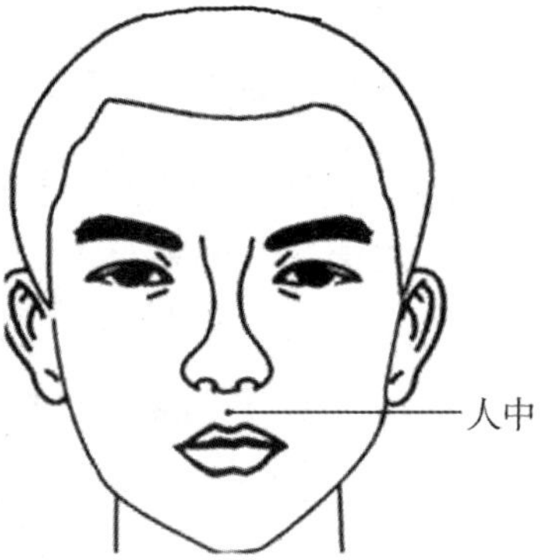

图5-10 人中

3. 迎香

位置：鼻翼外缘旁开0. 5寸，当鼻唇沟中（图5-11）。

属经：手阳明大肠经。

主治疾病：鼻塞、鼻衄、口㖞、胆道蛔虫症。伤风引起的流鼻涕、鼻塞，

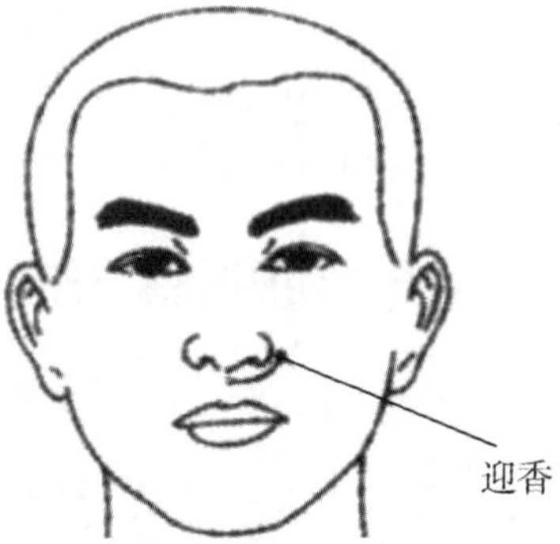

图5-11 迎香

或者过敏性鼻炎，可按摩迎香至发热，能立即缓解症状。经常用食指指腹垂直按压迎香，每次1~3分钟，能使鼻子保持舒畅，促进鼻周围的血液循环，气血畅通，使外邪不容易侵入体内，以预防和消除感冒。

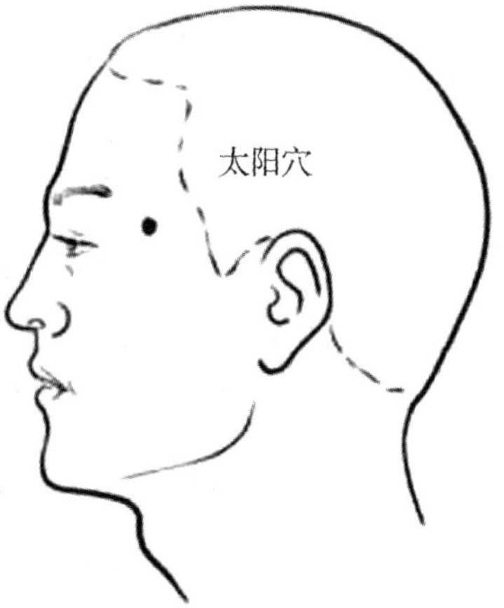

图5-12 太阳

4. 太阳

位置：眉梢与外眼角中间，向后1寸凹陷中（图5-12）。

属经：经外奇穴。

主治疾病：感冒、偏头痛、眼痛、三叉神经痛。《达摩秘方》中将按揉此穴列为“回春法”，认为常用此法可保持大脑的青春常在，返老还童。长时间连续用脑后，太阳穴往往会出现重压或胀痛的感觉，这是大脑疲劳的信号。按摩太阳穴可以给大脑以良性刺激，能够解除疲劳、振奋精神、止痛醒脑，并且能继续保持注意力的集中。

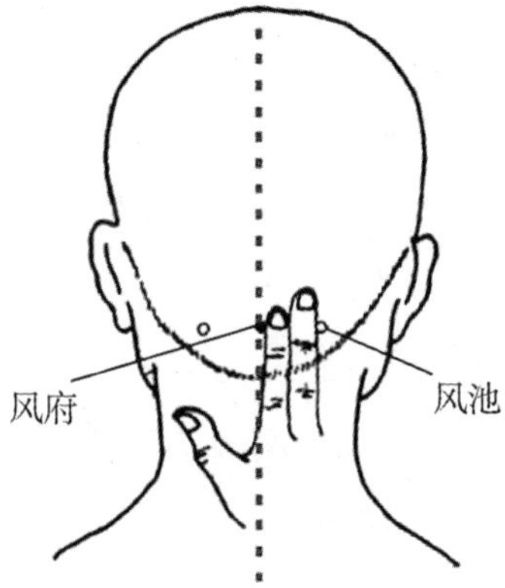

图5-13 风池

5. 风池

位置：胸锁乳突肌与斜方肌之间凹陷中，正对枕骨与第1颈椎之间（图5-13）。

属经：足少阳胆经。

主治疾病：感冒、头痛、眩晕、高血压、颈项强直、目疾。“头目风池主”，将拇指、食指指腹相对来夹按，以穴位有明显的酸胀感为度。刺激风池穴具有提神醒脑、平肝熄风的功效，可治疗大部分风疾。长期按摩此穴，可以有效地改善头痛、眩晕、颈项强痛等病症。

6. 大椎

位置：第7颈椎棘突出下间隙（图5-14）。

属经：督脉。

主治疾病：颈项强痛、高热、哮喘、癫痫、精神病。艾灸大椎穴或在此处拔罐可以治疗风寒、风热、阳虚等多种感冒，还可振奋一身阳气，有很好的保健强身作用，经常感冒、体弱者可以常灸此穴。

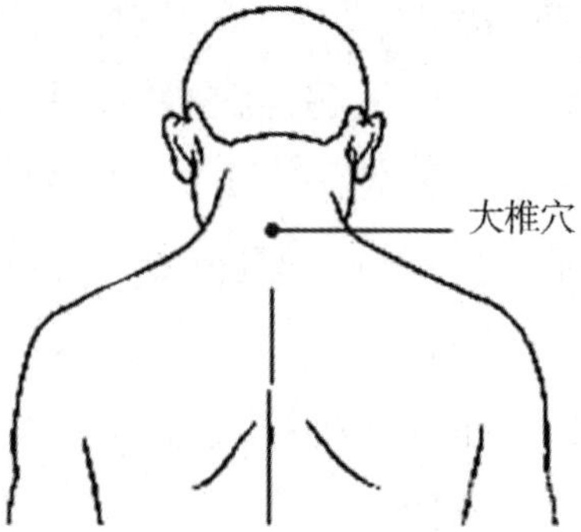

图5-14　大椎

7. 肩井

位置：大椎穴与肩峰连线中点（图5-15）。

属经：足少阳胆经。

主治疾病：头项强痛、肩臂疼痛、感冒、难产、乳痛。拇指腹按揉肩井穴，长期按揉可改善肩部酸痛，肩周炎等病症；或将艾条置于距离穴位皮肤2~3厘米处温和灸5~10分钟，每天一次，可治疗高血压、落枕等病症；此外可以刮痧肩井穴，以出痧为度，隔天一次，可治疗头重脚轻、眼睛疲劳、耳鸣等病症。

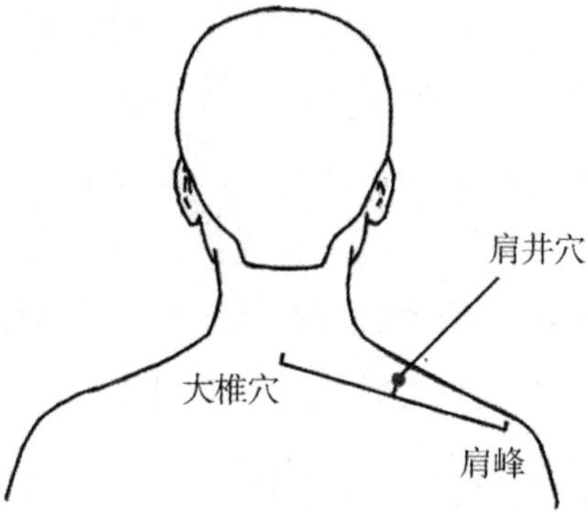

图5-15　肩井

8. 神阙

位置：脐中（图5-16）。

属经：任脉。

主治疾病：腹痛、泄泻、脱肛、虚脱。变化莫测为神，阙指要处，穴当脐孔，是人体生命最隐秘、最关键的要穴，也是人体的长寿大穴。禁刺，宜灸，可采用艾灸或者药物敷贴。

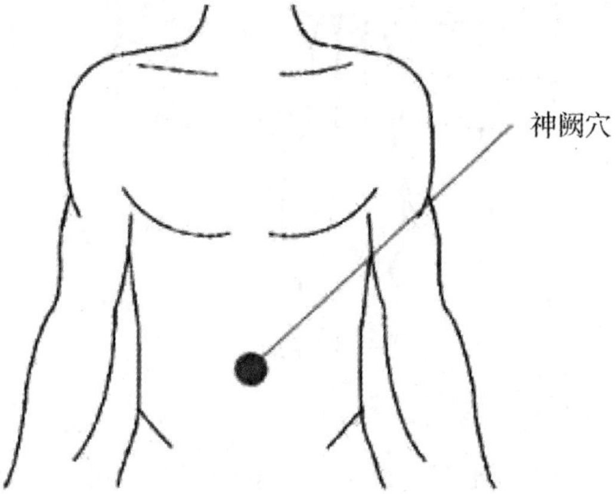

图5-16　神阙

9. 合谷

位置：掌背第2掌骨桡侧中点（图5-17）。

属经：手阳明大肠经。

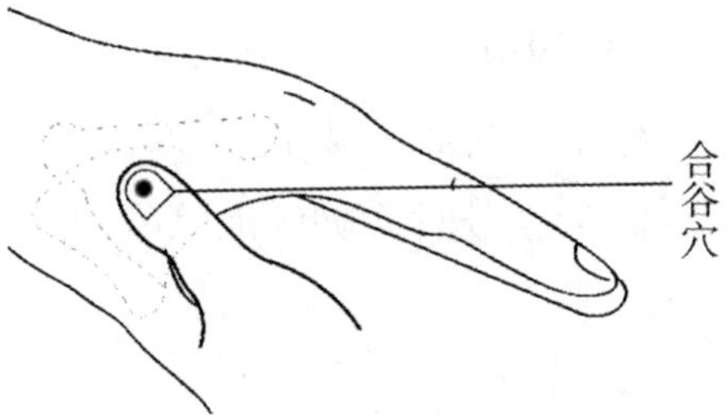

图5-17　合谷

主治疾病：头痛、牙痛、鼻衄、口眼歪斜、咽喉肿痛、感冒、发热多汗、滞产。中医针灸《四总穴歌》说“面口合谷收”，说明头面部的病症，如头痛、牙痛、发热、咽喉痛，以及其他五官科疾病可选用此穴。合谷穴还是一个急救穴，中暑、中风、虚脱等导致晕厥时，可用拇指掐捏患者的合谷穴，持续3分钟，晕厥一般可缓解，同时用指尖掐按人中穴，醒脑回苏的效果更好。禁忌：怀孕忌按此穴，以防子宫强力收缩流产。

10. 内关

位置：腕横纹上2寸，两筋之间（图5-18）。

属经：手厥阴心包经。

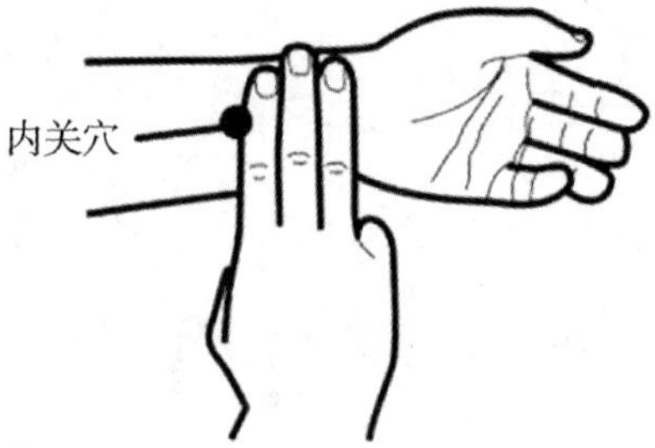

图5-18　内关

主治疾病：心悸、胸闷、胃痛、呕吐、休克、癫痫、手指挛痛、偏瘫、失眠。食指中指并拢按揉内关穴3~5分钟，每天一次，可有效缓解呕吐、失眠、心痛、心悸等症；或将艾条点燃，置于穴位上方距离皮肤2~3厘米处，温和灸10分钟，每天一次长期坚持，可用于治疗心悸、偏头痛、心痛、胃痛等病症。

11. 涌泉

位置：足底中线前三分之一交点处，即脚屈趾时，脚底前凹陷处（图5-19）。

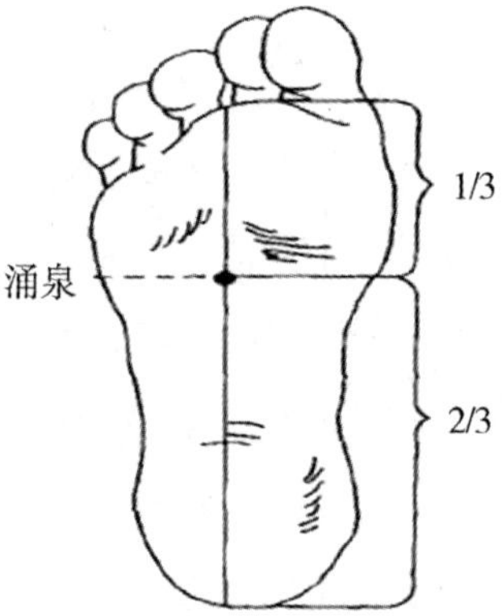

图5-19　涌泉

属经：足少阴肾经。

主治疾病：昏迷、休克、惊风、头痛、高血压。按摩涌泉穴可以培补元气，振奋人体的正气，调整脏腑的功能，提高抗病的能力，起到强身保健的作用。用双拇指从足跟向足尖方向涌泉穴处，做前后反复的推搓；或用双手掌自然轻缓地拍打涌泉穴，以足底部有热感为适宜。苏东坡著有《养生记》，把擦涌泉穴视为养生之要术。《寿亲养老新书》指出：旦夕之间擦涌泉，使“脚力强健，无痿弱酸痛之疾矣”。

12. 三阴交

位置：内踝上3寸，胫骨后缘（图5-20）。

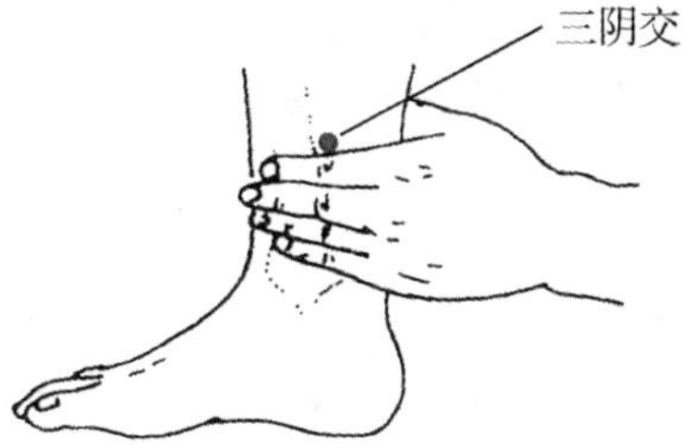

图5-20　三阴交

属经：足太阴脾经。

主治疾病：月经不调、遗精、阳痿、遗尿、尿闭、失眠、肠鸣泄泻。该穴名意指足部三条阴经中的气血在本穴交会。每天17~19时，肾经当令之时，用力按揉三阴交穴10分钟左右，或直接艾灸该穴位10~15分钟，能保养子宫和卵巢，促进任脉、督脉、冲脉的畅通。

13. 足三里

位置：膝下3寸，胫骨前嵴外1寸（图5-21）。

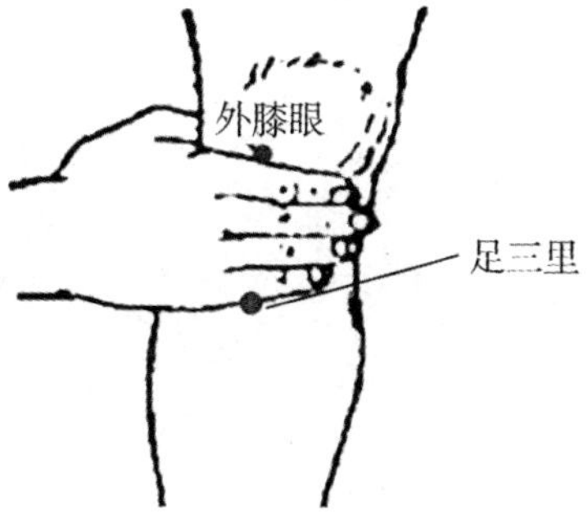

图5-21　足三里

属经：足阳明胃经。

主治疾病：胃腹疼痛、呕吐泄泻、肝胆疾患、休克、高血压、下肢瘫痪、膝关节疼痛。《四总穴歌》中说“肚腹三里留”，即足三里主治胃肠道疾病，通过针灸、按摩可改善胃痛、腹痛、腹胀、腹泻等。该穴是人体最重要的治病穴道之一。据统计，通过按摩、针灸足三里穴治疗的疾病有30余种，涵盖了内科、妇科、儿科，该穴还有安眠、止痛等作用。俗话说：“艾灸足三里，胜吃老母鸡”，说明艾灸足三里有很好的保健强壮功效，适合身体虚弱、抵抗力低下者。

14. 承山

位置：腘横纹下8寸，腓肠肌肌腹之间凹陷的顶端（图5-22）。

属经：足太阳膀胱经。

主治疾病：腰痛、下肢瘫痪、小儿惊风、腓肠肌痉挛、痔疮、便秘。现常用于治疗坐骨神经痛、腓肠肌痉挛、痔疮、脱肛等，可采用按揉、点、拿、一指禅推等手法。

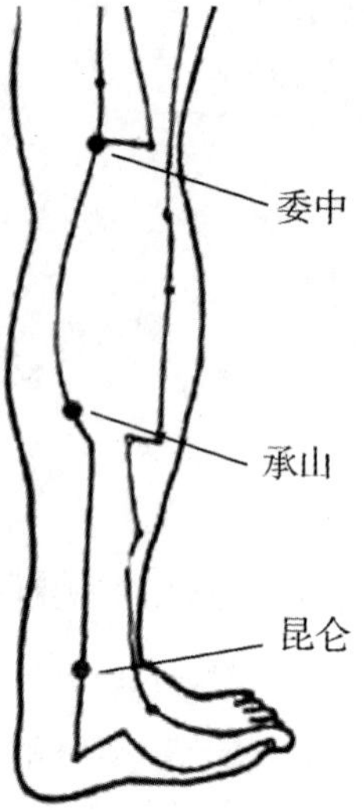

图5-22　承山

15. 环跳

位置：股骨大转子高点与骶管裂孔连线的外1/3与内2/3交界处（图5-23）。

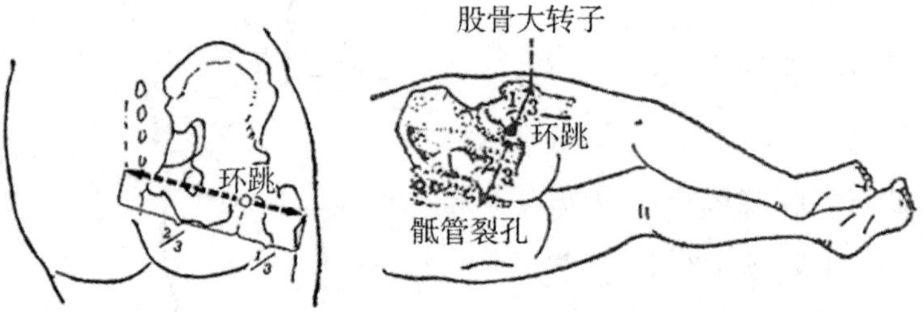

图5-23　环跳

属经：足少阳胆经。

主治疾病：下肢痿痹、腰痛。现代常用于治疗坐骨神经痛、下肢瘫痪、腰骶髋关节及周围软组织疾患等。可两手握拳，手心向内，两拳同时捶打两侧环跳穴各50下或者两手抱两膝搂怀后再伸直，以此反复，一伸一屈共做50下；或艾条灸环跳穴10~20分钟，或艾炷灸5~10壮。

思考

1. 女子月经与冲、任二脉有什么关系？

2. 你能列举几个熟悉的穴位及其主治吗？

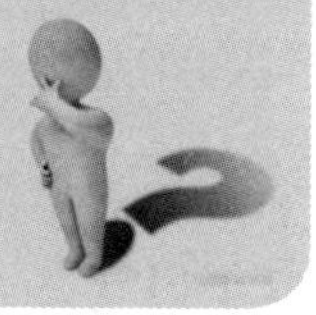

第四节　经络的生理功能和应用

一、经络的生理功能

经络系统以十二经脉为主体，具有沟通联系、运行气血、感应传导和调节功能平衡等生理功能。

（一）沟通联系

脏腑、形体、官窍功能的协调统一，依赖于经络的沟通联系。

1. 加强内在脏腑与形体官窍的联系

《灵枢·海论》中说：“夫十二经脉者，内属于腑脏，外络于肢节。”十二经脉中，阴经行于四肢内侧；阳经行于四肢外侧。十二经脉对内属络于六脏六腑，对外联络筋肉、关节和皮肤等组织，也就是十二经筋与十二皮部。五脏精气通过经络上输于头面，如肝在窍为目，肾开窍于耳。

2. 加强脏腑之间的联系

十二经脉分别属络于相应的脏或腑，一条经脉可以联系多个脏腑。如足厥阴肝经，除属肝络胆外，还挟胃，注肺中，临床可见肝气犯胃证，肝火犯肺证等。多条经脉也可以同入一脏，例如手太阴经属肺，手阳明经络肺，足厥阴经注肺，足少阴经入肺。

3. 加强经络系统内部的多层次联系

十二经脉流注首尾相接，表里经脉在上、下肢端互相交接沟通。经别和别络加强了表里经脉在体内外的联系。十二经脉和奇经八脉之间有交会及重合，比如足厥阴肝经在头顶与督脉和足太阳膀胱经交会于百会穴。十二经筋、十二皮部联络筋脉皮肉。络脉沟通于经脉与脏腑、经脉与经脉之间，经络系统使人体成为网络交错的立体调节系统。

（二）运行气血

《灵枢・本脏》中说：“经脉者，所以行血气而营阴阳、濡筋骨、利关节者也。”

经脉作为运行气血的主要通道，具有运输气血的作用。络脉作为经脉的分支，具有布散和渗灌经脉气血到脏腑、形体、官窍及经络自身的作用。经络运行气血，内溉脏腑，外濡腠理，还能抵御外邪的侵袭。

“营阴阳”指经络和调阴阳，针灸治病的关键就在于恢复阴阳平衡。

经脉濡润筋骨，滑利关节，说明经筋发挥正常生理功能，也是基于经脉运行气血、协调阴阳的作用。

（三）感应传导

经络系统相当于人体的互联网，使各部分互联互通。经络之气是信息的载体，就像是传递信息的有线或无线信号。对经穴刺激引起的感应及传导，称为“得气”或“针感”。《灵枢・九针十二原》强调“刺之要，气至而有效”。在针刺治疗中，通过提插捻转等行针方式，针刺局部出现酸、麻、重、胀、寒、热等特殊的感觉，或是沿一定线路传导的感觉，就说明是得气了，得气是针刺治疗取效的保证。

“有诸内者，必形诸外”。内脏功能活动或病机变化的信息，也可由经络之气感应传导，并沿经脉、络脉、经筋、皮部传达于体表，反映出相应的症状和体征。比如肾其华在发，成年人未老先衰，早生白发，说明肾的精气不足。病邪由表及里、由浅入深侵犯人体以及治疗疾病驱邪外出，都是通过经络之气的感应传导作用而实现的。

（四）调节功能平衡

经络系统通过沟通联系、运输气血及感应传导信息的作用，使人体保持阴阳的动态平衡。《灵枢·根结》中说："用针之要，在于知调阴与阳。"当发生疾病，出现气血不和及阴阳偏胜偏衰时，可运用针刺、艾灸等治疗激发经络之气，发挥"泻其有余，补其不足，阴阳平复"的作用。经络对人体机能的调节是一种良性的双向调节作用。如针刺手厥阴心包经的内关穴治疗心律失常，既能治疗心动过缓，又能治疗心动过速。

二、经络学说的应用

（一）阐释病机变化

《素问·皮部论》中说："邪客于皮则腠理开，开则邪入客于络脉，络脉满则注于经脉，经脉满则入舍于腑脏也。"经络是外邪从皮毛腠理内传于五脏六腑的途径。

脏腑病变也可以通过经络的传导反映于体表特定部位或相应官窍。爱生闷气的人总感觉胁肋、腹部胀痛，这是由于情志不畅引起肝气郁结，足厥阴肝经抵小腹、布胁肋，经气不通，不通则痛。

脏腑之间的病变也可相互传变。如心经实火，常会出现心烦、舌尖红痛等火热炎上的症状，也可移热于小肠，出现小便赤涩刺痛，甚至尿血之症。心火下移于小肠的生理基础就在于手少阴心经和手太阳小肠经存在相互络属关系。

（二）指导疾病的诊断

《灵枢·官能》中说："察其所痛，左右上下，知其寒温，何经所在。"

循经诊断是根据经络循行部位的异常表现，来对脏腑病变进行诊断。如胸前"虚里"处疼痛，即心前区发生疼痛，痛连左手臂及小指，应考虑真心痛等心脏疾病。《灵枢·邪客》中说："肺心有邪，其气留于两肘"，这是因为手三阴经，包括肺经、心经、心包经都行于上肢内侧，经过肘窝。因此，心肺有病的患者，有时在肘窝处能触摸到压痛点或硬结。

分经诊断是根据病变所在部位，详细区分疾病所属经脉而进行诊断。人生气后常会发生偏头痛，或见头两侧太阳穴青筋暴起，病位在足少阳胆经；夜晚受风寒后肩颈酸痛，病位在足太阳膀胱经。

（三）指导疾病治疗

1. 指导针灸、推拿治疗

针灸、推拿疗法是以经络学说作为理论基础的治病和保健方法。

腧穴是经络气血转输交会之处，又是病邪入侵脏腑经络的门户，所以用针灸、推拿等多种方式刺激腧穴，通过经气的传导作用来调整人体气血和脏腑功能，可以恢复体内阴阳的平衡，达到扶正祛邪的治疗目的。

穴位的选取与配合需按经络学说进行辨证。"面口合谷收，腰背委中求"，属于远端取穴。胸闷点按膻中穴，胃痛点按中脘穴属于循经穴位的近治作用。

2. 指导药物治疗

中药口服和外用治疗，也是以经络为通道，以气血为载体，通过经络的传输，到达病所而发挥治疗作用的。

金代张元素在中药归经理论的基础上，倡导分经用药，创立了

"引经报使"理论。引经就是说某些药物能引导其他药物选择性地治疗某经、某脏的病证，如治疗太阳经头痛，选用羌活为引经药；偏头痛病属少阳经，选用柴胡为引经药。报使，类似药引，治疗风寒外感或调和脾胃的方剂中常有生姜大枣为药引，生姜归胃经，大枣归脾经，姜枣药食同源，外能解表散寒，内能补血健脾。

经络学说是指导方剂组成的重要理论之一。为什么三黄片能治疗胃火牙痛？这是因为，足阳明胃经入上齿中，手阳明大肠经入下齿中，胃肠积热上可见牙龈肿痛、出血，下可见肠燥便秘。三黄片方中黄芩归肺和大肠经，黄连和大黄归胃经和大肠经，三药共用，有清热通便、泻火解毒的功效。

总之，不论是针灸外治，还是中药内治，抑或是养生防病，都须以经络理论为指导。

思考

1. 为什么针刺穴位可以治疗脏腑病证呢？
2. 你知道什么是"得气"吗？
3. 你了解头痛的分经辨治吗？

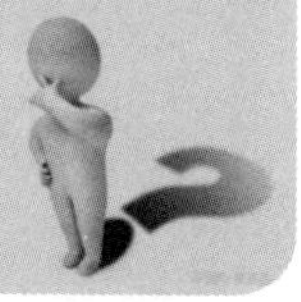

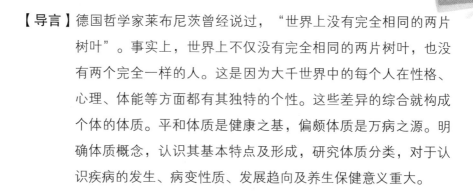

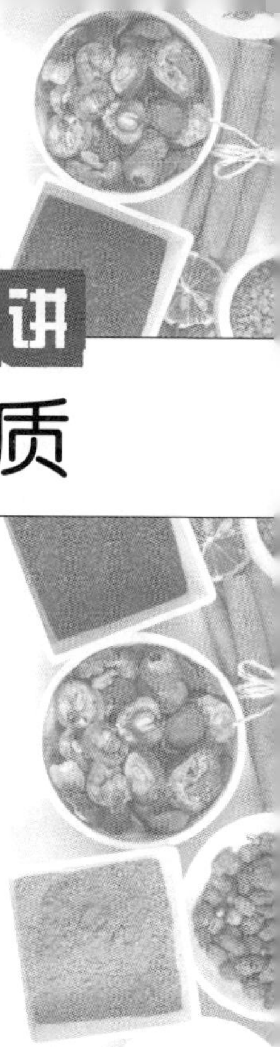

第六讲 认识体质

【导言】德国哲学家莱布尼茨曾经说过，“世界上没有完全相同的两片树叶”。事实上，世界上不仅没有完全相同的两片树叶，也没有两个完全一样的人。这是因为大千世界中的每个人在性格、心理、体能等方面都有其独特的个性。这些差异的综合就构成个体的体质。平和体质是健康之基，偏颇体质是万病之源。明确体质概念，认识其基本特点及形成，研究体质分类，对于认识疾病的发生、病变性质、发展趋向及养生保健意义重大。

第一节 体质的概念与特点

一、什么是体质

王女士家的孩子总是生病。王女士实在忍不住了，就去问医生，为什么她的孩子总是生病呢？医生告诉王女士，这是因为她的孩子体质太差了。

何谓体质？体质是指人类个体在生命过程中，由遗传性和获得性因素所决定的表现在形态结构、生理功能和心理状态方面综合的相对稳定的特性。《灵枢·寿夭刚柔》中说："人之生也，有刚有柔，有弱有强，有短有长，有阴有阳。"从体型看，有的人高，有的人矮，有的人胖，有的人瘦。从生理功能来说，有的人能吃，消化功能较好；有的人能睡，睡眠功能好。人类的心理活动非常复杂，也是体质构成的重要方面。有的人外向开朗，有的人内向忧郁。正是这些差别，使得个体之间的体质千差万别。综合来看，体质就是不同个体的身心特性。

二、体质的特性

体质具有七大特性：个体差异性、群类趋同性、相对稳定性、连续可测性、动态可变性、后天可调性和形神一体性。

1. 个体差异性

由于先天禀赋和后天因素的不同，不同个体在形态结构、生理功能和心理活动等多方面都呈现出显著的个体差异，这就是个体差异性。个体差异性是认识不同个体身心特征的核心所在。

2. 群类趋同性

长期居住在某一地区或同一种族的人，由于共同的生存环境与生活习惯，遗传背景和后天环境呈现很多共性，因此体质具有群类趋同性。如人们常说山东大汉，却不说广东大汉。再如湖北省和河南省，湖北人以米饭为主食，而河南人更喜欢面食。面粉含淀粉较多，含糖量较高。所以相对而言，河南人的体型更显魁梧，健壮一些；而湖北人更显精干，纤弱一些。由此可以初步体会"米质人"和"面质人"

的区别。

3. 相对稳定性

有人可能会问：我今天吃米，明天吃面，那么我会不会今天一种体质类型，明天就变成另一种体质呢？当然不会。因为个体的体质一旦形成，是不会轻易改变的。个体秉承父母的遗传信息，所表现出的一些特征不会轻易改变。这就是体质在生命过程某个阶段的相对稳定性。

4. 动态可变性

体质的稳定是相对的，说明在某些因素的作用下，体质类型会发生改变。如机体随年龄变化呈现出不同的体质特点，随外界环境因素变化而呈现变化等。这些因素互相影响，使体质呈现动态可变性。

5. 连续可测性

不同个体体质的存在和演变在时间上具有不间断性，体质特征伴随生命的全过程，具有循着某种类型体质固有的发展演变规律缓慢演化的趋势，这使得体质具有可预测性。这为辨体质养生和治未病提供了线索和导向。

6. 后天可调性

每个人都希望自己的体质越来越好，越来越健康。我们可以通过饮食、药物、针灸等多种方法来干预体质，减少疾病的发生，甚至渐趋于理想的平和体质。这一特点称为后天可调性。

7. 形神一体性

体质主要有形态结构、生理功能和心理因素三大构成要素。从中医角度来说，形态结构和生理功能隶属于形的范围，心理因素则归属于神的范围，所以体质是形神一体的综合体现。理想的体质就是形健神旺。

思考

1. 你知道什么是体质吗?

2. 体质的特征你了解了吗?

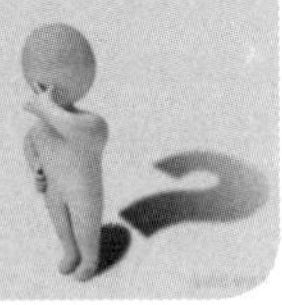

第二节　体质的构成要素与形成因素

一、体质构成的三大要素

体质的构成要素主要包括形态结构、生理功能和心理状态三个方面。

1. 形态结构的差异性

形态结构的差异性指人体外部形态和内部形态的差异性，构成个体体质形态结构的差异性。《灵枢·逆肥顺瘦》中将人分为肥人与瘦人，并指出：肥人“血气充盈，肤革坚固”；瘦人皮薄色少，“易脱于气，易损于血。”元代医家朱丹溪在《格致余论》中进一步指出体型与发病的关系：“肥人湿多，瘦人火多。”可见注重机体形态变化，是早期养生保健、增强体质的关键所在。

2. 生理功能的差异性

不同形态结构决定着不同的生理功能。不同个体在饮食、呼吸、二便、睡眠、感觉、毛发、舌象、脉象等方面都有所不同。有的人能吃，有的人能睡；有的人呼吸深长有力，有的人呼吸短促乏力；有的人吃得少但很容易胖，有的人怎么吃都吃不胖。这些都是脏腑经络及精气血津液不同生理功能状态的反映，也是我们了解体质状况的重要内容。

3. 心理特征的差异性

《素问·阴阳应象大论》中说：“人有五脏化五气，以生喜怒悲忧恐。”由于个体脏腑精气及功能的不同，个体情志活动表现出的心理特征也不同。有的人天生乐观开朗，有的人则易于悲观失望；有的人敏感多疑，有的人慈悲宽容。《灵枢·阴阳二十五人》把人分为木、火、土、金、水五种类型，每一种类型的形态功能又有五种不同的心理特征。如土形之人具有“圆面、大头、美肩背、大腹、美股胫、小手足、多肉、上下相称”等形态特征，多表现为“安心、好利、不喜权势、善附人”等心理特征。不同脏腑的机能活动，总是表现为某种特定的情感、情绪反应与认知活动。

人的心理特征不仅与形态、功能有关，而且与不同个体的生活经历以及所处的社会文化环境有密切的联系。

二、体质形成的先后天因素

体质是机体内外环境综合作用的结果。先天因素是形成基础，后天因素可对体质产生不同的影响。

1. 先天因素

体质形成过程中，先天禀赋起着关键性作用。父母给了我们生命，决定了我们长相的同时，也在很大程度上奠定了身体的基础，即体质的基调。父母的生育年龄、精血盛衰，直接决定着子代的体质状况，如身体强弱、刚柔、肤色、先天遗传缺陷或遗传疾病等。母体妊娠期的饮食起居、情志、劳逸等因素直接影响小儿的生长发育状况。

此外，性别差异也是体质的形成因素之一。美国心理学家约翰·格雷著有《男人来自火星，女人来自金星》一书，活泼生动地刻画出了男女两性之间的显著差异。事实上，男女在先天禀赋、身体形态、心理方面的差异也造就了体质上的差异。男性多禀阳刚之气，体魄魁梧，心胸开阔；女性多禀阴柔之气，体型小巧，多愁善感。

2. 后天因素

后天因素是人出生之后各种因素的总和，如年龄、膳食、生活起居、劳逸、精神情志、自然或社会环境因素、疾病损害、药物治疗等。

从年龄来看，小儿脏腑娇嫩，形气未充，易虚易实，易寒易热；青壮年精气血津液充盛，脏腑功能强盛，体质较稳定；老年人脏腑功能出现生理性衰退，以阴阳失调、代谢减缓、气血郁滞、脏腑功能减退为主要特征。饮食方面，如长期饮食不足会导致体质虚弱；饮食偏嗜易致体质偏倾；过食肥甘厚味易成痰湿体质；过食辛辣易成阴虚火旺体质。体质保健应注意先天、后天关系，尤其注重后天养先天，具有积极意义。

思考

1. 体质形成过程中，哪些因素决定了体质的千差万别？

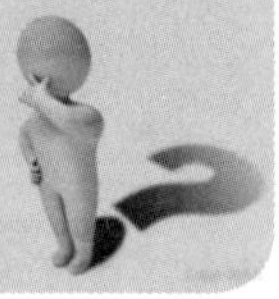

第三节　体质的分类及特征

一、体质的阴阳三分法

《素问·生气通天论》中说：“生之本，本于阴阳。”《素问·宝命全形论》指出：“人生有形，不离阴阳。”阴阳是天地自然和人体的普遍规律，也是中医体质分类的基本方法之一。以阴阳为总纲，可将体质简要概括为阴阳平和质、偏阳质和偏阴质三类。

1. 阴阳平和质

阴阳平和质是功能较为协调的体质类型。特征是身体强壮，胖瘦适度；食量适中，二便通调；面色、肤色明润含蓄；目光有神，性格随和开朗；夜眠安和，精力充沛；反应灵活，思维敏捷；舌色红润，舌苔薄白；脉和缓有力。对自然环境和社会环境适应能力较强；不易感受外邪，较少生病。

2. 偏阳质

偏阳质是具有兴奋、好动、偏热特征的体质类型。机体产热过多，主要特点可概括为三个字：热、动、躁。具体来说，外在形体特征多体型适中或偏瘦；也有较健壮者。面色多偏红或微苍黑，或呈油性皮肤；以生活习惯来看，此类人食量较大，大便易干燥，小便易黄赤，平时畏热喜冷；性格外向，喜动好强，易急躁，自制力较差，但精力旺盛，动作敏捷，反应灵敏。比如三国时期的张飞，豹头环眼，燕颔虎须，声若巨雷，势如奔马。尤其是曹操打败刘备并追击至当阳长坂的那一幕，更深刻地描绘了张飞的阳刚气势。

具有这种体质特征的人，受邪发病后多表现为热证、实证，并易化燥伤阴；皮肤易生疖疮；内伤杂病多见火旺、阳亢或兼阴虚之证；容易发生眩晕、头痛、心悸、失眠及出血等病证。

3. 偏阴质

偏阴质是具有抑制、喜静、偏寒特征的体质类型。体内产热过少，主要特点可概括为三个字：寒、静、湿。具体来说，偏阴质者多形体适中或偏胖，容易疲劳；面色偏白而欠华；食量较小；平时畏寒喜热；唇、舌偏白偏淡，脉多沉细；性格内向，喜静少动，或胆小易惊；精力偏弱，动作迟缓，反应较慢。如《红楼梦》形容林黛玉为：闲静时如姣花照水，行动处似弱柳扶风。她属于气郁体质，但从阴阳来划分则属阴。

具有这种体质特征的人，受邪发病后多表现为寒证、虚证；表证易传里或直中内脏；冬天易生冻疮；内伤杂病多见阴盛、阳虚之证；

容易发生湿滞、水肿、痰饮、瘀血等病证。

二、体质的九分法

除阴阳体质分类法之外，还有很多的体质分类法。2009年4月9日，中华中医药学会颁行了《中医体质分类与判定》标准。将中国人的体质划分为九种，包括理想的平和质和八种偏颇体质，分别是：气虚质、阳虚质、阴虚质、痰湿质、湿热质、血瘀质、气郁质、特禀质。一般而言，气虚质多气短、易疲乏；阳虚质体内热量不足，较怕冷；阴虚质体内缺水、多怕热；血瘀质易长斑；痰湿质多体型肥胖；气郁质多抑郁等。

1. 平和质

总体特征：以体态适中，面色红润、精力充沛等为主要特征。

形体特征：体型匀称健壮。

常见表现：面色、肤色润泽，头发稠密有光泽，目光有神，鼻色明润，嗅觉灵敏，唇色红润，不易疲劳，精力充沛，耐受寒热，睡眠良好，胃纳佳，二便正常，舌淡红，苔薄白，脉和缓有力。

心理特征：性格随和开朗。

发病倾向：平素患病较少。

对外界环境适应能力：对自然环境和社会环境适应能力较强。平和体质阴阳气血调和，故呈现出良好的适应能力。

2. 气虚质

总体特征：元气不足，以疲乏、气短、自汗等气虚表现为主要特征。

形体特征：肌肉松软不实。

常见表现：平素声音低弱，气短懒言，容易疲乏，精神不振，易出汗，舌淡红，舌边有齿痕，脉弱。

心理特征：性格内向，不喜冒险。

发病倾向：易患感冒、内脏下垂等病，病后康复缓慢。

对外界环境适应能力：不耐受风、寒、暑、湿邪。

造成气虚的常见原因不外乎先天不足或后天失养。如少时脾胃受伤，气血不足；慢性消耗病；长期过度疲劳或思虑过度、营养不良等。

气虚体质宜多养气，少耗气，促生成。饮食上忌生冷苦寒、辛辣燥热等寒热偏性比较明显的食物；少食油腻之品；适当进补，可选择白扁豆、红枣、黄芪、山药等具有补气作用的食品或药品。切记宜缓补而忌滥补。如气虚容易感冒，可使用玉屏风散；脾气亏虚，可服用香砂六君丸、归脾丸等中成药品。此外，太极拳、爬山、慢跑等传统养生养气功法及适度舒缓的运动也有利于这种类型人的调养。尽量培养豁达乐观的性情，不宜思虑或悲伤太过。

3. 阳虚质

总体特征：阳气不足，以畏寒怕冷、手足不温等虚寒表现为主要特征。

形体特征：肌肉松软不实。

常见表现：平素畏冷，手足不温，喜热饮食，精神不振，舌淡胖嫩，脉沉迟。

心理特征：性格多沉静、内向。

发病倾向：易患痰饮、肿胀、泄泻等病，感邪易从寒化。

对外界环境适应能力：耐夏不耐冬，易感风、寒、湿邪。

究其成因，一为先天不足，也就是说从母体带来的阳气就不足。二为后天的损害，包括贪凉饮冷损伤脏腑，或长期劳累，耗伤阳气等。

阳虚体质的调养以温补脾肾、温化水湿为总原则。通过饮食调养、运动健身等做到“三暖”。一是心要暖。阳虚体质者性格多沉静、内向，要改变这种体质类型，一定要多欢喜快乐，多交往乐观向上的朋友，少悲忧抑郁，远离消极悲观主义者。尽量选择温暖明亮的处所居住。二是口要暖。饮食忌生冷、苦寒、黏腻之品；低盐饮食；宜温热、甘缓温阳壮阳之品；进补之品适宜蒸、焖、煮、炖等烹调方法。宜在春夏进补。如生姜、羊肉都具温补阳气之功，可加入当归制成美味的药膳，就是当归生姜羊肉汤。三是腰腿关节要暖。寒从脚下起，寒易袭击身体关节。常用方剂有补脾的附子理中丸，补肾的参茸丸、金匮肾气丸、济生肾气丸、龟鹿二仙膏等。可根据身体情况在医师指导下服用。

4. 阴虚质

总体特征：阴液亏少，以口燥咽干、手足心热等虚热表现为主要特征。

形体特征：体形偏瘦。

常见表现：手足心热，口燥咽干，鼻微干，喜冷饮，大便干燥，舌红少津，脉细数。

心理特征：性情急躁，外向好动，活泼。

发病倾向：易患虚劳、失精、不寐等病，感邪易从热化。

对外界环境适应能力：耐冬不耐夏，不耐受暑、热、燥邪。

长期熬夜、五志化火、过食辛辣燥热食物、吸烟及过度温补等都是损耗人体阴液的重要原因，当然还包括遗传。

阴虚体质者宜滋阴降火安神。饮食忌温燥、辛辣、香浓之品；宜食寒凉清润之品。避免熬夜、工作紧张、剧烈运动、酷热环境，保证充分睡眠。中药可适当选用西洋参、沙参、麦冬、百合等以补阴、养血、清虚热。常用方剂有六味地黄丸、杞菊地黄丸、知柏地黄丸、天王补心丹等。

5. 痰湿质

总体特征：痰湿凝聚，以形体肥胖、腹部肥满、口黏苔腻等痰湿表现为主要特征。

形体特征：体形肥胖，腹部肥满松软。

常见表现：面部皮肤油脂较多，多汗且黏，胸闷，痰多，口黏腻或甜，喜食肥甘甜黏，苔腻，脉滑。

心理特征：性格温和、稳重，善于忍耐。

发病倾向：易患消渴、中风、胸痹等病。

对外界环境适应能力：对梅雨季节及潮湿环境适应能力差。

造成痰湿体质的因素主要有久居湿地、饮食失宜、过度安逸、缺少运动等方面。无论饮食过量还是饮食偏嗜，只要摄入的食物不能被脾胃及时消化吸收代谢的话，都可能在体内淤积成为痰湿。此外，痰湿体质是代谢较慢的体质状态。平素运动过少，过度安逸也是成因之一。

痰湿体质的调理应健脾化痰除湿、疏通气机。饮食宜清淡，有节制；忌多食水果及油腻、酸涩、苦寒之品。宜户外活动，日光浴；避免久居湿地。可适当选用薏米、冬瓜、扁豆、陈皮等利湿、祛痰之品。常用方剂有二陈汤、苓桂术甘汤、六君子汤、参苓白术散、金匮肾气丸等。

6. 湿热质

总体特征：湿热内蕴，以面垢油光、口苦、舌苔黄腻等湿热表现为主要特征。

形体特征：形体中等或偏瘦。

常见表现：面垢油光，易生痤疮，口苦口干，身重困倦，大便黏滞不畅或燥结，小便短黄，舌质偏红，苔黄腻，脉滑数。

心理特征：容易心烦急躁。

发病倾向：易患疮疖、黄疸、热淋等病。

嗜烟嗜酒、多食肥甘厚味、滋补不当、情志抑郁等都是形成湿热体质的因素。

湿热体质的调养应健脾祛湿、疏肝利胆、通腑泻热。饮食忌肥甘厚腻之品；宜食清淡祛湿之品，戒烟酒。不宜熬夜及过度疲劳；宜注意个人卫生及加强锻炼。可酌情选用薏苡仁、赤小豆、陈皮、车前草、淡竹叶等清热利湿之品。常用中成药有清开灵口服液、清热祛湿冲剂、溪黄草冲剂等。

7. 血瘀质

总体特征：血行不畅，以肤色晦黯、舌质紫黯等血瘀表现为主要特征。

形体特征：胖瘦均见。

常见表现：肤色晦黯，色素沉着，容易出现瘀斑，口唇黯淡，舌黯或有瘀点，舌下络脉紫黯或增粗，脉涩。

心理特征：易烦，健忘。

发病倾向：易患癥瘕及痛证、血证等。

对外界环境适应能力：不耐受寒邪。

长期七情不调、生活不规律、慢性病、久服寒凉之品、常居寒凉之地等是血瘀体质形成的常见原因。

血瘀体质的调理以疏肝理气、活血化瘀为总则。重点在于情绪调节及运动锻炼。血瘀体质者应保持开朗乐观的心情。心情愉悦，气血畅达，血脉流通，有助于改善血瘀体质。饮食上不宜多食寒凉、温燥之品；宜食健胃、行气、活血之类。应注意保暖，多进行户外活动。可选用玫瑰花、山楂、当归、丹参、益母草等中药进行调养。常用方药有逍遥散、复方丹参片等。

8. 气郁质

总体特征：气机郁滞，以神情抑郁、忧虑脆弱等气郁表现为主要特征。

形体特征：形体瘦者为多。

常见表现：神情抑郁，情感脆弱，烦闷不乐，舌淡红，苔薄白，脉弦。

心理特征：性格内向不稳定，敏感多虑。

发病倾向：易患郁证、梅核气、脏躁等。

对外界环境适应能力：对精神刺激适应能力较差，不适应阴雨天气。

造成气郁体质的因素包括先天遗传、经常熬夜、长期压力过大、思虑过度、突发精神刺激等。

气郁体质宜疏肝理气解郁、调理脾胃。饮食宜行气之品，但理气不可过燥，养阴不可过腻，用药不可峻猛。宜调畅情志，移情易性。多进行户外活动和社交活动，或培养多种爱好，以静制躁。可选用柴胡、白芍、陈皮、小茴香等中药进行调养。常用方剂有逍遥散、柴胡疏肝散、越鞠丸等。

9. 特禀质

总体特征：先天失常，以生理缺陷或过敏反应等为主要特征。

形体特征：一般无特殊形体特征，因先天禀赋异常，或有生理缺陷，或有畸形。

常见表现：过敏体质常见过敏反应，遗传性疾病等，随病况不同而表现各异。

心理特征：随禀质不同，情况各异。

发病倾向：过敏体质者易见过敏反应、遗传性疾病等，或见发育异常，或病况不同而表现各异。

对外界环境适应能力：适应能力差，如过敏体质者对易过敏季节适应能力差，易引发宿疾。

特禀体质的成因包括先天遗传、后天环境、饮食因素等方面。可通过适当锻炼，饮食调理达到增强体质的效果。饮食不宜蚕豆、白扁豆、虾、蟹、酒、辣椒、浓茶、咖啡等辛辣之品、腥膻发物及含致敏物质的食物。宜生活规律，睡眠充足。对花粉过敏者，春季尽量减少室外活动。因春季花粉比较多，容易引发过敏。常用方剂包括玉屏风散、消风散、过敏煎等。

以上体质调养中药品的使用，请务必在医师指导下慎重选用。

思考

你是何种体质类型？该如何调养？

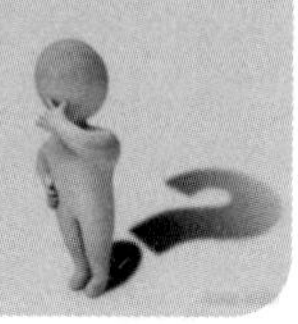

第四节 体质学说的应用

一、体质与养生

养生防病方法应根据体质而异，运用相应的方法和措施，纠体质之偏颇，不可盲目跟风。饮食来看，偏阳质者，平素宜凉忌热；偏阴质者，平素宜温忌寒。疾病初愈：偏阳质者，慎食温热、辛辣之品；偏阴质者，慎用滋腻、酸涩收敛之品。心理调节，气郁体质者宜以疏导为主，消除其不良情绪；阳虚体质者宜以鼓励为主，助其树立生活信心。具体也可参考九种体质分类中的调理建议。

二、体质与发病倾向

体格强壮者，正气旺盛，抵抗力强，不易患病；即使感邪后，不易传变，病程较短。体质虚弱者，正气虚衰，抵抗力差，易发病；感邪后，易传变，病程较长。

不同的体质对疾病的易感因素不同。偏阳质者，易感受风、暑、热之邪；偏阴质者，易感受寒、湿之邪；体质因素还决定着感邪后病机的从化。从化，即病情随体质而变化。如阴虚阳亢者，受邪后多从热化；阳虚阴盛者，受邪后多从寒化；津亏血耗者，受邪后多从燥化；气虚湿盛者，受邪后多从湿化。

三、体质与辨证论治

辨体质是辨证的重要内容。因为体质是辨证的基础，决定疾病的证候类型，也是治疗的导向。

感受同样的病因，个体体质不同，则证不同，治疗就不同，即同病异证异治。感受不同的病因，体质类型相似，也可表现出相同或相类的证，从而可采用大致相同的方法治疗，即异病同证同治。

辨体施药中，偏阳质者宜甘寒、酸寒、咸寒、清润，忌辛热温散、苦寒沉降。偏阴质者宜温补益火，忌苦寒泻火。气虚质者宜补气培元，忌耗散攻伐。痰湿盛者宜健脾芳化，忌阴柔滋补。湿热质者宜清热利湿，忌厚味滋补。体质强壮者，剂量宜大，用药可峻猛。体质虚弱者，剂量宜小，药性宜平和。针灸治疗中，体质强壮，宜多针强刺激。体质虚弱，宜少针弱刺激。肥胖体质，进针宜深，刺激量大，多用温针艾灸。瘦长体质，进针宜浅，刺激量小，少用温灸。

思考

养生保健需要辨体质吗？

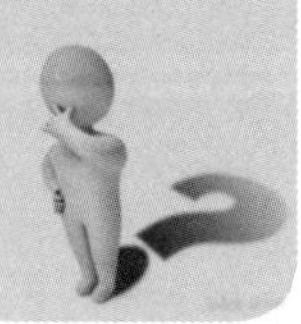

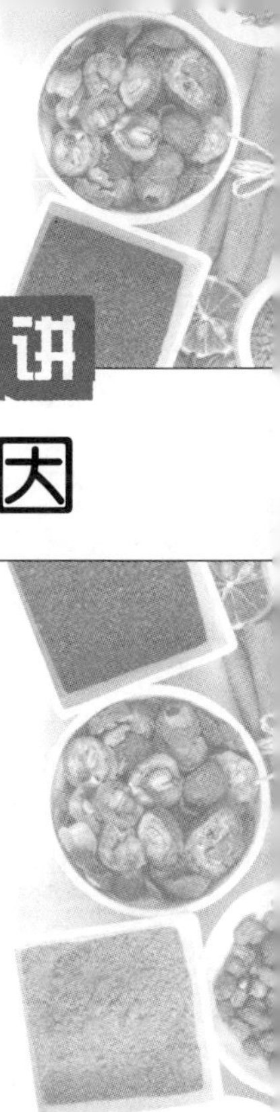

第七讲
疾病之源——病因

【导言】《大学》中言："物有本末，事有终始。"病为果，凡病必有因。要了解疾病，首先要了解病因。中医学从与人体密切相关的因素中来寻找病因：有自然界异常气候变化的外感病因；有人体生活起居、情志调节和饮食不当的内伤病因；有脏腑功能失调所致的痰饮、瘀血、结石等病理产物病因；还有诸如外伤、诸虫、先天因素等其他病因。中医认识病因采用了由果析因、"辨证求因"的特有思维方法，通过观察比较大量生理、病理之"象"，经过临床反复验证来认识这些病因的性质及致病特点。

一、病因的概念及分类

（一）什么是病因

《医学源流论·病同因别论》曰："凡人之所苦谓之病，所以致此病者谓之因。”导致疾病发生的原因即为病因，又称为病邪、病源、邪气，简称为“邪”。如《灵枢·岁露论》载:“贼风邪气之中人也，不得以时。”

（二）中医对病因的分类

《内经》把病因分为阴、阳两类。《素问·调经论》曰：“夫邪之生也，或生于阴，或生于阳。其生于阳者，得之风雨寒暑；其生于阴者，得之饮食居处，阴阳喜怒。”即以阴阳来分类统领内外之因。此外，《内经》还提出病因“三部”分类法。《灵枢·百病始生》载：“夫百病之始生也，皆生于风雨寒暑，清湿喜怒。喜怒不节则伤脏，风雨则伤上，清湿则伤下。三部之气，所伤异类。”即根据天地人三才的观点对病因进行分类。南宋医家陈无择明确提出“三因学说”，即六淫邪气侵犯为外所因，七情所伤为内所因，饮食劳倦、跌仆金刃及虫兽所伤等为不内外因，更加明确不同病因有不同的侵袭和传变途径，对后世影响较大。

现代常将中医病因分为四大类：外感病因、内伤病因、病理产物性病因和其他病因。

二、中医如何认识病因

中医对病因的认识贯穿着整体性思想。凡与人们生活密切相关的因素发生太过或不足皆可成为病因。如民以食为天，人的一日三餐必不可少，相应地临床上脾胃病的发病率也比较高。正所谓：成也萧何，败也萧何。病因的来源广泛，取法自然，视动言听，过用则变。《内经》总结为：生病起于过用。

中医探求病因的主要方法：其一，“辨证求因”，又称“审证求因”，这是中医探求病因的特有方法。辨证求因是以临床表现为主要依据，通过分析病证的症状、体征来推求病因。其二，问诊求因。通过问诊了解疾病发生的原因，如外感六淫、疠气、情志内伤或饮食所伤等。这种方法简便易行，但有一定局限性。中医病因学主要研究各类病因的形成、性质和致病特点，探讨各种病因所致病证的临床特征。

第一节　外感病因

外感病因是指来源于自然界，多从肌表、口鼻侵犯人体而发病的病因，主要包括六淫和疠气。

一、六淫

（一）六淫和六气

春夏秋冬，寒来暑往，自然界有序更迭是万物生长化收藏和人类赖以生存的必要条件。风、寒、暑、湿、燥、火是自然界六种不同的气候变化，被称之为“六气”，又称作“六元”。当六气变化超过人体适应能力，导致人体发病时，即为“六淫”。淫，太过和浸淫之意。六淫是风、寒、暑、湿、燥、火（热）六种外感病邪的统称，又称为“六邪”。

“六气”转化为“六淫”的条件为：①气候因素。气候变化过于强烈或急骤，如持续大风、连绵阴雨、暴冷暴热等；非其时而有其气，如冬季应寒而暖，春季应暖而寒等。②人体因素。“正气存内，邪不可干”“邪之所凑，其气必虚”。气候变化异常时，若机体正气强盛者可自我调节而不病；反之，正气虚弱之人，外界稍有风吹草动则可能感邪而发病。所以，六气与六淫的区别在于是否使人发病。

（二）六淫的共同致病特点

1. 外感性

六淫邪气多从人体肌表、口鼻侵入，沿络脉、经脉、腑、脏层层深入，因其由外而来，被称为外感致病因素，所致疾病被称为“外感病”，病证多为表证、实证。

2. 季节性

六淫致病与时令气候变化关系密切，其所致病变又可称为“时令病”。如夏多暑病，长夏多湿病，春季多风病，秋季多燥病，冬季多寒病等。但六淫致病受多种因素影响，不能拘泥于季节。如夏季过用空调，也可感受寒邪而发病。

3. 地域性

六淫致病与生活、工作环境密切相关。如南方多阴雨、潮湿，长居此地之人易感受湿邪得挛痹；北方多寒冷、干燥，“脏寒生满病”，人体易出现气、血、水与阴寒互结而致的胀满之病。再如在特殊环境中工作的人群，像建筑工人长期从事户外劳动易感受暑邪等。

4. 相兼性

六淫邪气可单独伤人，也可两种以上同时侵犯人体致病。如风寒、风热、暑湿感冒或寒湿、湿热泄泻等。

此外，六淫在一定条件下，病机性质可发生转化。如寒邪郁久化热，暑湿日久可化燥伤阴，六气皆可化火等。这些转化与体质有关，如阴虚体质最易化燥；阳虚体质最易化寒等。

六淫涵盖范畴还应包括现代生物学、物理、化学等多种因素，可称为环境毒邪。如大气污染、水污染、海洋污染、噪声污染、生物污染、辐射污染等。因此，积极治理环境，研究环境毒邪损伤人体的特点及防治方法，也是新时期中医病因学发展的要求。

（三）六淫各自的性质和致病特点

中医阐发六淫导致人体发病的机制时，主要运用取象比类的思维方法，即以自然界之气象、物候与人体病变过程中的临床表现相类比，反复验证于临床，不断推演、归纳、总结而得出认识。

1. 风邪——终岁常在，为百病之长

“杨柳绿千里，春风暖万家”，风为春季主气，但终岁常在，四季皆有。既有春风和煦、秋风送爽，也有夏天的暴风骤雨和冬天的寒风凛冽。风邪致病具有善动不居、轻扬开泄等特点。风邪致病广泛，为六淫之首。风邪的性质和致病特点如下：

（1）风为阳邪，轻扬开泄，易袭阳位：首先，风为阳邪，易袭阳位。风符合哪些阳的特点呢？“树欲静而风不止”，风具有动摇不定的特点；“木秀于林，风必摧之”，位置越高（阳位），风势越大；“草长莺飞二月天……忙趁东风放纸鸢”，风筝凭借向上的风力可傍云而飞，故风具有轻扬、善动、向上、向外的特性，所以说风为阳邪。同气相求，风邪易侵犯人体阳位，如人体肌表、上部等。头面部、皮肤、胸背疾患多与风邪有关。前人有“伤于风者，阳先受之”“伤于风者，上先受之”等说法，如《素问·风论》言：“新沐中风，则为首风。”指沐浴后感受风邪，可见头痛恶风、头面多汗，或眩晕，或头痛；或有的人夜晚睡觉，窗户没有关严，风直吹着头面部，一觉醒来，有时会导致口角歪斜，也就是我们常说的面瘫。

如何理解风邪轻扬开泄呢？风是无形的气流，具有轻扬发散的特点。风的穿透力很强，易致人体肌腠开泄，汗孔开张，而汗出同时，外邪易趁虚而入。故中医特别强调“虚邪贼风，避之有时”，民间有“避风如避箭”的告诫。

（2）风性善行数变：“善行”指风性善动不居、游移不定，其致病具有病位游移、行无定处的特征。如风气偏盛引起的痹证称为行痹或风痹，常见游走性关节疼痛，痛无定处，时发时止等表现。再如荨麻疹又称为风疹、风团，多由外感风邪或血虚生风引起，可见全身瘙痒，抓后有风团时隐时现，发无定处，此起彼伏，风团可相互融合，或成地图样损害。

“数变”指风邪致病变幻无常，发病急骤。自然界的风会骤然而起，有时微风和煦，刹那间狂风大作，刮得昏天黑地。风邪也有这些特点，发病急，变化快。如荨麻疹不仅表现为病位游移不定，短时间内还可遍及全身，表现为起病迅速的特征。严重者可见口唇肿胀，喉头水肿，致使呼吸困难，甚至窒息。因此，《素问·风论》中说：“风者，善行而数变。”

（3）风性主动：《素问·阴阳应象大论》指出：“风胜则动。”炊烟袅袅、树枝摇曳、旗帜飘扬，就是风吹而动的现象。“风性主动”指风邪致病具动摇不定的特征。患者可出现眩晕、震颤、四肢抽搐甚至颈项强直、角弓反张等动摇不定的症状。《素问·至真要大论》指出：“诸暴强直，皆属于风。”

“风性主动”具有重要的临床指导意义，《金匮要略》载：“病者身热足寒，颈项强急，恶寒，时头热，面赤目赤，独头动摇，卒口噤，背反张者，痉病也。”《诸病源候论》载:“风痉者，口噤不开，背强而直，如发痫之状。”指出风邪伤于太阳经，复遇寒湿可发为痉挛。著名中医学家秦伯未先生在《中医临证备要》中提到：“猝然头部摇摆不能自制，多由风火煽动。”如小儿持续高烧，突然抽搐，角弓反张，鼻根发青的“惊风”，以其发病急、变化快，体现出“风邪数变”“风胜则动”的特点。

（4）风为百病之长：《素问·风论》曰：“风者，百病之长也，至其变化乃生他病也。”长者，始也，首也，指出风邪是极其常见的致病因素，致病非常广泛。

其一，风性开泄，易致腠理疏松，为他邪致病提供了条件。风邪致病如同作战的先头部队、尖刀连，打开人体缺口，为他邪入侵洞开门户。如《临证指南医案》所言：“盖六气之中，唯风能全兼五气……盖因风能鼓荡此五气而伤人，故曰百病之长。”

其二，风邪终岁常在，发病机会多，致病广泛。风邪致病具广泛的时间性，一年四季皆可致病，且病种多样。《内经》中以风所引起和以风命名的疾病有41种之多，居各类疾病之首。就所在部位而言，分为肝风、心风、脾风、肺风、肾风、肠风等；从病因和兼证上看，又分为风湿、风寒、风热、风痹、劳风、漏风、内风、首风等。风邪致病广泛，古人甚至将风邪作为外感致病因素的总称。如《素问·骨空论》指出，“风者，百病之始也”“风为六淫之首”，或用“贼风”代指四季气候异常形成的邪气，如张介宾《类经》注：“贼者，伤害之名。凡四时不正之气，皆谓之贼风邪气。”

从现代医学解读“风为百病之长”，认为风邪致病也包括病菌、病毒等致病因素侵犯引起的伤风感冒、支气管炎、流感、肺炎等疾病，甚至可诱发冠心病、风心病、中风等心血管病变。

伤风感冒初起，表现为恶风、鼻塞、咽痒、微咳等症状。食疗可以用“生姜红糖茶”，生姜15克，葱白10克，红糖30克。生姜切丝，葱白切段，与红糖一起煮沸5分钟，一日三次温服。

春天郊外踏青受风头痛，可以选用中成药“川芎茶调散”疏风止痛。

2. 寒邪——寒邪伤阳，为百病之源

寒邪，指具寒冷、凝结、收引特性的外邪。寒是冬季主气，冬季万物收藏，动物蛰居。水冰地坼之时最易受寒，故冬季多寒病。但寒邪为病也可见于其他季节，如气温骤降、贪凉露宿、空调过冷、恣食生冷等，也是感受寒邪的重要原因。

寒邪伤人，感邪部位有表里、经络、脏腑之别。外感寒邪客于肌表，郁遏卫阳称为“伤寒”；直中于里，伤及脏腑阳气者称为“中寒”。寒邪的性质和致病特点为：

（1）寒为阴邪，易伤阳气：寒为阴气盛的表现，故为阴邪，易伤阳气。阳气本可制约阴寒，但若寒邪过盛，阳气不能驱除寒邪，反被其伤，即“阴盛则阳病”。寒邪损伤人体阳气，阳气温煦、气化功能减退，患者表现为恶寒、手足不温、小便清稀以及水样腹泻等。《素问·至真要大论》中载“诸病水液，澄澈清冷，皆属于寒”。

若寒邪袭表，卫阳被遏，可见恶寒发热、头痛、咳嗽、无汗、鼻塞喷嚏、脉浮紧等症；若寒邪直中于里，伤及脾胃，可见脘腹冷痛、呕吐清水、大便稀薄等症；若直中少阴，损伤心肾阳气，可见恶寒蜷卧、手足厥冷、下利清谷、小便清长、精神萎靡、脉微细等症。

阳气是人体生命活动的动力源泉，寒邪伤及阳气，常是多种病症形成的根源。

（2）寒性凝滞，主痛：凝滞，即凝结阻滞之意。正如天寒地冻一般，寒邪易使人体气血津液凝结、经脉阻滞，“不通则痛”。《素问·痹论》载：“痛者，寒气多也，有寒故痛也。”判断因寒而痛的依据有二：一是有明显受寒原因；二是疼痛特点为得温则减，遇寒增剧，运用温热药或温热治法后疼痛可减轻。寒邪致痛部位可遍布全身，也可表现于局部，侵犯部位不同，症状不同。如寒客肌表经络，气血凝滞不通，可见头身、肢体、关节疼痛；寒邪直中胃肠，脘腹会剧痛；寒客肝脉，可见少腹或外阴部冷痛，女性还可见痛经或月经夹杂血块等。

日常因寒致痛的原因很多。如过分追求“风度”忽视温度，造成肩背痛、腰痛、四肢关节痛等；或贪图一时之快，无论冬夏，食凉饮冷，损伤脾阳，累及肾阳，造成胃痛、腹痛、痛经等疾病；或追求“极度舒适”，过度使用空调、电扇，尤其是入睡后人体阳气内藏，御邪能力下降，易感寒邪而患感冒、偏头痛、面瘫等病。凡此种种都会伤害人体宝贵的阳气。

（3）寒性收引：收引，收缩牵引之意，正如自然界很多事物具有热胀冷缩的性质一样。《素问·举痛论》载“寒则气收”，人体感受寒邪常出现气机收敛，汗孔紧闭，腠理、经络、筋脉收缩、挛急等。如寒伤肌表，卫阳被郁，毛窍、腠理闭塞，可见恶寒，无汗等；寒客血脉，气血凝滞，血脉挛缩，可见头身疼痛、脉紧等；寒客经络关节，则挛急作痛，屈伸不利，或冷厥不仁等。寒性收引使机体阳气运行受阻，影响其发挥正常功能。

防治寒邪入侵，要围绕“暖”字做文章，衣着要暖，饮食要暖，少食生冷食品。受寒后，艾灸或热敷可驱散寒邪。

3. 暑邪——夏季独见，纯属外邪

暑邪，指致病具有炎热、升散、兼湿特性的外邪。暑邪致病有明显的季节性，主要发生于夏至以后，立秋之前，故有“暑属外邪，并无内暑”的说法。

暑为夏季主气，为火热之气所化，暑气致病称为暑病。起病缓，病情轻者为“伤暑”，病情重者为“中暑”。暑邪的性质和致病特点为：

（1）暑为阳邪，其性炎热：暑为盛夏火热之气所化，具酷热之性，故暑邪为阳邪。暑邪致病可引起全身或局部鲜明的实热症状，如高热、心烦、面赤、肌肤发热、口渴、脉洪大等。温病大家叶天士有“夏暑发自阳明”之说，指暑邪致病具发病快、传变快的特点。起病即入阳明气分而无表证，症见壮热、大汗、心烦、口渴引饮、苔黄燥、脉洪大等，故治宜辛凉清气，清泄阳明气分之热。医界治疗暑病有“首用辛凉”之说。

（2）暑性升散，易扰心神，伤津耗气：升散，即向上升发、向外发散。夏日炎炎，热似蒸笼，人在其中，热迫腠理开而多汗。通常暑热可随汗而出，故《素问·热论》中言：“暑当与汗皆出，勿止。”但汗出太过会伤津耗气，甚至气随津脱。如《素问·举痛论》所言：“炅则腠理开，荣卫通，汗大泄，故气泄。”

暑邪易扰心神，心通于火气，火热易扰心神；且血汗同源，汗出过多心必有难。轻者可见身热、心烦、多汗口渴、倦怠乏力、小便短少等“伤暑”之症；严重者可出现突然昏倒、不省人事、冷汗自出、手足厥冷的“中暑”之症。

清代王孟英的清暑益气汤是治疗暑病的代表方。暑热当令，人们喜食的酸梅汤和时令水果——西瓜等也有清热解暑、生津止渴的作用。

（3）暑多挟湿：暑季气候炎热，且多雨潮湿，热蒸湿动，湿热交织，暑与湿常并存为患，故有“暑必夹湿”之说。临床常见身热不扬、汗出不畅、四肢困重、倦怠乏力、胸闷、恶心、呕吐、腹胀、大便溏泄不爽等症状。因暑多挟湿且易扰心神，明代医家王纶曾在《明医杂著》提出“治暑之法，清心利小便最好”，即用清心经之热结合渗利湿热、利小便之法，使无形之火附着有形之水而去除，一石二鸟，岂不快哉?

暑湿为病，可以选用藿香正气丸、六一散来治疗。

4. 湿邪——湿性秽浊，缠绵难愈

凡致病具重浊、黏滞、趋下特性的外邪称为湿邪。黄河流域农历六月的季夏（长夏）以及长江流域农历五月初夏的梅雨时节，是一年中湿气最盛的时节。除气候因素外，涉水淋雨、居处潮湿、水中作业等也是湿邪为患的原因。湿邪的性质和致病特点为：

（1）湿为阴邪，易伤阳气，易阻气机：湿与水同类，故属阴邪。湿邪侵袭人体易伤阳气，所谓“湿胜则阳微”，尤易损伤脾阳。临证可见脘腹胀满、食少便溏、四肢不温，甚则尿少、水肿等。湿邪有形，留滞于脏腑、经络，可阻滞气机。阻滞部位不同，症状不同，如困于肌表经络可见肢体沉重；阻于胸膈，气机不畅则胸膈满闷；阻于中焦致脾胃气机升降失常，纳运失司，可见腹胀、食欲减退；湿停下焦，肾与膀胱气机不利，则小腹胀满、小便淋涩、排出不畅等。故叶天士提出“湿热阻气”“秽湿内著，气机不宣”，气机阻滞后又会加重津液输布障碍，因果相互作用，难再分你我。

由于湿邪容易伤阳，《金匮要略》指出，“病痰饮者，当以温药和之”。像湿衣服需用火烤干一样，祛除湿邪应重视阳气的作用，可采用温阳的思路；同时应使湿邪有出路，可基于湿邪停滞的不同部位，因势利导，分别采用宣上、畅中、利下之法。如叶天士所言“通阳不在温，而在利小便”。湿邪祛除自然有利于气机通畅，故有“湿走气自和”之论。

（2）湿性重浊：“重”即沉重、重着。湿其性类水，为有形之邪，其致病常使患者出现以沉重感及附着难移为特征的临床表现，如湿邪外袭肌表困遏清阳，清阳不升，头重如裹。湿邪阻滞于经络关节，阳气不得布达，见肌肤不仁、关节疼痛沉重或屈伸不利等，因病位多固定难移，被称为“湿痹”“着痹”。

“浊”即秽浊、垢腻。湿邪为患易出现分泌物和排泄物秽浊不清的特征，如湿滞大肠可见泄泻、大便秽浊不清或难以成形。湿滞胞宫，女性的白带易出现黄、红、黏稠性状的改变，秽浊不清，气味腥臭。湿邪为患，舌苔还常见厚腻发白秽浊之象。

（3）湿性黏滞：“黏”，黏腻不爽；“滞”，停滞。前人曾将湿邪的黏滞特性形象地比喻为“如油入面”。如何理解？一指症状黏滞性。如患者分泌物和排泄物表现为黏滞不爽的特点，像湿热痢疾大便次数增多，排泄不爽；湿热淋证，小便排便不畅，意犹未尽，以及伴随汗出而黏、口腔黏滞等症状，舌苔亦多为黏腻苔，或垢滞厚腻苔。二指病程缠绵性。湿性黏腻，易损伤阳气，阻滞气机，气不行则湿不化，胶着难解，便如油入面般，常法往往难以速效。故湿邪为病，起病缓慢、隐袭，病程较长，反复发作，或缠绵难愈，如湿温、湿疹、湿痹等皆有此特点。对此，吴鞠通在《温病条辨》中指出：“其性氤氲黏腻，非若寒邪之一汗即解，温热之一凉即退，故难速已。”根除湿邪非一日之功，临证准确立法后要耐心守法，如清·何廉臣所言：“切勿见其无速效，而中途易法。”

（4）湿性趋下，易袭阴位：湿邪类水属阴，其质重浊，水趋下而行，故湿邪为病多易伤及人体下部。《素问·太阴阳明论》说：“伤于湿者，下先受之。”临证多见泄泻、下痢、带下、淋浊、湿疹、脚气等病。

女性胞宫等脏腑组织位居人体下部，故湿邪导致的妇科病证亦多见。如《傅青主女科》指出：带下俱是湿症。湿邪为患引发的带下病可见女性外阴及阴道瘙痒、外阴结块、红肿热痛等。还有现代医学的盆腔炎，中医辨证分型常有湿毒壅盛、湿热蕴结、湿热瘀结、寒湿凝滞等证。

湿邪虽易袭阴位，也可扰及人体上部形体官窍，如《素问·生气通天论》言“因于湿，首如裹”。《素问·至真要大论》载“诸痉项强，皆属于湿”，皆是湿邪上犯的表现。

5. 燥邪——燥胜则干，分为温凉

凡致病具干燥、收敛等特性的外邪，称为燥邪。《说文解字》释为：“燥，干也。”燥邪多见于秋季，此时天气收敛，其气清肃，气候干燥，失于水分滋润，自然界呈现一派肃杀景象。燥邪伤人多自口鼻而入，首犯肺卫，特征以干燥、易伤津液为主。

初秋尚有夏季余热，燥邪多与温热邪气相兼为“温燥”；深秋已有初冬寒气，燥邪多与寒邪相兼为“凉燥”。燥虽为秋令，但其他季节气候过于干燥也可伤及人体。

（1）燥性干涩，易伤津液：干涩，指干燥、涩滞。《素问·阴阳应象大论》中说：“燥胜则干。”燥邪致病最易耗损人体阴津，出现各种干燥、涩滞的症状，如常见口鼻干燥，眼目干涩，咽干口渴，嘴唇干裂，毛发干枯，皮肤干涩，甚则皲裂疼痛，舌苔干，干咳无痰或痰中带血，大便干结不通，小便短涩等，故《素问·至真要大论》提出“燥者濡之”“燥者润之”的治则。

（2）燥易伤肺：肺喜润恶燥。肺外合皮毛，开窍于鼻，燥邪从外而来最易犯肺，损伤肺津，影响肺气宣肃。患者常见干咳无痰、少痰，或痰黏难咯，或痰中带血，甚则喘息胸痛等。肺与大肠相表里，肺津耗伤，大肠失润，传导失司，可见大便干涩不畅等。

介绍两个秋季防燥食疗方：①蜂蜜萝卜饮。萝卜洗净切碎，用纱布绞汁，加蜂蜜20毫升，温开水适量调服。②生梨加糖或蜂蜜熬成

"秋梨膏"，可治疗肺燥热咳嗽。

6. 火（热）邪——炎上燔灼，红肿热痛

凡致病具炎热、升腾等特性的外邪，称为火（热）之邪。火与热有别：以程度言，热为火之渐，火为热之极；以病理损伤言，热多弥散而表浅，火邪多局限而深入。热邪致病多表现为全身性弥漫性发热征象，火邪致病多表现为局部症状，如肌肤局部红、肿、热、痛，或口舌生疮，或目赤肿痛等。其性质和致病特点为：

（1）火热为阳邪，其性炎上：像自然界燃烧的火一样，火热之性燔灼、升腾，为阳邪，其伤人可形成"阳胜则热"的病理改变，常发为实热性病证。如高热，口渴，汗出，舌红绛，脉洪数等。火热升腾上炎，如《素问·至真要大论》载"诸逆冲上，皆属于火"，故人体上部，尤以头面部多火热为患，见面红耳赤，头痛，目赤肿痛，咽喉肿痛，口舌生疮糜烂，口苦咽干，牙龈肿痛，头痛眩晕，耳内肿痛或流脓等。

（2）火热易扰神：心五行属火，为阳中之阳脏，"同气相求"，火邪易袭人体上部，扰乱心神。轻者见心神不宁、心烦、失眠；重者致神志失常，见烦躁、癫狂、抽搐、动风、昏迷等症。如《素问·至真要大论》说"诸躁狂越，皆属于火""诸禁鼓栗，如丧神守，皆属于火"。

（3）火热易伤津耗气：火热可直接消灼津液，也可迫津外泄，故临床常伴有津伤阴亏的表现，如口渴喜冷饮、咽干舌燥、小便短少色赤、大便干结等。而壮火食气，火盛耗气，加之气随津脱，临床可见体倦乏力，少气懒言等气虚症状，重则可导致津气脱失的虚脱证。

（4）火热易生风动血："生风"指火热之邪可燔灼津液，劫伤肝阴，致筋脉失养，发生挛急动风之象，患者可见神志不清或昏睡、四肢抽搐、目睛上视、颈项强直、角弓反张等表现。

"动血"指火热邪气使血液妄行。火热之邪侵犯血脉，深入营血，轻则加速血行，重者灼伤脉络，迫血妄行，引起各种出血证。如吐血、衄血、便血、尿血、皮肤发斑、妇女月经过多、崩漏等。

（5）火邪易致疮痈：疮痈属外科疾病，可由火邪引发。火邪聚于局部，腐蚀血肉发为痈肿疮疡，以局部红肿热痛为特征。《灵枢·痈疽》载："大热不止，热甚则肉腐，肉腐则为脓……故命曰痈。"而饮食化热或阳热之气影响血液运行常是疮痈发病之内因，如《素问·生气通天论》载："高梁之变，足生大疔。"

火热太过是热性疮痈形成的原因。心在五行属火，同气相求，火热太过可使心火旺并扰及心神，故《素问·至真要大论》中说："诸痛痒疮，皆属于心。"明代医家张景岳《类经·疾病类》阐释为："热甚则疮痛，热微则疮痒。心属火，其化热，故疮疡皆属于心也。"如秦末范增对项羽忠心耿耿，却得不到项羽的信任，后来项羽中陈平反间计，怀疑范增"与汉有私"，夺其兵权，范增只得离开。据史书记载，范增急火攻心，未至彭城，"疽发背而死"。

火热上攻，临证可选用清火栀麦片、龙胆泻肝丸、牛黄解毒丸等，注意在医师指导下选用，中病即止。

二、疠气

疠气是一类具有强烈传染性和致病性的外感病邪的统称，又称为"疫毒""疫气""戾气""毒气""乖戾之气""杂气"等。其种类繁多，所致疾病统称为疫病，又称瘟病或瘟疫。我国从周代开始有传染病记载，如《周礼》《左传》《山海经》已有疫、疡、疸、风、疥等传染性疾病的记载，《左传》还描述了预防狂犬病的措施。《素问·刺法论》最早便有对疠气病因的认识："五疫之至，皆相染易，无问大小，病状相似。"明代吴又可《温疫论》明确指出疫病"乃天地间别有一种疫气所感"，揭示了疠气致病与六淫致病的不同特点。

现代医学传染病也属疠气致病范畴，如时行感冒、痄腮（腮腺炎）、烂喉丹痧（猩红热）、白喉、天花、疫毒痢（中毒性痢疾）、霍乱、鼠疫、疫黄（急性传染性肝炎）、艾滋病、严重急性呼吸道综合征、禽流感、新冠肺炎（COVID-19）等。

疠气和六淫均属外邪，疠气所致疫病也可表现出寒、热、燥、湿等六淫特性，故中医治疗疫病未完全脱离“六淫学说”，但疠气的流行性和强烈传染性与六淫邪气显著不同。

（一）疠气的性质和致病特点

1. 传染性强，易于流行

传染性指疠气致病可通过食物、空气、接触等多种途径在人群中传播。《温疫论》载：“疫者，感天地之疠气……此气之来，无论老少强弱，触之者即病，邪从口鼻而入。”明确指出疠气可通过空气传播，多从口鼻侵犯人体，也可随饮食污染、蚊虫叮咬、虫兽咬伤、皮肤接触、性接触、血液等途径感染发病。因此，有无疠气接触史是诊断疫疠的重要依据。

流行性指疠气所致疾病具鲜明地域性，可在某一地域发生，也可在若干地域发生；可以大面积出现，也可以散在发生。疠气流行地域，无论男女老少，体质强弱，凡触之者多可发病。

2. 发病急骤，病情危笃

疠气多属热毒之邪，其性暴戾，其伤人致病，潜伏期短暂，具发病急骤、来势凶猛、变化多端、病情险恶的特点。常见发热、扰神、动血、生风、剧烈吐泻等危重病状。《温疫论》记某些疫病，“缓者朝发夕死，重者顷刻而亡”，“病气转相染易，乃至灭门，延及外人”。足见疠气致病病情凶险，死亡率高。

3. 一气一病，症状相似

疠气致病，具特异的选择性，即“一气致一病”。某种疠气可专门侵犯某脏腑、经络或某一部位而发病，其发病过程中会出现基本相同的临床表现，有基本相同的发病规律。如痄腮常表现为耳下腮部肿胀；疫毒痢多表现为壮热、腹痛剧烈、里急后重、痢下赤白脓液等。

（二）影响疠气产生的因素

1. 气候因素

自然气候反常变化，如久旱、酷热、洪涝、湿雾瘴气、地震等影响卫生状况，使微生物、细菌、病毒大量滋生；而旱灾、涝灾、蝗灾等常致农业歉收，人们面临饥荒，营养不良而抵抗力下降，进而易使疫疠流行。

大灾之后必有大疫。东汉末年，多种严重自然灾害之后，出现了一场前所未有的瘟疫，当时称其为“伤寒”。因朝廷正陷入腐败和混乱中，无暇顾及老百姓生死，缺乏有效防治手段，瘟疫范围不断扩大，如当时著名的“建安七子”“竹林七贤”多感染疫病而英年早逝。

2. 环境卫生不良

环境卫生不良，如水源、空气污染、食物污染等均可孳生疠气。晋代名医葛洪《肘后备急方》载：“凡所以得霍乱者，多起饮食。”而很多民间习俗，如腊月大除尘，端午饮雄黄酒，挂艾叶等均可起到杀菌、抑菌的作用。古人还重视饮用水源的卫生，如给井加栏上盖，而在瘟疫传播时会直接将药物投入井中，发挥治疗和预防的作用。

3. 预防措施不当

疠气具强烈传染性，人触之者皆可发病。预防隔离不好常使疫疠病发生或流行。《松峰说疫》云：“凡有疫之家，不得以衣服、饮食、器皿送于无疫之家，而无疫之家亦不得受有疫之家之衣服、饮食、器皿。”指出感染疫气之人所用衣物不能送给无疫之家。而隔离在秦代已被纳入法治轨道，汉代得到继承并充分发挥。如腾出一些住宅作为隔离区，对病人集中治疗，切断传染源，防止疫病扩散。

4. 社会因素

疠气的发生和社会环境关系密切。生产水平低下，社会战乱，动荡不安，工作环境恶劣或生活极度贫困等都是导致疠气发生和流行的重要因素。国家安定，注重卫生防疫工作，及时有效采取防疫和治疗措施，便能有效控制疫疠。

思考

1. 六淫的致病特点包括什么？

2. “疠气”会导致哪些常见传染性疾病？

3. “上火”会造成哪些病理改变？

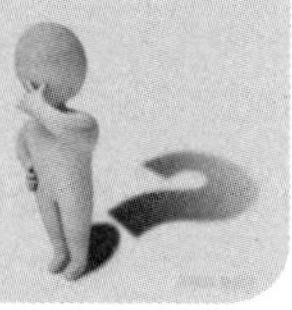

第二节　内伤病因

内伤病因主要包括七情内伤、饮食失宜、劳逸失度等，多属于“生活方式不当”所致，《内经》称之为“自伤”。并在开篇《素问·上古天真论》中指出，“自伤”之人“以酒为浆，以妄为常，醉以入房，以欲竭其精，以耗散其真，不知持满，不时御神，务快其心，逆于生乐，起居无节，故半百而衰也”。内伤病因在邪气来源、侵入途径、致病特点等方面均与外感病因有明显差异。内伤病因具有自伤性、渐进性、复合性、虚损性等特点。

一、七情内伤

（一）七情内伤的内涵

人非草木，孰能无情。丰富的情感体验使得生命历程多姿多彩。然而，用情太深，情感过用，又能伤人而致病。

中医学将人体对外界刺激的情志反应概括为“七情”，即喜、怒、思、忧、悲、恐、惊。常情不会致病。只有当“七情”反应过于强烈或持久不去，超越人体生理、心理的调适能力时，才成为导致疾病发生的原因或诱因，成为“七情内伤”。

（二）七情内伤的致病特点

1. 直接伤及内脏

人们遭遇强烈的精神刺激时，可能有“痛彻心扉”的感觉，这是为什么呢？《素问·灵兰秘典论》载：“心者，君主之官，神明出焉。”心藏神，神主宰生命，所以情志致病首先会影响心神。而有时人们会气得“肝疼”，因忧思而食不知味，这又是为何呢？《素问·阴阳应象大论》载：“人有五脏化五气，以生喜怒悲忧恐。”肝在志为怒，心在志为喜，脾在志为思，肺在志为忧，肾在志为恐。说明情志虽由心主宰，但分属五脏管理，不同情志以各脏所藏精气为基础。当情志伤人时会损伤相应之脏，即过喜伤心，过怒伤肝，过度思虑伤脾，过度悲忧伤肺，过恐伤肾。情志常交织为患，如惊和恐、惊和喜、忧和思等，既可损伤一脏也可损伤多脏，如过惊、过恐，既伤心，又伤肾；忧思内伤，既伤脾，又可影响心肺等脏。

情志除伤心外，也易损伤肝、脾。因为肝藏血，主疏泄，调畅气机，从而情志舒畅；而脾为气血生化之源，气机升降之枢纽。所以，情志为患，易伤心、肝、脾三脏。

此外，七情内伤易损潜病之脏腑。潜病指病变已存在，但尚无明显临床表现的状态。也就是说，情志失常最先出现原发病证的症状表现，像胸痹患者受情志刺激后常首先出现胸闷、胸痛等；飧泄患者易出现腹痛、腹泻等症状；头痛者易先发偏头痛等。

2. 七情致病影响脏腑气机

《素问·举痛论》载：“百病生于气也，怒则气上，喜则气缓，悲则气消，恐则气下……惊则气乱……思则气结。”如何理解呢？

（1）怒则气上：是指过怒导致肝气疏泄太过，气机上逆，甚则血随气逆、并走于上的病机变化。人们非常生气时常说：“气得我肺都快炸了”“气得我头晕脑胀的”“我的眼睛里要喷出火了”，等等，说明发怒时人体之气上逆，无合适出路时会暂时积聚。如肺气郁闭，见胸闷不畅；头面部气机不畅，见头晕脑胀，甚至血随气逆，轻者目赤面红，重者正如《素问·生气通天论》所载：“大怒则形气绝，而血菀于上，使人薄厥。”即现代医学所讲的脑血管意外等。此外，肝气还可横逆犯脾，导致食欲减退、腹痛、腹泻、胃脘痛等。

怒引发了“气上”，而人们常会给“气”找个合适出路来缓解怒带来的不良影响。如生气时嗓门不自觉提高，大喊大叫之后，气也消了大半；或听朋友劝解：“别生气，告诉我怎么回事，我给你出气。”气有了出路，便不会再影响人体了。古人云：春有百花秋有月，夏有凉风冬有雪，若无闲事挂心头，便是人间好时节。增强个人修养，保持心境豁达、淡定从容是更高级的处理方式。

（2）喜则气缓：“人逢喜事精神爽”，适度的“喜”使人心情舒畅，亦能缓和紧张情绪；但喜乐过度会使人心气涣散，甚者心气暴脱、神不守舍，即“喜则气缓”。如人们沉浸在某件喜事里，注意力不集中，便是轻度心气涣散现象。《素问·举痛论》言：“喜则气和志达，荣卫通利，故气缓矣。”明代张介宾释为：“气脉和调，故志畅达；营卫通利，故气徐缓。然喜甚则气过于缓而渐至涣散。”甚者如《素问·阴阳应象大论》载“暴喜伤阳”，大喜、暴喜可直伤心阳使其涣散不收，“范进中举”便是典型例子。

（3）思则气结：“出师未捷身先死，长使英雄泪满襟”。杜甫的《蜀相》道出了千百年来无数志士的爱国深情，也表达了人们对于壮志难酬的莫大遗憾。诸葛亮为何在六出祁山时病死军中？他的对手司马懿一语道破：“诸葛亮事必躬亲，积劳难返，将死矣”。思属脾志，思虑过度易致脾气郁结，运化失职，日久精微物质不能正常布达；思虑过度还会暗耗心血，使心神失养，出现心悸、健忘、失眠、多梦等症。故诸葛亮过思后既有脾气郁结，运化无能，日久精微物质化生不足。又有消耗太过而致正气渐衰，抗病防病能力下降，最终结局可想而知。

（4）悲则气消：气消，指过度悲忧伤肺，耗伤肺气。某些人过度悲伤时哀号不止，表现为上气不接下气，胸闷懒言，甚至意志消沉，精神萎靡不振。七情之中的“忧”和悲略有不同，但二者同属肺志，对人体影响大致相同。

（5）恐则气下：气下，指过度恐惧使肾气不固、气陷于下的病变。恐是一种胆怯、惧怕的心理反应。长期恐惧或突然惊吓，肾气受损致精气不固，肾气摄纳失常，可表现为二便失禁，甚则遗精等症。

（6）惊则气乱：气乱，指气机紊乱，突然受惊，伤及心肾致心气紊乱，肾气不固的病机变化，表现为惊慌失措，甚则神志错乱、二便失禁。

总之，情志内伤可影响脏腑气机，妨碍脏腑气化，影响精气血津液代谢，引发多种病证。如气滞可造成痰饮、瘀血、结石形成，进而产生胸痹、癥积等病症。所以，日常养生和病后调护一定要注重情绪调节。如《理瀹骈文》所言：“七情之病者，看书解闷，听曲消愁，有胜于服药矣”

（三）情志是把“双刃剑”

古代医家善用“以情胜情”法治疗疾病。如金元医家张从正的医案：一人因父亲死于强盗之手，异常悲痛，后觉心下疼痛，逐渐加重并形成结块，一月后竟如杯子般大小，多方用药都无效果，遂请张从正诊治。张从正诊察后，借来道具扮成巫师，手持桃木剑、朱砂符纸，口中念念有词：“天灵灵，地灵灵，太上老君速速如律令……”患者见此不禁开怀大笑，两天后心下硬结渐渐散开，疾病治愈。这其中的原委是什么呢？中医认为喜源于心脏精气的变化活动，悲源于肺脏精气变化活动，心属火，肺属金，火能克金，故喜悦情绪能克制悲忧情绪，从而治愈疾病。可见情志既能致病，也能治病，是把“双刃剑”。

七情内伤不仅可引起胸痹、真心痛、眩晕等表现为躯体疾患的心身疾病，还常可致郁、癫、狂等以精神失常为主的精神病证。所以，对于有精神疾患的病人，避免情志的刺激尤为重要。

此外，七情内伤可影响病情变化。如恶性肿瘤患者易产生较重的负性情绪，进而造成人体神经、免疫、内分泌等系统发生改变，不利于患者的治疗，而心理行为干预能够改变肿瘤患者的免疫和内分泌功能，改善其生活质量和延长生存期。

所以，作为医生学习掌握更多知识，包括心理学知识，无疑将能有效利用情志“双刃剑”，帮助患者打败病魔！

二、饮食失宜

“王者以民为天，民以食为天。”中国是个美食大国，很多人常以“吃货”自居。但若吃的不对，饮食就会成为致病因素，即饮食失宜，主要包括饮食不节、饮食不洁和饮食偏嗜三个方面。

（一）饮食不节

节，指节律性、规律性。饮食不节，指饮食不能节制，明显低于或超过本人的饮食量而致内伤脾胃，包括过饥过饱，或饥饱无常。唐代医家孙思邈指出：不知食宜者，不足以存生也。“不知食宜”首先指的是饮食不节。当饮食过饱以至超过脾胃运化能力，食物不能及时腐熟、运化，滞留胃肠可引发脘腹胀满疼痛、厌食、嗳腐吞酸、泻下臭秽等。《素问·痹论》载：“饮食自倍，肠胃乃伤。”若长期过饱，反复损伤脾胃，经脉气血运行不畅，可出现下利、便血等，或营养过剩引发肥胖和其他代谢性疾病。

“脾常不足”为小儿肠胃特点。家长常犯“喂养过度”的毛病，造成孩子积食、消化不良，日久形成“疳积”，出现手足心热、心烦易哭、脘腹胀满、面黄肌瘦等，进而影响孩子发育。

“过饱”还包括病中或大病初愈的患者，因过食或食用不消化的食物而使疾病复发。

过饥指饮食不足，不能按时进食，或长期进食不足致气血化生无源，脏腑机能衰弱，日久气血衰少，正气不足，抗病能力减退，易继发他证。《灵枢·五味》曰：“故谷不入，半日则气衰，一日则气少矣。”

“不知食宜”提示我们要“食能以时”。如不吃反季节食物。食物和人一样禀受天地之气生长，与自然步调一致。无论什么食物，只有到了它的时令才生长得最为饱满、富含营养，食用后才会契合于当季人体特点，益于润养五脏。

（二）饮食不洁

饮食不洁，指进食不洁食物，如饮食发生霉变、过期、变质、病菌污染、农药残留等。进食后会引起胃肠道疾病，出现吐泻、腹痛或下痢脓血等，也可引起肠道寄生虫病。更有甚者进食病死及未经检疫的牲畜家禽的肉、有毒的野菜、发芽的马铃薯、生的扁豆，或误食毒物等都会发生不同程度的食物中毒，轻者出现腹胀、腹痛、腹泻、呕吐等；严重的会恶心、呕吐，甚至脱水、酸中毒，休克、昏迷或死亡。

（三）饮食偏嗜

饮食偏嗜，指特别喜好某种性味的食物，或长期偏食某些食物而致疾病发生。如饮食偏寒偏热，或饮食五味有所偏嗜，或嗜酒成癖等，久之可致人体阴阳失调，气血失和，或致某些营养物质缺乏引发内伤疾病。

1. 寒热偏嗜

《灵枢·师传》载："食饮者，热无灼灼，寒无沧沧。寒温中适，故气将持，乃不致邪僻也。"饮食寒温适宜可平衡脾胃之气，反之则引发疾病。如进食过烫食物，尤其是辛温燥热食物可烫伤食道，日久致肠胃积热伤及相应脏腑，出现口渴、腹痛胀满、便秘或痔疮等。而偏食生冷寒凉之品，日久易耗伤脾胃阳气而致寒湿内生，发生腹痛、泄泻等症。

2. 五味偏嗜

五味指酸、苦、甘、辛、咸，与五脏关系密切。《素问·至真要大论》载："夫五味入胃，各归所喜，故酸先入肝，苦先入心，甘先入脾，辛先入肺，咸先入肾。"长期偏嗜某种性味的食物会引发脏气偏盛而发病。《素问·至真要大论》载："久而增气，物化之常也。气增日久，夭之由也。"如高血压患者多食咸菜、豆酱、腌肉等会使"血脉凝滞"，不利于控制血压；"但喜红椒一味辛"的人除造成胃肠积热外，还可致肺盛乘肝，出现爪甲干枯不荣和筋脉拘急不利。这就是脏气偏盛导致的"伤己所胜"和"侮所不胜"的病机变化。

3. 食类偏嗜

指对某类食物有所偏或对某类食物有所废，易导致膳食中缺乏某些营养物质，久之形成疾病。如瘿瘤发生与饮食缺碘有关；佝偻病是由于人体对钙的摄入不足，或钙、磷代谢障碍；夜盲症发生与维生素A缺乏有关等。

过食肥甘厚味会阻碍气机，壅滞脾胃，化生内热，聚湿生痰，导致肥胖、眩晕、中风、胸痹、消渴、痈疽、疮毒等病变产生。《素问·奇病论》载："肥者令人内热，甘者令人中满。"若真要"酒肉穿肠过"或"日啖荔枝三百颗"，就会导致疾病产生。

嗜酒成癖。适量饮酒可通血脉，避风寒，益气力，助消化，还可治病。但酒性辛热，过量饮酒或嗜酒成癖易损伤肝脾，日久聚湿、生痰、化热而引起一系列病变，甚则变生癥积。现代研究表明，长期嗜酒可致酒精性肝炎、肝纤维化、肝硬化等。

注重饮食均衡，寒温适宜，有益健康，正如《素问·脏气法时论》所言：“五谷为养，五果为助，五畜为益，五菜为充，气味合而服之，以补精益气。”

三、劳逸失度

“劳”属动，而“逸”属静，动静互涵，协调平衡，人体健康无病；相反，劳逸“失度”会引发疾病。

（一）积“劳”成疾

“过劳”指过度劳累，也称劳倦所伤。包括劳力过度、劳神过度和房劳过度。

1. 劳力过度

劳力过度又称“形劳”，指较长时间过度用力、劳伤形体而积劳成疾，或病后体虚、勉强劳作而致病。《素问·举痛论》载：“劳则气耗。”《素问·调经论》载：“有所劳倦，形气衰少。”指出劳力过度损伤人体的气与形。如体力劳动过重、劳动时间过长、运动量过大等超出人体承受能力，或素体虚弱，或病后元气未复就勉强劳作，常觉得“累”“乏力”，便是人体之气受损了。

劳力过度造成的形体损伤，即劳伤筋骨。若长时间用力太过或长期维持一种姿势不变，皆易使人体筋骨、关节、肌肉出现酸痛，活动受限等。《素问·宣明五气》说：“久立伤骨，久行伤筋。”如肩周炎、腰肌劳损、腰椎间盘膨出、脊柱侧弯等病变都与劳力过度关系密切。

2. 劳神过度

劳神过度又称“心劳”，指长期用脑过度，思虑劳神而积劳成疾。心藏神，脾主思，用神过度易耗伤心血，损伤脾气，造成心脾两虚证。

劳心之人用脑过度，或思而不能得、朝思暮想，或事务繁杂，一心二用，甚至三用，日久形成被动的、无法控制的，不由自主地跳出杂念的状态，就是神劳太过。所以所谓的“过劳死”多指的是这种神劳。

3. 房劳过度

房劳过度又称“肾劳”，指房事太过或手淫恶习，或妇女早孕多育等耗伤肾精、肾气而致病。肾藏精，主生长发育和生殖，其化生的元气是生命的本源。肾精耗伤后可见腰膝酸软、头晕耳鸣、精神萎靡，或生殖功能失常，或过早出现倦怠乏力、双目无神、皮肤松弛，甚至老年斑光顾等早衰的表现。

（二）过逸致疾

“采菊东篱下，悠然见南山。”千百年来，多少人向往这种闲适、安逸的生活。但若安逸过度则会对人体造成不良影响，中医病因学称其为“过逸”，包括体力过逸和脑力过逸。

1. 体力过逸

《素问・宣明五气》载：“久卧伤气，久坐伤肉。”因为过逸少动会使人体阳气慵懒不行，气血运行迟缓甚至阻滞，影响脏腑经络功能产生疾病。“生命在于运动”，长期过逸，人体抗邪能力下降，常有怕冷恶风，惧暑畏热，遇寒伤风，遇热泄泻的“虚弱”表现。而脏腑气血不畅也可产生诸如痰饮、瘀血等内伤之邪。“流水不腐，户枢不蠹，以其运动故也”。适当活动可振奋人体阳气、促进气血流畅，如华佗曾言：人体动摇则谷气得消，血脉流通，病不得生。同时可在中医理论指导下，灵活运用药物、针灸、拔罐、功能锻炼及运动等方式，常有事半功倍之效。所以，适量运动对健康是非常有益的。

2. 脑力过逸

脑力过逸指长期用脑过少，而致神气衰弱。常见精神萎靡、健忘、反应迟钝等。网络流行词“佛系青年”，貌似一种“与世无争”“随心所欲”的高级活法。饿了有啥吃啥，凑合就行；干活说我好也行，说不好也行……，处于朝阳阶段的年轻人不思进取，长期大脑不“运动”，也会使阳气不振，脏腑气机失调，功能紊乱。特征性表现为：终日神思散漫、无所事事、不思进取；或思维反应迟钝，或情绪表达淡漠等。

相反，很多老年人很注重健脑之道，他们深知老年人的记忆力常不如年轻人，故常年保持读书、学习的好习惯。有的人即使步入晚年，仍然思维敏捷，记忆力惊人，创造灵感不减。现在提倡老年人应适当参加户外活动、保证适度的人际交流，以预防或延缓痴呆等多种老年疾病的发生。

《礼记·杂记下》载：“一张一弛，文武之道也”。治理国家需宽严相济，让人民有劳有逸、劳逸结合。而保持个体健康亦要劳逸适度，使人体阴阳平衡，是保持健康的秘诀。

思考

1.“七情”是如何转化为“七情内伤”的？

2. 为何防病康复要注意“劳逸适度”？

3. 如何看待“节食减肥”？

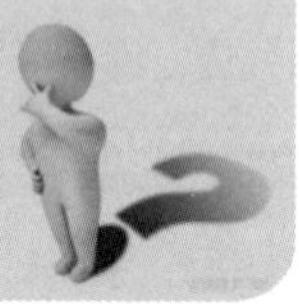

第三节　病理产物性病因

一、痰饮

自然界水循环在太阳辐射、重力等因素影响下有条不紊地进行，而人体小天地中的水液在阳气推动、蒸化下，在脏腑组织协同作用中有序地布散全身。一旦水液代谢障碍，它们就会停聚而成水、湿、痰、饮等。一般认为：湿聚为水，积水成饮，饮凝成痰。由于它们不能截然分开，常统称为“水湿”“水饮”“痰湿”“痰饮”等。

（一）痰饮的概念

痰饮，指人体水液代谢障碍形成的病理产物，属继发性病因。痰饮形成后成为一种新的致病因素作用于机体，引起各种复杂的病变。痰饮可分有形之痰和无形之痰。有形之痰，指视之可见，闻之有声，触之可及的痰，如咳嗽吐痰、喉中痰鸣、痰核等；无形之痰，指只见征象，不见形质的痰，如头目眩晕、恶心呕吐、心悸气短、神昏或癫狂等病证。

（二）痰饮的形成

痰饮形成与两个“凡”相关。

第一个“凡”，指凡对津液生成、输布和排泄有影响的致病因素均可致痰饮形成。如六淫中的湿邪是常见原因，像居住、工作环境过于潮湿，或阴雨天冲风冒雨，或“薄汗轻衣透”后没有及时更换衣服，都有可能造成湿聚为痰为饮；或火热之邪煎熬津液，寒邪凝滞津液，燥邪损伤津液也可使痰饮形成等，故六淫是痰饮形成的重要因素。

七情内伤可使痰饮形成，如郁怒日久，气郁水停形成痰饮。饮食因素，如恣食肥甘厚味，脾胃负担日重，久而运化失职，水液停滞而成痰浊。再如瘀血、结石阻滞气机，津液停滞变生痰饮等。

临证中痰饮形成是多因素综合作用的结果，如《医学入门》中载："痰饮……皆因饮水及茶酒停蓄不散耳，加外邪、生冷、七情相搏成痰。"

第二个"凡"，指凡与津液生成、输布和排泄密切相关的脏腑功能失调，均可导致痰饮形成。人体津液代谢与肺、脾、肾三脏密不可分，而肝、三焦、膀胱等脏腑对水液代谢也有重要的调节作用。

肺为"水之上源"，像是上游的综合性水利枢纽工程，通过肺气有节律地宣肃，水道通调，津液敷布。若邪气犯肺，肺宣降失职，或肺气不足，治节无权，或肺阴不足，虚火煎熬津液，皆可形成痰饮。古人云：肺是人身天气，天气下降，浊邪焉有不降之理？治疗痰饮病症时借助肺的宣肃，因势利导是常见思路。

脾为"水之中州"。脾健胃和则水精、谷精会"洒陈于六腑而气至，和调于五脏而血生"。而脾位居中焦，占据枢纽之位，津气上下通行皆需经过此处。若外感湿邪，饮食失宜，阻滞脾气，或内伤思虑，劳倦太过，耗伤脾气均可致脾转运不利，水湿痰饮形成。故治痰若能先治脾，脾复健运，痰可自化。

肾为主水之脏，调控水液代谢。若肾气不利，水液排泄失司，或命门火衰，火不暖土，脾失温运，或肾阴不足，虚火灼津，煎熬津液，均可成痰。此外，三焦气化失司，水道不利；肝失疏泄，气滞津停；膀胱贮尿、排尿功能失常，都可使痰饮形成。由此可见，脏腑功能失常既是水湿痰饮形成的内在因素，也是中心环节。

总之，痰饮形成与两个"凡"相关，二者孰轻孰重，临证需细细琢磨。

（三）痰饮的致病特点

1. 阻滞气血运行

痰饮是水液代谢障碍形成的病理产物。水液占人体体重的60%~70%，周身皆有其存在。在津液随气流行进过程中，由于各种原因，可以随时随地生痰。如《杂病源流犀烛·痰饮源流》载："其为物则流动不测，故其为害，上至巅顶，下至涌泉，随气升降，周身内外皆到，五脏六腑俱有。"痰饮为有形之邪，阻滞经络气血运行，患者可见肢体麻木、屈伸不利，甚至半身不遂等；阻滞不同脏腑，则形成不同病症，如影响肺气宣降，可见胸闷、咳嗽、喘促等；影响脾升胃降，可见脘腹胀满、恶心呕吐等；痹阻心脉，气血运行不畅，可见胸闷、心痛等。

2. 影响水液代谢

痰饮本为水液代谢失常产生的病理产物，一旦形成，可作为继发性致病因素反作用于人体。进一步影响肺、脾、肾、三焦等脏腑的功能活动，影响水液代谢，如痰湿困脾，可致水湿不运；痰饮阻肺，可致宣降失职，水液不布等。

3. 易于蒙蔽心神

心主神明，心神以清明为要。痰饮为浊物实邪，常蒙蔽清窍，引发头昏目眩、精神不振等症；与风火相合蒙蔽心窍，造成失眠、易怒、神昏谵妄等，或引发癫、狂、痫等病症。

4. 致病广泛，变化多端

痰饮随气流布可停留于人体内的各种"通道"。如血脉、经络、三焦等，也可停留于不同脏腑组织内，从而引发多种病证。而痰饮在病程中产生，既有"时间"亦有"条件"兼夹他邪，如与火结可成痰火；与寒凝可成寒痰；随风动可变生风痰；或化燥伤阴而为燥痰；或阻滞于经脉，形成痰凝血瘀，日久痰瘀胶着，形成顽痰、伏饮，或造成复杂、怪异证候，前人有"怪病多从痰治"之说。因痰饮致病面广，发病部位多，易兼邪致病。临床见证繁多，症状复杂，亦有“百病多由痰作祟”之说。

痰饮临证常致本虚标实之证。本虚以肺、脾、肾阳气亏虚为主，标实为水饮之邪壅盛。治疗之法可参考“离照当空，阴霾自散”的理论。

二、瘀血

（一）瘀血的概念

《说文解字》言“瘀，积血也”。瘀血指体内血液停积形成的病理产物，属继发性病因，包括积于体内的离经之血，及因血液运行不畅、阻滞于经脉及脏腑组织内的血液。因其形成后已无正常血液的功能，又称为“蓄血”“恶血”“败血”“衃血”等。

“瘀血”与“血瘀”不同，瘀血是疾病过程中产生的继发性致病因素，属病因学概念；血瘀指人体血液运行不畅或血液瘀滞不通的病机变化，属病机学概念。二者互为因果，瘀血阻滞于血脉或脏腑之中，可致血瘀；血液运行不畅，日久则发展为瘀血。

（二）瘀血的形成

瘀血以两种形式存在：一为离经之血；二为阻滞于经脉及脏腑组织内的血。正常血行离不开气、脉、血三大因素。故我们可从瘀血存在形式、血行基本条件两方面入手来分析瘀血的形成原因。

1. 离经之血形成

因于“气”，如劳累过度或大病久病等造成气虚不摄、血溢脉外而成瘀。

因于“血”，可因血热迫血妄行，或对生理性出血调摄不当，病理性出血治疗不当而形成离经之血。如女性经期食用寒凉食物或药物，造成经血瘀积体内引发月经后期、痛经等；或对病理性出血不究根源，过用止涩、寒凉之品，离经之血不得排出体外，脉中之血郁滞不畅也可形成瘀血。

因于“脉”，各种内外伤，包括跌打损伤、金刃所伤、手术创伤、负重过度、饱后行房、血管畸形等均可致出血成瘀。如《灵枢·邪气脏腑病形（第四）》中载：“有所堕坠，恶血留内。”

2. 经脉及脏腑组织内瘀血形成

因于“气”。气虚推动无力可形成瘀血。清代医家王清任说：“元气既虚，必不能达于血管，血管无气，必停留而瘀。”老年人元气不足，易有气滞血瘀的病变。尤其冬季血行更加迟滞，心脑血管疾病高发。气滞也可致瘀血形成，《沈氏尊生书》载：“气凝血亦凝矣，气凝在何处，血亦凝在何处。”如心气虚衰、肺气宣肃不利、肝气失于条达等都可致瘀血形成。

因于“血”。血“得温则行，得寒则凝”。火热邪气入侵，或阴虚内热等使热入营血，津液耗损，血质黏稠可成瘀血；感受外寒，或阴寒内盛，寒盛则凝，血液凝滞也可成瘀血。如瘀血阻滞型心脏病患者，有人夏季易复发，是热伤营血或汗出过多耗津而血液黏稠所致；有人冬季易复发，是寒凝血瘀所致。此外，血的质量也可影响瘀血形成，如血虚则血行减缓，特别是途经管腔细小的血脉时，易瘀积而成瘀血；或浊邪阻滞血脉，妨碍血行亦可成瘀。“痰瘀相关”学说指出祛瘀时加入治痰药，或祛痰时加入活血化瘀药均能提高疗效。

因于“脉”。先天因素如血管畸形，或后天形成肿物压迫血脉，脉道狭窄，血行不畅也会产生瘀血。

此外，久病也可致瘀。清代医家叶天士提出：“其初在经在气，其久在络在血。”久病患者常规治疗不理想，可考虑瘀血因素。

（三）瘀血的致病特点

1. 易于阻滞气机

瘀血为有形实邪，停滞体内易阻滞气机，血瘀气滞互为因果，恶性循环，故有“血瘀必兼气滞”之说。《血证论》载：“凡有所瘀，莫不壅塞气道，阻滞生机……内有瘀血，故气不得通。”

瘀血阻滞于外，可见局部青紫、肿胀、疼痛；在内则随停留部位而表现不同，如停滞于胃，胃气通降失常，可形成呕吐、呃逆、嗳气等病症；停滞于肠腑，既可成便秘，又可致泄泻。如唐容川言：“此外又有瘀血闭结之证。或失血之后血积未去；或跌打损伤，内有瘀血，停积不行，大便闭结。”

2. 影响血脉运行

血脉遍布全身，故瘀血阻滞可形成多种病证。如瘀阻于心可致胸痹、心痛；瘀血留滞于肝，可致肝脉阻滞，气血运行障碍，故有“恶血归肝”之说。

3. 影响新血生成

瘀血不去，新血不生。瘀血已失去濡养、滋润作用，阻滞日久，脏腑组织得不到充足精微物质的濡养，功能失常，新血生成势必会受影响。临证常见肌肤甲错、毛发不荣等。

4. 病位固定、病证繁多

消散瘀血需要时间，故其有病位相对固定的特征。如磕碰伤后体表淤青会保留一段时间，提醒你：“我碰伤过哈！”若体内形成癥积肿块，常不易消散。

此外，瘀血还可阻遏阳气宣通，使人体局部发凉、冷痛；或郁积化热内伏，导致发热病症；或使营卫失调，造成恶寒发热、寒热往来，或营卫开合失司而致自汗、盗汗等；或使水津失布致水肿、腹水、干燥、口渴等；或使人体气机升降乖违；或造成心神逆乱等。

可见，瘀血所致病证繁多、症状复杂，但其共同的症状特点可助临床判断：

（1）疼痛：刺痛，痛处固定，拒按，夜间痛势尤甚。瘀血阻滞脉道，血行不畅，不通则痛。因瘀阻部位不同，疼痛部位也不同。

（2）肿块：体表可见局部青紫，肿胀隆起；体内扪之质硬，坚固难移。

（3）出血：出血量少不畅，血色紫暗，或夹有瘀块。

（4）色紫暗：面色紫暗，口唇、爪甲青紫；舌质紫暗，或舌有瘀斑、瘀点，或舌底静脉怒张充盈。

（5）脉涩或结代。

此外，患者还可出现善忘、狂躁、昏迷、渴不欲饮等表现。

判断瘀血存在可参考以下几点：

①凡有瘀血特征者；②发病有外伤、出血、月经胎产史者；③瘀血征象虽不太明显，但屡治无效，或无瘀血征，而久治不愈者；④“怪病有瘀”，如临床病症，若按常法久治不愈，可考虑从瘀论治。

瘀血所致病症“多”且“杂”，分析患者的临床表现是前提，根据中医知识“审证求因”、推知瘀血是否存在是根本。

三、结石

（一）结石的概念

结石是指体内某些部位形成并停滞为病的砂石样病理产物或结块。除胆结石外，还有肾结石、膀胱结石、胃结石等。其形状有泥沙样结石、圆形或不规则形状结石、结块样结石等。

（二）结石的形成

结石成因较为复杂，机制不甚清楚，常见因素包括：

1. 饮食不节

油腻食物、偏嗜酒酪影响脾胃运化，湿热蕴结于胆，日久形成胆结石；饮食不规律，如不吃早饭可使胆汁囤积于胆囊，加重胆囊、肠胃负担，日久形成胆结石；空腹食用不熟的柿子、枣易形成胃结石；某些地域的水质中含过量矿物质可增加患结石病症的机率。

2. 情志内伤

情志失调使肝气郁结疏泄失职，胆汁疏泄不利，日久可成结石。

3. 服药不当

长期过量服用某些药物影响脏腑功能，或药物代谢产物沉积于体内，与浊物、水湿、热邪相合诱发结石形成。

4. 体质差异

先后天因素影响使某些物质代谢异常，形成易患结石病变的体质。

此外，外感六淫之邪、过度安逸等因素若致气机不利、湿热内生亦可使结石形成。结石形成与年龄、性别和生活习惯等也有关。

（三）结石的致病特点

结石致病，其病因、病位、症状会有很大差异，但气机不畅是其基本病机，疼痛是其共同症状。共同致病特点包括以下几个方面：

1. 多发于肝、胆、胃、肾、膀胱等脏腑

结石多产生于管腔性器官，与脏腑功能失调密不可分。如肝胆结石、肾结石等。此外结石还可发生于胃、膀胱、眼（角膜结石、前房结石）、鼻、耳等部位。

2. 病程较长，病情轻重不一

多数结石形成过程较长。因结石大小和停留部位不同，临床表现差异较大。结石小的病情较轻，甚至可无任何症状；结石较大或梗阻在较狭窄部位则症状明显，发作频繁，发作时可出现剧烈疼痛。

3. 阻滞气机，损伤脉络

结石有形，易阻滞气机，影响津血运行，可见局部胀闷、胀痛或水液潴留等；若结石嵌顿在胆道、输尿管的狭窄部位，可表现为剧烈疼痛；若损伤脉络可引起出血。

养成良好的生活习惯、调畅情志，可有效预防结石的形成。

思考

1. 哪些因素容易导致痰饮的形成？
2. 瘀血会对人体产生哪些影响？
3. 结石形成的常见因素有哪些？

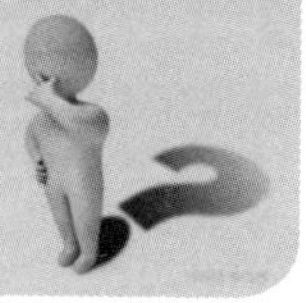

第四节　其他病因

上述病因之外的其他致病因素，统称为其他病因，主要有外伤、诸虫、药邪、毒邪、医过、先天因素等，我们将在外科学、伤科学等相关课程中进行学习。

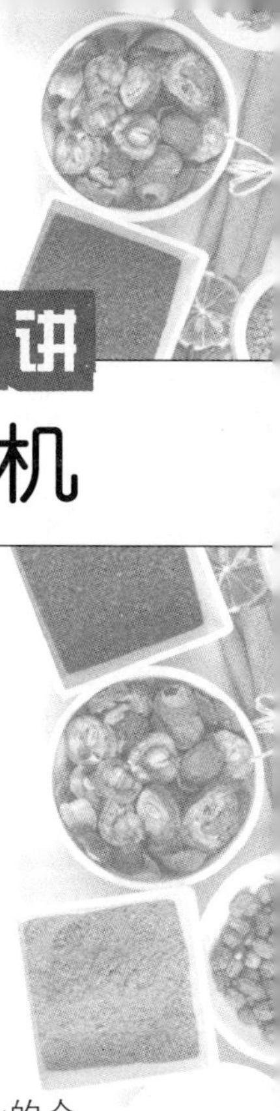

第八讲

病证之机要——病机

【导言】辨识病机是临床治疗取效的关键。辨清病机就是在错综复杂的众多症状中抓住要点，认识和掌握疾病发生、发展和变化的内在规律。无论外感疾病还是内伤疾病，都有其内在的规律性，都涵盖在基本病机之中。基本病机主要包括邪正盛衰和阴阳失调，这对于临床上辨清虚实、寒热至关重要。

病机，即疾病发生、发展、变化的机理，包括病性、病位、病势、病传及预后等。

在汉语中有两个成语，一个是“见机而作”，一个是“随机应变”，我们可以借用来说明病机对于中医的意义。

“机”，《说文解字》释为：“主发谓之機”，即弓弩上发射箭的机关，引申为事物的关键，事物变化之所由。

病机是用中医理论分析疾病现象，从而得出对疾病内在本质及其规律性的认识。临床治疗，首先只有辨清病机，才能进行正确的诊断

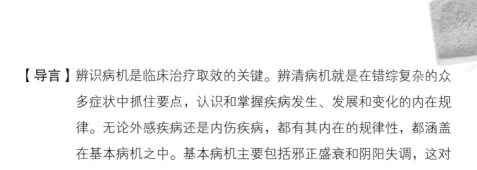

和恰当的治疗，即“见机而作”；其次是要注意观察病机的变化，进而调整治疗措施，即“随机应变”。

历代医家一直高度重视对病机的研究。唐代王冰说：“得其机要，则动小而功大，用浅而功深也。”

“病机”一词，首见于《素问·至真要大论》“谨守病机，各司其属”。该篇提出病机的重要性，并示范性地总结了脏腑病机和六气病机，被后世称为“病机十九条”。奠定了病机的理论基础，对病机学的发展具有重要的指导意义。

东汉张仲景著《伤寒论》，阐述了外感病六经病机的变化及其传变规律。《金匮要略》则对脏腑、气血、阴阳等病机进行了系统、深入的论述，探讨了内科杂病和妇科病证的病机。

后世医家在此基础上不断传承和创新。比如金元四大家在病机理论上各树一帜；明清时期，温病学派创立了卫气营血辨证与三焦辨证的理论，用来阐明外感热病的病机规律，促进了中医学术水平的提高和临床实践的发展。

近几十年来，随着医界对现代疾病谱的认识不断深入，各种新的病机理论不断涌现。如脉络病机说、痰瘀同源说、瘀毒病机说、体质病机说等，同时运用现代自然科学方法研究中医病机理论的科学内涵，取得了丰硕的成果，丰富了中医病机理论。

中医病机理论的主要特点，是从整体观、辩证观和恒动观来认识和研究疾病发生、发展、变化的机理。

病机理论的整体观：一是注重把局部病变同机体全身状况联系起来。比如有位患者，口疮长期反复发作，久用清热解毒效果不佳，经全面诊察发现患者有严重的便秘。正是因为大肠不通，浊气不降，导致郁热上冲，所以用大承气汤通腑泻热，釜底抽薪，治好了便秘，口疮也就消失了。

二是注重疾病的发生、发展及患病机体与自然、社会等外界环境因素之间的相互关联。有一位患者，胃痛反复发作，服用多种胃药均效果不明显。后来发现她是因为孩子学习不理想而长期生气、焦虑所致，弄明白了这一点，让她给小孩儿找了一个好的家教，成绩改善了，没有用药胃痛也消失了。可见，治疗疾病必须注重疾病的发生、发展与患病机体和自然、社会等外界环境因素之间的关系，而治疗手段也不拘泥于用药。

病机理论的辩证观：将病机的普遍性和特殊性联系起来，在疾病的发生、发展与传变过程中。既注重对一般规律的研究，也注重某些“不以次相传”的特殊情况，形成中医病机理论的逻辑思维。

病机理论的恒动观：是基于运动变化的观点，视其进退，察其吉凶，及时、动态地辨析疾病的发生、发展和传变，这是临床实践全过程必须始终遵循的基本原则。

总之，强调立足于整体，从整体联系和运动变化的观点来认识疾病的发生、发展和变化过程，并注意疾病发展变化的一般规律和特殊情况，是中医病机学说的特点。

第一节　发病

一、发病原理

发病，是研究疾病发生基本机制的理论。

《灵枢·根结》以“真邪相搏”概括疾病发生的机理，可以说正邪相搏是疾病发生、发展、变化和转归过程中最基本的、具有普遍意义的规律。

因此，关于发病的基本原理，中医学认为：

发病是正邪相争的结果。正气不足是疾病发生的内在根据，邪气是发病的重要条件。

（一）正气不足是疾病发生的内在因素

正气的概念源于《内经》，是一身之气相对邪气的称谓。包括人体正常生理功能及其产生的各种维护健康的能力，即自我调节能力、适应环境能力、抗邪防病能力和康复自愈能力等。

正气有时也称为“精气”或“真气”，如《素问·玉机真脏论》中说：“故邪气胜者，精气衰也。”

正气的充盛取决于精气血津液等物质的充足、脏腑经络形质的完整及其功能活动的正常和相互协调。

1. 正气的作用

（1）抵御外邪：正气充足，则病邪难以入侵而不发病。

（2）祛除病邪：邪气入侵人体后，若正气强盛，可在抗争中祛除病邪，或不用治疗也可自愈。或虽发病，但邪气也难以深入，病情轻浅，预后良好。

（3）修复调节：对邪气侵入而导致的损伤，正气能自行调节、修复、补充，使疾病向愈。比如我们皮肤破损后身体会结疤、出血后会止血，就是正气自行修复的表现。

（4）维持脏腑经络功能的协调：正气充足，则能维持脏腑经络的正常功能，并推动和调节全身精气血津液的运行输布，使之畅达而不瘀滞，从而防止痰饮、瘀血、结石等病理产物产生。

正气的强弱是决定发病与否的关键因素和内在根据。《素问·刺法论》中说：“正气存内，邪不可干。”《素问·评热病论》中说：“邪之所凑，其气必虚。”《灵枢·百病始生》中说：“风雨寒热不得虚，邪不能独伤人。”这些论述，充分说明正气强则邪气难以侵入，而正气不足是病邪侵入和发病的内在因素。

2. 正气与发病

（1）正虚感邪而发病：比如体质差的人容易感受风寒之邪而经常感冒。

（2）正虚生邪而发病：比如老年人代谢调节能力低下，易致脏腑功能紊乱，精气血津液代谢失常，容易产生痰饮、瘀血等病理产物。

（3）正气强弱可决定发病的证候性质：若正气充盛，邪正相搏剧烈，多表现为实证；若正气不足，多表现为虚证或虚实错杂证。

（二）邪气是发病的重要条件

邪气，与正气相对，是各种致病因素的总称，简称为“邪”，包括存在于外界或由人体内产生的各种致病因素。如六淫、疠气、七情内伤、饮食失宜、痰饮、瘀血、结石、外伤、虫兽伤、毒邪等。

1. 邪气的作用

（1）导致生理功能失常。如七情内伤易导致气机紊乱。

（2）造成脏腑形质损害，或致精气血津液等物质的亏耗而为病。如内伤饮食导致脾胃病变等。

（3）改变体质类型，进而影响机体对疾病的易罹倾向。如长期受寒易形成阳虚体质，进而易感阴寒之邪。

中医既强调正气在发病中的主导地位，也认为邪气是发病的重要条件。

2. 邪气与发病

（1）邪气是疾病发生的原因：各种外感之邪以及内生之邪都易伤及人体，尤其是疫疠之邪，正气虽不虚，亦可使人致病。

（2）影响发病的性质、类型和特点：不同的邪气侵袭机体，表现出不同的发病特点和证候类型。如六淫邪气致病，发病急，病程较短；七情内伤，发病多缓，病程较长；外伤易损伤皮肉筋骨，甚至脏腑。

（3）影响病情和病位：邪气性质、感邪轻重、发病部位与发病病情的轻重有关。如风邪轻扬，易袭阳位；湿邪重浊，易袭阴位；疠气发病急，传变快，易入里。

（4）某些情况下主导疾病的发生：在邪气的毒力和致病力超过正气的抗御能力和调节范围时，邪气对发病起决定作用。如疠气、烧烫伤、枪弹伤、虫兽伤等，即使正气强盛，也难免被损伤而发病。因此，避免病邪的侵害至关重要。

（三）邪正相搏的胜负与发病

邪正之间相互斗争，正气强盛，抗邪或者祛邪有力，邪气难以侵害致病；正气虚弱，抗邪无力，邪气乘虚入侵或邪自内生而发病。

二、影响发病的主要因素

影响发病的因素很多，除正气与邪气对发病的直接影响外，环境因素、体质因素和精神状态均与发病关系密切。体质与发病的关系在第六讲中已有阐述。

（一）环境与发病

1. 气候因素

四时气候的异常变化，是孳生和传播邪气、导致疾病发生的条件，易形成季节性的多发病。如夏易中暑、冬易感寒；又比如麻疹、水痘等多在冬春季发生和流行。

若是反常的气候，如久旱、暴雨、寒流等，既伤人体正气，又可促成疠气的传播，形成瘟疫流行，所谓“大灾之后必有大疫”。

2. 地域因素

不同地域，其气候特点、水土性质、生活习俗各有不同，这些因素均可影响人群的体质特性和疾病的发生，导致地域性的多发病和常见病。如我国西北地区地势高，气候凉燥，多寒病、燥病；东南地区地势低，气候温湿，多热病或湿热病；某些山区，人群中易患瘿瘤之疾等。另外，有些人到外地旅居，不能适应当地环境，初期常有“水土不服”的表现。

3. 生活和工作环境

生活和工作环境不良，可致使疾病的发生。如工作环境中的尘霾、废液、废渣、噪声，均可成为直接的致病因素，造成尘肺、肿瘤，或急性、慢性中毒。生活居住条件差，阴暗潮湿、空气秽浊、蚊蝇孳生等，也是导致疾病发生和流行的条件。

4. 社会环境

人在社会中的政治地位、经济状况、文化程度、家庭情况、境遇和人际关系等的改变，均能影响人的情志活动，导致阴阳气血的失常而发病。

（二）精神状态与发病

精神状态能影响人体内环境的协调平衡进而影响发病。精神状态好，情志舒畅，气机通畅，气血调和，脏腑功能旺盛。正气强盛，邪气则难以入侵，或虽受邪也易祛除。正如《素问·上古天真论》所言："恬淡虚无，真气从之，精神内守，病安从来？是以志闲而少欲，心安而不惧，形劳而不倦，气从以顺。"

所谓"气血流通，百病不生"，很多得享高寿的老红军战士，并没吃过什么珍馐美味，却很少得病，这是因为他们都是信心坚定、积极乐观的人。

反之，若情志不舒，气机逆乱，气血不调，脏腑功能失常则会削弱正气，导致疾病发生。因此，调摄精神可以使内环境协调平衡，从而减少和预防疾病的发生。

此外，先天禀赋对发病也有一定的影响，不但可形成遗传性疾病，也可影响人的体质状态与正气强弱而影响发病。

三、发病类型

发病类型，也是邪正交争的反映。

由于人体正气强弱的差异，邪气的种类、性质和致病途径不同，故发病的形式有所不同。概括起来包括感邪即发、伏而后发、徐发、继发、复发等类型。

（一）感邪即发

即感邪后立即发病者，又称为卒发、顿发。常见于新感伤寒或温病、疫疠致病、情志遽变、急性外伤或中毒等。

比如感受疠气，由于其性毒烈，致病力强，感邪后多发病暴急，如霍乱、鼠疫等。再如《三国演义》中周瑜仰大长叹："既生瑜，何生亮！"连叫数声而亡，就是情志过激所致。

（二）徐发

即徐缓发病，与卒发相对而言。如外感湿邪，其性属阴，黏滞、重着，起病多缓慢。内伤病因致病，如思虑过度、房事不节、嗜酒成癖等，常可引起机体渐进性病变。

（三）伏而后发

指感邪之后，邪藏体内，逾时而发的发病类型。这种发病形式多见于外感病和某些外伤病。

如感受温热邪气所形成的"伏气温病""伏暑"等。《素问·生气通天论》"冬伤于寒，春必温病"的论述开创了伏气致病的先河。

外伤所致的肌肤破损，经过一段时间后或发为破伤风、狂犬病，亦属伏而后发。

（四）继发

指在原发疾病未愈的基础上继而发生新的疾病，继发病必以原发病为前提，二者联系密切。如长期肝阳上亢继发中风，长期慢性腹泻继发脱肛等。

（五）复发

复发，指在疾病初愈后原有疾病的再度发作。引起复发的机理是余邪未尽，正气未复，同时还有诱因的作用。

1. 复发的基本特点

（1）临床表现类似于初病，但又不完全是原有病变过程的再现，比初病的病变损害更为复杂、更为广泛，病情也更重。

（2）复发的次数愈多，预后越差，易留下后遗症。

（3）大多与诱因有关。

2. 复发常见类型

（1）疾病少愈即复发：多见于较重的外感热病。多因饮食不慎、摄养不当等，致使余邪复燃，引起复发。

（2）休止与复发交替：初病经过治疗后，症状和体征均已消除，但宿根未除，一旦正气不足，或感受新邪，引动宿邪，即旧病复发，如癫痫、哮喘等。

（3）急性发作与慢性缓解交替：急性发作时症状较重，慢性缓解时症状较轻。如哮喘、胸痹等病证，在慢性缓解期症状表现较轻，若因情志刺激，或饮食不当，或重感外邪，或劳累过度等诱因激发，则可致疾病急性发作，症状加重。为了减少复发，避免诱因十分重要。

3. 复发的常见诱因

（1）重感致复：如体质虚弱者，常因感受外邪而致感冒反复发作，缠绵难愈。

（2）食复：《素问·热论》说：“病热少愈，食肉则复，多食则遗。”不同疾病、不同体质，饮食亦各有所宜，过敏性体质常因饮食失宜而致疾病复发，如鱼虾海鲜可致瘾疹和哮喘复发。

（3）劳复：因过劳而导致疾病复发。多见于内伤性疾病，如子宫脱垂、中风、胸痹等都可因形神过劳引动旧病复发。

（4）药复：疾病愈后，因药物调理失当，而致疾病复发者，称为药复。如温热病初愈后不可过早进补，以免热病复发。

（5）情志致复：情志刺激能直接损伤脏腑功能活动，导致气机紊乱，使阴阳自和过程被打乱而致疾病复发。临床中常见的惊痫、梅核气、癫狂等疾病，易受情志刺激而致疾病复发。

（6）环境变化致复：如关节炎多在季节交替或冷热温差较大时复发。初到异地，可因“水土不服”而引发皮疹、腹泻等疾病。

思考

1. 如何理解“邪之所凑，其气必虚”？
2. 正气和邪气在发病中各起什么作用？
3. 复发的危害是什么？如何避免疾病复发？

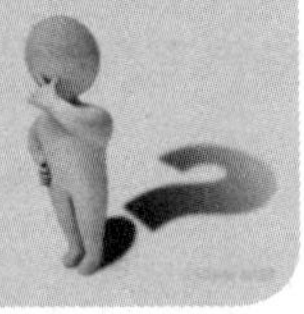

第二节　基本病机

基本病机，指机体对于致病因素侵袭所产生的最基本的病变反应，是病机变化的一般规律，主要包括邪正盛衰、阴阳失调和精气血津液失常等。精气血津液失常在第四讲“精气血津液神”中已经涉及，所以，本节主要介绍邪正盛衰和阴阳失调。

一、邪正盛衰

邪正盛衰，是指邪气侵犯正气，正气奋力抗邪，二者之间相互斗争所发生的盛衰变化。

邪正盛衰关系疾病的发生，直接影响疾病的发展和转归，也决定着病证的虚实变化。

（一）邪正盛衰与虚实变化

《素问·通评虚实论》中说："邪气盛则实，精气夺则虚"，指出了虚与实病机的实质。

1. 虚实病机

虚与实，是相比较而言的一对病机概念。

（1）实的病机：指邪气盛，是以邪气亢盛为矛盾主要方面的病机变化。

发病后，邪气的致病力强盛，而正气的抗病能力未衰，故正邪斗争激烈，反应明显。临床上出现一系列病变反应比较剧烈的、亢盛有余的证候，称为实证。

实证常见于外感六淫和疠气所致的外感病证的初期和中期，或由于水湿痰饮、食积、气滞、血瘀等引起的内伤病证。

实证较多见于体质比较壮实的患者。

临床上，外感疾病的实证常见恶寒，壮热，狂躁，声高气粗，腹痛拒按，二便不通，脉实有力等；内伤疾病的实证则以痰涎壅盛，食积不化，水湿泛滥，气滞血瘀等表现为多见。

（2）虚的病机：指正气不足，是以正气虚损为矛盾主要方面的病机变化。

机体的精气血津液不足或脏腑经络等生理功能减弱，抗病能力低下，因而正气与邪气的斗争难以出现较剧烈的反应，临床上表现一系列虚弱、衰退和不足的证候，称为虚证。

虚证，多见于素体虚弱，精气不充，或外感病的后期和各种慢性病证，日久耗伤人体的精气血津液，正气化生无源，或因暴病吐泻、大汗、亡血等使正气随津血而脱失，以致正气虚弱。

虚证较多见于体质比较虚弱的患者。

临床上，虚证常有神疲体倦，面色无华、气短、自汗、盗汗，或五心烦热，或畏寒肢冷、脉虚无力等表现。

2. 虚实错杂

虚实错杂即在疾病过程中，邪盛和正虚同时存在的病机变化。包括虚中夹实和实中夹虚。

（1）虚中夹实：指以正虚为主，又兼有实邪为患的病机变化。

如脾虚湿滞证，由于脾气不足，运化无权，而致湿邪内生，阻滞中焦。临床上既有脾气虚弱的神疲乏力，食欲不振，食后腹胀，大便不实等表现；又兼见湿滞病变所致的口黏、脘痞、舌苔厚腻等症状。

（2）实中夹虚：指以邪实为主，又兼有正气虚损的病机变化。

如外感热病，邪热炽盛，消灼津液，而形成实热兼阴虚津亏证。既有壮热面赤、心烦不安、声高气粗、苔黄脉数等实热症，又可见口渴引饮、舌燥少津等津亏气虚之症。

在虚实错杂变化中，尚有表虚里实、表实里虚、上虚下实、上实下虚之别，病机分析时又当详辨。

3. 虚实转化

虚实转化指在疾病过程中，由于邪气伤正，或正虚而邪气积聚，发生病机性质由实转虚或因虚致实的变化。

（1）由实转虚：指病证本来以邪气盛为矛盾主要方面的实性病变，转化为以正气虚损为矛盾主要方面的虚性病变的过程。

如实热证大量耗伤阴液，可转化为虚热证。又如痢疾，腹痛后重，痢下赤白，本属湿热下注的实证，但由于未能及时泻除积滞，则泻痢日久，损伤正气，以致体质日渐瘦弱，则转化成虚证。

（2）因虚致实：指以正气虚为主的病变，转变为邪气盛突出的病变过程。

如气虚证日久导致血瘀，转化为气虚血瘀证。因虚致实的病变过程，由于正虚始终存在，故转化结果只是邪实暂时居于突出地位，为虚实并存，而非单纯的实证。如肺肾两虚的哮证，肺卫不固，复感风寒，哮喘复发，而见寒邪束表，痰涎壅肺，此为因虚致实的实中夹虚证。

4. 虚实真假

虚实真假指在某些特殊情况下，疾病的现象与病机本质不完全一致时，而出现的真实假虚和真虚假实的病机变化。

（1）真实假虚：指病机的本质为“实”，但表现出“虚”的临床假象。

一般是由于邪气亢盛，结聚体内，阻滞经络，气血不能外达所致。

真实假虚，又称为“大实有羸状”。如热结肠胃，一方面出现腹痛硬满拒按、大便秘结、潮热、谵语等实热症状，同时因阳气被遏，不能外达。临床可见面色苍白、四肢逆冷、精神委顿等状似虚寒的假象。

（2）真虚假实：指病机的本质为“虚”，但表现出“实”的临床假象。

一般是由于正气虚弱，脏腑经络气血不足，功能减退，气化无力所致。

真虚假实，又称为“至虚有盛候”。如脾气虚弱，运化无力，可见脘腹胀满（时有时无）、疼痛（喜按）等假实征象。

因此，在临床上不能以静止的、绝对的观点来看待虚和实的病机变化，而应以动态的、相对的观点来分析虚实病机，特别是在出现虚实真假的特殊情况时，必须透过现象看本质，才能不被假象所迷惑，从而真正把握疾病的虚实变化。

（二）邪正盛衰与疾病转归

邪正斗争发生的消长盛衰变化，对疾病发展的趋势与转归起着决定性作用。

一般来说，正胜邪退，疾病趋向于好转和痊愈；邪胜正衰，则疾病趋向于恶化，甚则导致死亡；若邪正力量相持不下，则疾病趋向迁延或慢性化。

1. 正胜邪退

正胜邪退指在疾病过程中，正气奋起抗邪，渐趋强盛，而邪气渐趋衰弱或被驱除，促使疾病向好转和痊愈方向发展，是许多疾病最常见的一种转归。

正胜邪退，多由于患者的正气抗邪力较强，得到及时、正确的治疗，以及注意病后的调护等，使得疾病向愈。

2. 邪去正虚

邪去正虚指在疾病过程中，正气抗御邪气，邪气退却而正气大伤的病机变化。

邪去正虚多由邪气亢盛，正气耗伤较重；或正气素虚，感邪后重伤正气；或攻邪猛烈，如大汗、大吐、大下等，使正气大伤所致。

所谓"歼敌一千，自损八百"，此时的病机特点是邪气已退，对机体的损害作用也已消失，但正气被消耗的状况尚有待恢复，需要休养生息。邪去正虚多见于重病的恢复期。最终的转归一般仍然是趋向好转、痊愈。

3. 邪胜正衰

邪胜正衰指在疾病过程中，邪气亢盛，正气虚弱，抗邪无力，疾病趋于恶化，甚至导致死亡的病机变化。

比如张仲景在《伤寒论》中谈到，对于温病"若火熏之，一逆尚引日，再逆促命期"，是说如果对于温病没有清热解毒，而是采用了火热熏灼的方法治疗，会因为误治而使邪热胜而正气衰，一次误治，还不至于马上死亡，再次误治，生命危险就迫在眉睫了。

再比如，在疾病过程中，"亡阴""亡阳"等证候的出现，即是正不敌邪、邪胜正衰的典型表现。

4. 邪正相持

邪正相持指在疾病过程中，机体正气不甚虚弱，而邪气亦不亢盛，邪正双方势均力敌，相持不下，病势处于迁延状态的病机变化。

抗日战争时期，毛泽东同志对比了敌我双方力量，认为敌强而我弱，敌小而我大，因此发表了《论持久战》。在人体，当邪正双方势均力敌时，同样会相持不下，病势迁延。

此时，由于正气不能完全祛邪外出，邪气可以稽留于一定的部位，病邪既不能消散，亦不能深入，又称为“邪留”或“邪结”。

一般来说，邪气留结之处，即邪正相搏表现明显之所。疾病则随邪留部位的不同而有不同的临床表现。

5. 正虚邪恋

正气大虚，余邪未尽，或邪气深伏伤正，正气无力祛除病邪，致使疾病处于缠绵难愈的过程，被称为正虚邪恋。

正虚邪恋可视为邪正相持的特殊病机，一般多见于疾病后期，且是多种疾病由急性转为慢性，或慢性病久治不愈，或遗留某些后遗症的主要原因之一。

正虚邪恋的转归，仍然由正邪斗争的态势所决定。可因正邪的盛衰变化而发生向愈或恶化的转归。

二、阴阳失调

阴阳失调，是指机体的阴阳双方失去相对的平衡协调而出现的阴阳偏胜、偏衰、互损、格拒、转化、亡失等一系列病机变化。

一般而言，邪正盛衰是虚实病证的机理，阴阳失调是寒热病证的病机，二者在阐释疾病的发生、发展及转归机理时，常联合应用、互为羽翼。

（一）阴阳偏胜

阴阳偏胜指人体阴阳双方中的某一方过于亢盛，导致以邪气盛为主的病机变化，属于“邪气盛则实”的实性病机。

就感邪性质而论，阳邪侵犯人体可导致机体阳偏盛，阴邪侵犯人体可导致机体阴偏盛。

《素问·阴阳应象大论》说：“阳胜则热，阴胜则寒”。阴阳偏盛必然导致机体出现寒热变化。

由于阴阳之间的对立制约，一方偏盛必然致使另一方减弱，阳偏盛伤阴可致阳盛兼阴虚，进而发展为阴虚病变；阴偏盛伤阳可致阴盛兼阳虚，进而发展为阳虚病变。

因此，《素问·阴阳应象大论》所说的“阴胜则阳病，阳胜则阴病”，正是阴阳偏盛病机变化的必然发展趋势。

1. 阳偏盛

阳偏胜，即阳盛，指机体在疾病过程中所出现的阳邪偏盛、功能亢奋、机体反应性增强而产生热象的病机变化。

病机特点：阳盛而阴未虚的实热证，可见身热、面赤、烦躁、舌红苔黄、脉数等症状；若阳盛伤及阴液，则兼有口渴、小便短少等表现，即所谓“阳盛则热”“阳盛则阴病”。

形成原因：多由于感受温热阳邪，或虽感受阴邪而从阳化热；也可由于情志内伤，五志过极而化火；或因气滞、血瘀、食积等郁而化热所致，比如我们吃辛辣、干燥、烧烤食品多了就会上火。

临床特点：热、动、燥，可见壮热、烦躁、口渴、面红、目赤、小便黄、大便干、苔黄、脉数等症。

阳盛之初，对阴液的损伤不明显，从而出现实热证。

阳邪亢盛，阳长阴消，“阳胜则阴病”，可伤阴耗液。

发展趋势：阳邪亢盛，明显耗伤阴液，疾病则转化为实热兼阴虚津亏证；若阴气大伤，疾病可由实转虚而发展为虚热证。

我国近代中医学泰斗张锡纯在《医学衷中参西录》中有一个“癫狂失心”的医案。都某某，年三旬，得癫狂失心证。病因：因读书无所成就，欲别谋营业。而庭训甚严，不能自由。心郁生热，因热生痰，遂至癫狂失心。证候：言语错乱，精神昏瞀，时或忿怒，时或狂歌，其心中犹似烦躁，夜不能寐，恒以手自挠其胸，盖自觉发闷也。问之亦不能答，观其身形似颇强壮，六脉滑实，两寸尤甚，一息五至。这属于典型的“五志化火”，属于阳偏盛。

2. 阴偏胜

阴偏胜，即阴盛，指机体在疾病过程中所出现的阴邪偏盛、功能抑制、机体反应性减弱而产生寒象的病机变化。

病机特点：阴盛而阳未虚的实寒证。若阴盛伤及阳气，可兼有脘腹冷痛，小便清，大便溏等表现，即所谓“阴盛则寒”“阴盛则阳病”。

形成原因：多由于感受寒湿阴邪，或过食生冷，或阴寒性病理产物积聚，寒邪中阻等，导致阴邪亢盛。

比如有个儿童患者腹痛腹泻，就是因为一次吃了6根冰棍儿，过食生冷，阴盛则寒所致。

临床特点：寒、静、湿，可见形寒肢冷，恶寒喜暖，口淡不渴，蜷卧，舌淡而润，苔白，脉紧或迟等症状。

阴盛之初，对阳气损伤不明显，从而出现实寒证。

阴邪亢盛，阴长阳消，“阴胜则阳病”，可损伤阳气。

发展趋势：如果阴寒内盛较重，多伤及阳气，故常同时伴有程度不同的阳气不足，形成实寒兼阳虚证；若阳气伤甚，疾病可由实转虚，发展为虚寒证。

（二）阴阳偏衰

阴阳偏衰指人体阴阳二气中某一方虚衰不足的病机变化，属于“精气夺则虚”的虚性病机。

由于阴阳双方存在着对立制约的关系，因此当阴或阳一方虚衰时，必然无力制约另一方而导致对方的相对偏盛，从而形成虚热性或虚寒性的病机变化。

1. 阳偏衰

即阳虚，指机体阳气虚损，温煦、推动、气化等功能减退，阳不制阴，出现虚寒内生的病机变化。

病机特点：机体阳气不足，阳不制阴，阴相对偏亢。

临床表现：为虚寒证，可见畏寒肢冷，小便清长，大便溏薄，舌胖苔白，脉沉迟等症状，即所谓“阳虚则阴盛”“阳虚则寒”。

形成原因：多是先天禀赋不足，或后天失养，或劳倦内伤，或久病损耗阳气。

人体阳气虚衰，突出地表现为温煦、推动和气化功能减退。阳气的温煦功能减弱，人体热量不足，难以温暖全身而出现寒象，可见畏寒肢冷等症；推动作用减弱，可见精神萎靡、喜静、便秘等症；气化功能失司，脏腑经络等功能活动减退，则可出现水湿停聚，痰饮水肿。

有患者腹泻5年未愈，严重怕冷，即使夏天也不敢脱秋衣、秋裤，每天嗜睡，这就是久病腹泻损耗阳气所致。阳气温煦失职则畏寒肢冷，推动减弱则神疲嗜睡。所以用温壮阳气的附子理中汤才能取效。

阳气不足可见于五脏六腑，如心阳、脾阳和肾阳等，但一般以肾阳虚衰最为重要。肾阳为人身诸阳之本，所以肾阳虚衰在阳气偏衰病机中占有极其重要的地位。

阳虚则寒与阴胜则寒，不仅在病机上有区别，而且在临床表现方面也有不同，前者是虚而有寒；后者是以寒为主，虚象不明显。

2. 阴偏衰

即阴虚，指机体阴液不足，凉润、宁静、抑制等功能减退，阴不制阳，出现虚热内生的病机变化。

病机特点：阴液不足，阴不制阳，阳气相对偏盛。

临床表现：为虚热证，可见五心烦热，骨蒸潮热，盗汗，咽干，颧红，舌红少苔，脉细数等，即所谓“阴虚则阳亢”“阴虚则热”。

形成原因：多由于阳邪伤阴，或因五志过极，化火伤阴，或久病伤阴所致。

阴液亏虚，主要表现为凉润、抑制与宁静的功能减退，阴不能制约阳，阳气相对偏亢，形成阴虚内热、阴虚火旺、阴虚阳亢等多种病变。

有位患者，因家事焦虑、熬夜，继而出现口疮、咽痛、心烦、失眠、舌红少苔等症状。这是情志过极，化火伤阴所致，阴虚则内热，所以产生了这些症状，并非阳胜则热的实火。所以服用牛黄解毒片无效，而是服用滋阴清热的天王补心丸，再加上放松心情和早睡休养后才好转。

阴虚可见于五脏六腑，如肺阴、脾阴、胃阴、心阴、肝阴和肾阴，皆可发生阴虚病变，但一般以肾阴亏虚为主。肾阴为人身诸阴之本，所以肾阴不足在阴偏衰的病机中占有极其重要的地位。

阴虚则热与阳胜则热的病机不同，其临床表现也有所区别：前者是虚而有热；后者是以热为主，虚象并不明显。大家可以想一想，自己平时都是因为什么上的火，上火是因为阴虚？还是阳盛？

（三）阴阳互损

阴阳互损，是指在阴或阳任何一方虚损的前提下，病变发展影响到相对的另一方，形成阴阳两虚的病机变化。

阴阳互损是以阴阳偏衰为基础，以阴阳互根互用关系失常为原理而表现出的病机变化。

由于肾阴、肾阳为五脏阴阳之根本，即《景岳全书·传忠录》中所说的“五脏之阴气，非此不能滋；五脏之阳气，非此不能发”。因此，当脏腑的阴气或阳气虚损到一定程度时，必然会损及肾阴、肾阳。故无论阴虚或阳虚，多在肾之阴阳受损及肾本身阴阳失调时，才易发生阴损及阳或阳损及阴的阴阳互损病机变化。

1. 阴损及阳

阴损及阳，指由于阴气亏损，累及阳气生化不足或阳气无所依附而耗散，从而在阴虚的基础上又出现阳虚，形成以阴虚为主的阴阳两虚的病机变化。

打个比方来说，当你把暖水袋里的水放掉了，暖水袋还会继续保暖吗？因为热量依附于水，当水被放掉时，热量也跟着流失了。这种现象可说是典型的阴损及阳。

如肝阳上亢证，其病机主要为肝肾阴虚，水不涵木，阴不制阳的阴虚阳亢；但若病情发展，因肾阴亏虚进而影响肾阳化生，又出现畏寒肢冷，脉沉细等肾阳虚衰的症状，则形成阴损及阳的阴阳两虚证。治疗时需要阴阳双补，疗效才会好。

2. 阳损及阴

阳损及阴，指由于阳气虚损，无阳则阴无以生，从而在阳虚的基础上又导致阴虚，形成以阳虚为主的阴阳两虚的病机变化。

如肾虚水泛证，其病机主要为肾阳不足，气化失司，津液代谢障碍而水湿内生，溢于肌肤；但若其病变发展，又可因阳气不足而导致阴液化生无源，出现日益消瘦，烦躁不安，甚则阴虚风动而抽搐等肾阴亏虚之症状，即形成阳损及阴的阴阳两虚证。

再比如某个患者，因脾肾阳虚而腹泻，长期腹泻后又出现身体消瘦、口疮和咽痛频发，这是为什么呢？大家想，阳虚腹泻会不会导致津液吸收不足而流失过多？答案是肯定的。长此以往，由阳虚导致阴也虚，阴虚则身体逐渐消瘦，阴虚内热所以经常发生口疮和咽痛。这就是阳损及阴造成的，治疗时自应阴阳兼顾。

（四）阴阳格拒

阴阳格拒是由阴阳双方相互排斥而出现寒热真假的病机变化，包括阴盛格阳和阳盛格阴两方面。

阴阳相互格拒的机理，在于阴阳双方的对立排斥，即阴或阳的一方偏盛至极，壅遏于内，将另一方排斥格拒于外，迫使阴阳之间不相维系，从而出现真寒假热或真热假寒的复杂病变。

1. 阴盛格阳

阴盛格阳，指阳气极虚，导致阴寒之气偏盛，壅闭于里，逼迫阳气浮越于外，而出现内真寒外假热的病机变化，临床表现为真寒假热证。

阳气极虚，寒盛于内是疾病的本质，可见面色苍白、四肢厥冷、精神萎靡、畏寒踡卧、溲清便溏、舌淡苔白、脉微欲绝等症状。

逼迫阳气浮越于体表，可在原有寒盛于内表现的基础上，反见身热，烦躁，口渴等假热之象，称为“格阳”；若阴盛于下，虚阳浮越，可见面赤，称为“戴阳”。

仔细观察，则身虽热，反喜盖衣被；口虽渴而饮水不多，喜热饮，或漱水而不欲饮；面虽红，却浮如妆，游移不定，可作辨别。

2. 阳盛格阴

阳盛格阴，指阳气偏盛至极，壅遏于内，排斥阴气于外，而出现内真热外假寒的病机变化，临床表现为真热假寒证。

热盛于内是疾病的本质，可见壮热、面红、气粗、烦躁、舌红、脉数大有力等症状；排斥阴气于外，可在原有热盛于内的基础上，又出现四肢厥冷等假寒之象。仔细观察，则四肢厥冷而胸腹灼热，可作辨别。

（五）阴阳转化

阴阳转化指阴阳之间在“极”或“重”的条件下，证候性质向相反方面转化的病机过程，包括由阴转阳和由阳转阴两方面。

1. 由阴转阳

由阴转阳，指阴偏盛的寒证，转化为阳偏盛的热证的病机过程。临床表现为由寒化热的病性转化。

由阴转阳的形成，发生于阳盛或阴虚阳亢的体质，或邪侵属阳的脏腑经络，在此条件下，寒证从阳化热；或失治误治伤阴，邪从热化。

如太阳病，初起恶寒重，发热轻，头身痛，无汗，脉浮紧，此为表寒证；继而出现阳明里证，症见壮热，不恶寒，心烦口渴，大汗出，脉数，则表示病变已从表入里，从阳化热。

许多人都有这样的体验，本来因为受了风寒而感冒，可能喝碗姜汤发发汗就好了。若没有及时服用，第二天就开始咽喉疼痛了，此时不能喝姜汤，而要喝疏风清热的双黄连了，这就是邪气由寒化热，由阴转阳了。

2. 由阳转阴

由阳转阴，指阳偏盛的热证，转化为阴偏盛的寒证的病机过程。临床表现为由热化寒的病性转化。

由阳转阴的形成，多发生于阳虚阴盛体质，或邪侵属阴的脏腑或经络，在此条件下，热证从阴化寒；或失治误治伤阳，邪从寒化。

如某些外感疾病，初期出现壮热，面赤，口渴，咳嗽，舌红苔黄，脉数等热邪亢盛之象，属阳证；若由于邪热炽盛，或失治误治，突然出现面色苍白，四肢厥冷，冷汗淋漓，脉微欲绝等亡阳危象，属阴证。

曾有一患者，夏日高温下在建筑工地上长时间辛苦劳作，大汗不止，忽然乏力晕厥。工友们认为他中暑了，赶快扶他到阴凉处给他喂了清热解暑的绿豆汤，服后腹痛不已，面容极为痛苦。就医后医生发现他四肢冰冷，冷汗淋漓，立刻使用了回阳救逆的四逆汤，这才转危为安。究其原因，是由于因高温而汗出过多亡阳所致，可以说是典型的由阳转阴。

由阴转阳和由阳转阴的病机变化过程，与阴盛格阳和阳盛格阴完全不同：前者是证候性质在前、后两个阶段发生彻底改变；而后者证候性质并未出现变化，只是出现症状假象而已。

（六）阴阳亡失

指机体的阴气或阳气突然大量地亡失，导致生命垂危的病机变化，包括亡阴和亡阳。

1. 亡阳

指机体的阳气发生突然大量的脱失，而致全身功能严重衰竭的病机变化。

亡阳的形成，多由于邪气太盛，正不敌邪，阳气突然脱失；或因汗出过多，吐泻无度，津液过耗，气随津泄，阳气外脱；或由于素体阳虚，劳伤过度，阳气消耗过多；亦可因慢性疾病，长期大量耗散阳气，终至阳气亏损殆尽，而出现亡阳。

临床可见冷汗淋漓、心悸气喘、面色苍白、四肢逆冷、畏寒踡卧、精神萎靡、脉微欲绝等生命垂危的症状。

2. 亡阴

指机体阴气发生突然大量的消耗或丢失，而致全身功能严重衰竭的病机变化。

亡阴的形成，多由于热邪炽盛，或邪热久留，大量伤耗阴气，煎灼津液；或逼迫津液大量外泄而为汗，以致阴气随之大量消耗而突然脱失；也可由于长期大量耗损津液和阴气，日久导致亡阴。

临床可见手足虽温而大汗不止、烦躁不安、体倦无力、脉数疾躁动等危重征象。

在临床中我们会发现亡阴可以迅速导致亡阳，亡阳也可继而出现亡阴，这又是为什么呢?

因为亡阴和亡阳，在病机和临床征象等方面。虽然有所不同，但由于机体的阴和阳存在着互根互用的关系，阴亡则阳无所依附而散越，阳亡则阴无以化生而耗竭，故亡阴可以导致亡阳。反之亦然，最终“阴阳离决，精气乃绝”，生命活动终止而死亡。

综上所述，阴阳失调的病机，是以阴与阳之间所存在着的对立制约、互根互用以及相互消长、转化等理论来阐释分析机体寒热病证的病变机理。

阴阳失调的病机虽然很复杂，但其中最基本的病机是阴阳的偏胜和偏衰。阴阳偏胜不仅可以导致其对方的亏损，也可形成阴阳格拒或阴阳转化；阴阳偏衰不仅可发展为阴阳互损，也可导致阴阳亡失。

思考

1. 正气、邪气与虚实病机的关系是什么？
2. 阴阳偏盛都是感受外邪所致的吗？
3. 阴阳格拒病机都是实证吗？

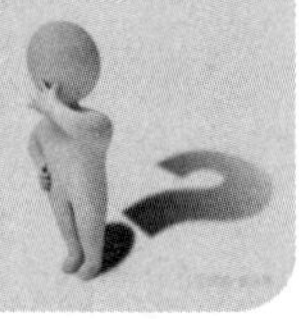

第三节　内生五邪

内生五邪，指在疾病过程中，由于脏腑功能异常而导致化风、化寒、化湿、化燥、化火的病机变化。由于病起于内，且临床表现与风、寒、湿、燥、火外邪致病类似，为了和“外感六淫”予以区别，故分别称为“内风”“内寒”“内湿”“内燥”“内火”，统称为内生五邪。

内生五邪与外感六淫的主要区别在于：内生五邪并非致病因素，而是脏腑阴阳失调和精气血津液等生理功能异常所致的内伤病的病机变化；外感六淫属于外感病的病因。

内生五邪的病证归类，可归纳出某些特定脏腑的病变规律，如内风与肝关系密切，内寒与脾、肾关系密切，内湿与脾关系密切，内燥与肺、胃、大肠关系密切，内火则五脏皆可见到。因此，内生五邪病机丰富了脏腑辨证的内容。

（一）风气内动

风气内动，即“内风”，与外风相对而言，指脏腑阴阳气血失调，体内阳气亢逆而致风动之征的病机变化。因与肝关系密切，故又称“肝风内动”或“肝风”。《素问·至真要大论》中说：“诸风掉眩，皆属于肝。”

叶天士在《临证指南医案》中指出：“内风乃身中阳气之变动。”明确提出体内阳气的异常变动为内风的主要病机。

风气内动的病机，主要有肝阳化风、热极生风、阴虚风动、血虚生风等。热极生风为实风；阴虚风动、血虚生风为虚风；肝阳化风属本虚标实之证。

1. 肝阳化风

肝阳化风，指肝阳偏亢，或肝肾阴亏，阴不制阳，致肝阳亢逆无制而动风的病机变化。

肝阳化风多由于情志所伤，肝郁化火；或年老肝肾阴亏；或操劳过度等，耗伤肝肾之阴，导致阴虚阳亢，风气内动。

常见眩晕欲仆，筋惕肉瞤，肢麻震颤，或口眼㖞斜、半身不遂。严重者则卒然仆倒，神志昏迷，或为闭厥，或为脱厥。

有这样一位患者，他有多年高血压病史，因大怒而出现头目眩晕，目胀耳鸣，脑部热痛，面色泛红，心中烦热，甚至口眼渐渐㖞斜，一派肝阳上亢而动风之象，用镇肝熄风汤治疗，迅速缓解了症状。

2. 热极生风

热极生风，又称热甚动风，指邪热炽盛，燔灼津液，劫伤肝阴，筋脉失常而动风的病机变化。

多见于热性病的极期，由于邪热炽盛，煎灼津液，燔灼肝经，使筋脉失其濡养所致。临床会出现高热、痉厥、抽搐、鼻翼煽动、目睛上吊等症状。

比如，见到儿科患者因为感染高热而出现抽搐，这时就常常要使用凉肝熄风、增液舒筋的羚角钩藤汤了。

3. 阴虚风动

阴虚风动，指阴气衰竭，宁静、抑制功能减退而动风的病机变化。

多由热病后期，阴精亏损，或久病耗伤，阴液大亏，筋脉失养所致，可见筋挛肉瞤、手足蠕动等动风症状，以及低热起伏、舌光红少苔、脉细等阴虚症状。

温病学家吴鞠通在《温病条辨》中创立了滋阴养液、柔肝熄风的大定风珠，是治疗阴虚风动的名方。

4. 血虚生风

血虚生风，是指血液虚少，筋脉失养而动风的病机变化。

多由生血不足或失血过多，或久病耗伤营血，致肝血不足，筋脉失养，或血不荣络，而虚风内动。临床可见肢体麻木、筋肉跳动，甚则手足拘挛等。

治疗本病需要四物汤加天麻、钩藤等养血熄风。

血燥生风，指血虚津亏，失润化燥，肌肤失于濡养而生风的病机变化。

多由久病伤阴耗血，或年老精亏血少，或长期营养缺乏，生血不足，或瘀血内结，新血生化障碍等原因，导致局部或全身肌肤失于濡养，经脉气血失于和调，血燥而化风。临床可见皮肤干燥，或肌肤甲错，皮肤瘙痒或落屑等。

治疗此类病症，往往需要荆防四物汤之类养血祛风的方药。所谓“治风先治血，血行风自灭”。

那么，内风与外风的区别是什么？又有哪些联系呢？

外风与内风均有动摇不定的症状特点。外风致病有明显的外感症状，如发热、恶风、病位游移不定等；内风为体内脏腑阴阳气血失调，阳气亢逆而致，以眩晕、肢麻、震颤、抽搐等为主要特征。

外风侵袭机体，可引动内风；反之，内风日久不愈，正气不足，亦可招致外风侵袭人体而发病。

（二）寒从中生

寒从中生，又称“内寒”，指机体阳气虚衰，温煦、气化功能减退，虚寒内生，或阴寒之气弥漫的病机变化。

寒从中生，多由于先天禀赋不足，阳气素虚，或久病伤阳，或外感寒邪，过食生冷，损伤阳气，以致阳气虚衰。阳气虚衰，不能制阴，故阴寒内盛。

内寒病机主要包括两个方面：一是温煦失职，虚寒内生，可见面色苍白、形寒肢冷、肢节痹痛等。二是阳气不足，气化功能减退，而见尿、痰、涕、涎等澄澈清冷，或大便泄泻，或水肿等。故《素问·至真要大论》中说：“诸病水液，澄澈清冷，皆属于寒。”

内寒病变，以心、脾、肾之阳虚为主，其中肾阳虚衰尤为关键。故《素问·至真要大论》中说：“诸寒收引，皆属于肾。”

一老年患者，因为听信了“绿豆治百病”的宣传，坚持每天喝一斤绿豆煮的汤，半个月后，每日腹泻稀水十余次，乃至卧床不起。为什么会这样呢？中医认为绿豆属于寒凉之品，适度食用可以清热，但过多食用则必然损伤阳气。所谓“绿豆治百病”完全是错误的。这名患者因为过食凉性食物损伤了阳气，导致气化失司，蒸化水液的功能减退，津液代谢障碍，所以才泄泻不止。以理中汤合五苓散，温补脾阳，化气行水，3剂后症状迅速缓解，半月后彻底痊愈。

那么外寒与内寒之间的区别是什么？二者又有什么联系呢？

内寒是虚而有寒，以虚为主；外寒则以寒为主。寒邪侵犯人体，必然会损伤机体阳气，日久会导致阳虚；而阳气素虚之体，则又因抗御外邪能力低下，易感寒邪而致病。

（三）湿浊内生

湿浊内生，又称“内湿”，指由于脾气运化水液的功能障碍而引起湿浊蓄积停滞的病机变化。由于内生之湿多因脾虚，故又称为“脾虚生湿”。

内湿的形成，多因过食肥甘，恣食生冷，内伤脾胃，致使脾失健运而不能为胃行其津液，或素体肥胖，喜静少动，致气机不利，津液输布障碍，聚而成湿所致。因此，脾的运化失职是湿浊内生的关键。《素问·至真要大论》说：“诸湿肿满，皆属于脾。”

脾主运化有赖于肾阳的温煦气化，有“脾如釜，命如薪”之说。因此，内湿不仅由脾阳虚津液不化而形成，在肾阳虚衰时，亦必然影响脾之运化而导致湿浊内生。反之，由于湿为阴邪，湿胜则可损伤阳气，故湿浊内困，久之必损及脾肾阳气，而致阳虚湿盛之证。

另外，湿浊可以聚而为痰，留而为饮，积而成水，变生多种病患。

湿性重浊黏滞，多阻遏气机，故其临床表现常可随湿邪阻滞部位的不同而异。

如湿邪留滞经脉之间，则见头重如裹，肢体重着或屈伸不利，《素问·至真要大论》中说：“诸痉项强，皆属于湿。”

湿犯上焦，则胸闷咳嗽；湿阻中焦，则脘腹胀满、食欲不振、口腻或口甜、舌苔厚腻；湿滞下焦，则腹胀便溏、小便不利；水湿泛溢于皮肤肌腠，则发为水肿。

湿浊虽可阻滞于机体上、中、下三焦的任何部位，但仍以湿阻中焦脾胃为多。

夏天出汗多，人们都比较重视补充水分。但水分过多会增加脾运化的负担，甚至于使脾虚之人运化失职而湿浊内生。

有位患者，素体脾虚，因夏天进食瓜果过度，导致脘腹胀满，食欲不振，口泛清水，舌体胖大，苔白厚腻。好在中医有健脾化湿的良方——香砂六君子汤，服用1剂后症状大减，3剂后痊愈，医生嘱其长期服用香砂六君子丸以巩固疗效。

外湿与内湿在形成方面虽然有所区别，但二者亦常相互影响。湿邪外袭容易伤脾，脾失健运又滋生内湿；脾虚湿盛之体，容易外感湿邪而发病。因此在临床上外湿和内湿时常相因为病。

（四）津伤化燥

津伤化燥，又称“内燥”，是与外燥相对而言的，指体内津液耗伤而干燥少津的病机变化。多因久病伤津耗液，或大汗、大吐、大下，或亡血失精导致津液亏少，以及热性病过程中的热盛伤津等所致。

由于津液亏少，不足以内溉脏腑，外润腠理孔窍，进而燥由内生，临床多见干燥失润等病变。故《素问·阴阳应象大论》中说：“燥胜则干。”

有一名产妇因乳汁少就诊，伴有眼目口鼻干痒、小便涩少、大便干结等症状。询问得知其素体健康无病，但产程中有大出血，推测其干燥症状与大出血导致的津液损伤有关，根据津血同源之理而采用增液汤治疗，很快就治愈了。

内燥病变可发生于各脏腑组织，而以肺、胃及大肠为多见。临床多见津液枯涸、阴虚内热之证，如肌肤干燥不泽，起皮脱屑，甚则皲裂，口燥咽干唇焦，舌上无津，甚或光红龟裂，鼻干，目涩少泪，爪甲脆折，大便燥结，小便短少等。

如以肺燥为主，还兼见干咳无痰，甚则咯血；以胃燥为主，可见食少、舌光红无苔；以肠燥为主，则兼见便秘等症。

老年患者的便秘以肠燥为主要病机，使用麻仁润肠丸、五仁丸等润燥通便，往往会取得良好的疗效。

内燥与外燥既有区别又有联系：外燥伤人多在秋季，多易伤肺；内燥则由于全身脏腑组织功能失常，津液亏少所致，可以发生在各脏腑组织，但以肺、胃、大肠多见。

无论是外燥还是内燥，都以津液不足、脏腑组织失于滋润为特征。

（五）火热内生

火热内生，又称“内火”或“内热”，是与外火相对而言的，指脏腑阴阳失调，而致火热内扰的病机变化。

为什么会火热内生呢？多由于阳盛有余，或阴虚阳亢，或由于五志化火，或气血壅滞、病邪郁结，郁而化火所致。

火热内生有虚实之分，阳盛化火、邪郁化火、五志过极化火多属实火，阴虚火旺则属虚火。

1. 阳盛化火

病理性的阳邪亢盛称为“壮火”，又称为“气有余便是火”。

阳邪亢盛，功能亢奋，可见壮热、面赤、烦躁、大汗、舌红、脉数等一派热象；阳盛则阴病，必然使物质的消耗增加，以致耗伤阴液，兼见口渴、尿少、便秘等症状。

有位患者，因吃辣椒和羊肉过多，导致面部痤疮增加，咽喉肿痛，烦躁不眠，口渴，小便黄，大便干，舌红苔黄，一派上火的表现，使用清热解毒的黄连解毒汤来治疗，收到了良好的疗效。

2. 邪郁化火

邪郁化火，包括两方面的内容：

其一，外感六淫病邪，在疾病过程中，皆可郁滞而从阳化热化火，如寒郁化热、湿郁化火等。

大家可能有这种体会，本来是着凉引发的感冒，几天后却出现了流黄鼻涕、咽喉肿痛等上火的表现，这就是寒郁化热所致。

其二，病理产物郁积（如痰浊、瘀血、结石等）和食积、虫积等，亦能郁而化火。

例如治疗食积的名方保和丸，除了含有山楂等消食化积药之外，还含有一味清热的药——连翘，就是针对食积郁而化火而设的。

3. 五志过极化火

五志过极化火，又称为“五志之火”，指由于情志刺激，影响脏腑气血阴阳的协调平衡，导致气机郁结或亢逆。气郁日久则可化热，气逆自可化火。因之火热内生，如情志内伤，抑郁不畅，导致肝郁气滞，气郁化火，发为“肝火”。

曾经有位患者，在暴怒后出现口苦、胁痛、小便黄，就是情志刺激引发的肝火，经用清泻肝火的龙胆泻肝丸来治疗后，症状很快消失了。

当然要彻底治愈肝火，还需要“退一步天空海阔，让三分心平气和”。避免情志刺激，或不对情志刺激做出过激反应，才能解决问题。

4. 阴虚火旺

阴虚火旺，又称阴虚之火，属虚火。多由于阴液大伤，阴虚阳亢，虚热虚火内生。

一般而言，阴虚内热多见全身性的虚热征象，如五心烦热、骨蒸潮热、面部烘热、消瘦、盗汗、舌红少苔、脉细数无力等。

阴虚火旺，多集中于机体某一部位的火热征象，如虚火上炎所致的牙痛、齿衄、咽痛、颧红等。临床上常用的知柏地黄丸就是治疗阴虚火旺的良药。

那么，内火与外火之间有什么区别与联系呢？内火的病机特点为脏腑功能失调，阳气郁滞，所致的实火或虚火，病位在里在脏腑；外感火热病邪袭表，病位在表在肺卫，伴有表证。外火可入里引发内火；内火日久损伤肺卫，则易于招致外感火热之邪的侵袭而发病。

思考

1. 外湿与内湿有何联系与区别？

2. 哪些原因可导致火热内生？

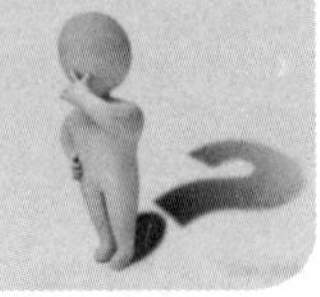

第四节　疾病传变

疾病是一个动态变化的过程。所谓传变，指疾病在机体脏腑经络组织中的传移和变化。一是病位的传移，二是病性的变化。

疾病传变过程中，邪正斗争及其盛衰变化起着决定性的作用。所以，影响传变的因素不外正邪两个方面，主要包括环境因素、体质因素和诊治因素。

一、病位传变

病位传变，指在疾病的发展变化中，病变部位发生相互转移的病理过程。

外感病的基本传变是表里之间的传变，内伤病的基本传变是脏腑传变。掌握病位的传变规律，对临床有着重要的指导意义。《素问·阴阳应象大论》中说："故善治者治皮毛，其次治肌肤，其次治筋脉，其次治六腑，其次治五脏。治五脏者，半死半生也。"说明掌握疾病传变规律，便能见微知著，将疾病治愈在初期阶段。

1. 表里传变

表与里，是一个相对的概念，所指的病变部位并不是固定的。病在表，倾向于皮毛、肌腠、经络的病变；病在里，多指内在脏腑、精气血津液的病变。

表病入里，往往提示疾病进展和加重。比如《素问·痹论》载："风寒湿三气杂至，合而为痹也。"若病久不去，可以内舍于其合。如"皮痹不已，复感于邪，内舍于肺"，出现肺痹的烦、满、喘而呕。

里病出表，指病邪由里透达于外，多为邪有出路，病势有好转或向愈之机。比如小儿麻疹，麻毒由里外达，出疹顺畅，则为顺证；若麻毒内陷，邪不外达，则为逆证。

2. 外感病传变

外感病是指人体感受外邪而引起的一类疾病。

外感病传变，主要有伤寒六经传变、温病卫气营血传变和三焦传变。

（1）伤寒六经传变：指外邪循六经传变，由表入里，渐次深入。一般传变规律为：太阳→阳明→少阳→太阴→少阴→厥阴，称为"循经传"。六经传变，还有一些特殊的传变形式，如越经传、表里传、直中、合病与并病等。

（2）温病卫气营血传变：指温热病过程中，病变部位在卫、气、营、血四个阶段的传移变化。一般而言，病在卫分为病势较轻浅；病在气分为邪已传里，病势较重；病在营分和血分则邪气更加深入和严重。

（3）温病三焦传变：指温病的病变部位循上、中、下三焦而发生传移变化。三焦病变的传变规律有顺逆之分。顺传，一般多由上焦手太阴肺开始，由此而传入中焦脾胃，中焦病不愈，则传入下焦肝肾。逆传，即由肺而传入心包，所谓"温邪上受，首先犯肺，逆传心包"（《温热论》）。

3. 内伤病传变

内伤病的基本病位在脏腑。主要有脏腑之间的传变、脏腑与经络之间的传变。

（1）脏腑之间的传变：包括脏与脏、脏与腑、腑与腑及形脏之间传变。

脏与脏之间的传变，是内伤病最主要的病位传变形式。如见肝之病、知肝传脾，以及肝火犯肺，脾生痰湿上犯于肺等。其传变规律有母子相及、相乘、相侮等“五行”方面的传变，也有超越五行的传变。

脏与腑之间的传变，首先是脏腑之间表里相合关系的传变。如心火下移于小肠；大肠实热，积滞不通，影响肺的肃降等。由于脏与腑关系的复杂性，故其病变不拘泥于表里相合的脏腑，如肝气横逆犯胃、脾胃湿热熏蒸导致黄疸等。

腑与腑之间的传变，即病变部位在六腑之间发生传移变化。六腑传化水谷，以通为用，任何一腑的气机不通，均可影响整体的通降功能，导致其他腑的病变。如大肠传导失司，腑气不通，可导致胃气上逆，出现嗳气、呕恶等症状。

形脏内外传变，即病邪通过形体官窍而内传相合之脏腑，或脏腑病变影响相应的形体官窍。如寒邪袭表，内传于肺而致肺失宣肃；肝火上炎可见两目红赤等。

（2）脏腑经络之间的传变：指邪气由经脉传至脏腑或由脏腑传至经脉。如心肺有病，可通过其所属经脉的循行部位反映出来，出现胸痛、臂痛等。

二、病性转化

即疾病证候的性质转化，主要包括寒热转化与虚实转化。请大家参考病机“阴阳失调”与“邪正盛衰”部分，温故而知新。

思考

传变是否都意味着疾病加重了？

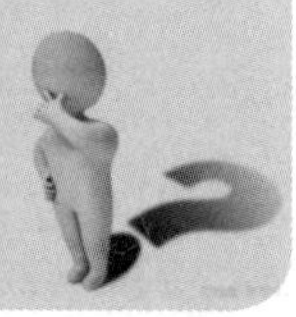

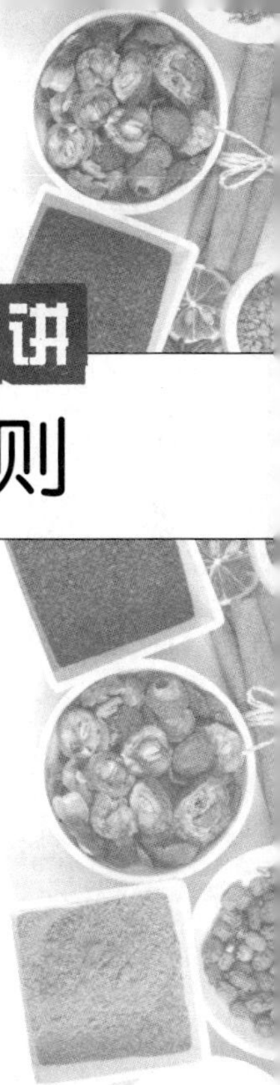

第九讲 养生与治则

【导言】生、长、壮、老、已是人类生命的自然规律，健康与长寿是人类永恒的追求。养生治未病是中医学的最高境界。中医养生学是中医理论与实践的有机结合。治未病体现出中医防重于治、防治结合的鲜明特色。治则是指导临床治疗的基本原则，以治病求本为主导思想。

第一节 养生

一、养生、天年与衰老

养生，即保养生命,又称摄生、道生、保生。中医学在长期的发展过程中，形成了系统而完整的养生理论及方法，为中华民族的繁衍昌盛做出了杰出的贡献。英国学者李约瑟曾说：在世界文化当中，唯独中国人的养生学是其他民族所没有的。

养生的目的就是延长健康、快乐的美好生活。

世界卫生组织对健康的定义是：健康不仅仅是没有疾病和虚弱，而是在身体、心理和社会适应方面处于完全良好的状态。简言之：体壮曰健，心怡曰康。

有人总结出健康的“五快三良好”。五快：即吃得快、便得快、睡得快、说得快、走得快。“三良好”：即良好的个性人格、良好的处世能力、良好的人际关系。

五快，体现了人体出入的平衡、动静的结合，同样体现出阴阳的思想。“三良好”，体现出人的社会属性，是整体观念的一部分。

要想达到上述的理想状态，需要从两方面入手：一是扶助人体正气，二是外避邪气，从而减少疾病的发生，健康活到天年。

天年，即天赋的年寿，也就是人的自然寿命。中医学认为，人类自然寿命的最高限度在一百岁到一百二十岁。《左传》曰：“上寿百二十岁，中寿一百，下寿八十。”

那么，影响人类健康长寿的因素有哪些呢？世界卫生组织研究结果如下：（图9-1）

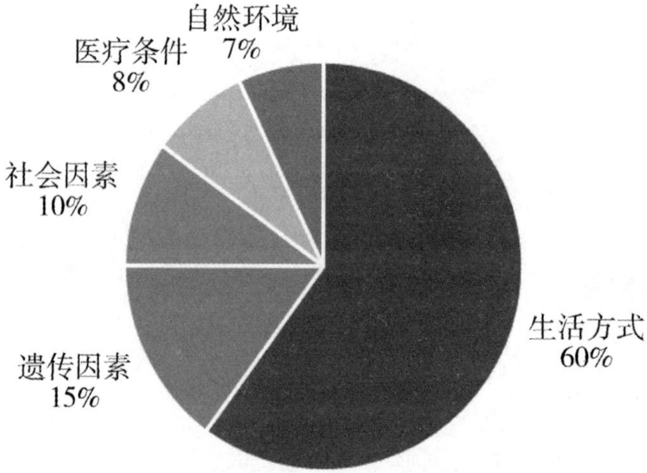

图9-1　影响人类健康长寿因素比重

如上图所示，生活方式因素对健康的影响作用是最大的，而且是人为可控的因素。孙思邈在《养生铭》中曾强调，不论是健康长寿还是短寿早夭，绝不是命里注定，而是修行在本人，主动权是掌握在自己手中的。

能否活到百岁，无疾而终，关键是要掌握养生之道，并践行到日常生活中去。只有遵循养生之道，才能护养生命，守卫健康。我们现在称之为健康管理，也就是对生命历程和生命质量的管理。如果人们不善于养生调摄，就会导致过早衰老。衰老是长期的阴阳失调、脏腑精气虚衰、情志失调以及痰、瘀、毒侵害的结果。我们可以通过养生保健来维护身心健康，延缓衰老进程。

二、养生的基本原则

《素问·上古天真论》所言“上古之人，其知道者，法于阴阳，和于术数，食饮有节，起居有常，不妄作劳，故能形与神俱，而尽终其天年，度百岁乃去”，是对养生原则的精辟论述。《素问·宝命全形论》从形神方面进行概括：“一曰治神，二曰知养身。”

所以，养生增强正气，应当重视内外兼修：从外而言，顺应天地自然，适应外环境的变化；对内而言，注重形神共养、培补脾肾精气、调理阴阳平衡。

（一）顺应自然、适应环境

“人以天地之气生，四时之法成”。人生活在天地自然之间，必须要顺应自然规律，适应各种外界环境。《素问·四气调神大论》因而提出“春夏养阳，秋冬养阴”的养生原则。人的精神情志、生活起居都要顺应自然界春生、夏长、秋收、冬藏的阴阳变化规律。

除了要顺应自然环境，还要适应社会环境。社会的道德观念、激烈的社会竞争、紧张的生活节奏、复杂的人际关系等，都会对人的精神状态、身体机能和体质产生影响。目前危害人类生命的心脑血管疾病、癌症、病毒感染和意外死亡，发生原因多与社会因素、心理因素密切相关。

（二）形神共养、养神为先

形神共养，指形体与精神的协调统一、身心和谐的养生原则，体现了中医学“形与神俱”的生命观、健康观。

中医养生以调神为第一要义。神为生命的主宰，宜清静内守，不宜躁动妄耗。《素问·上古天真论》中说：“恬惔虚无，真气从之，精神内守，病安从来。”旨在强调养神要保持心态平衡和心神安定。孙思邈说：“养生之道，重在养神；养神之要，重在养德。”儒家养生主张仁者寿，德高寿自长。道德崇高者，怀有仁爱之心、胸怀宽广的人更容易长寿。

形体是生命的基础。中医养生主张动以养形，以劳而不倦为度。形体保养可以通过劳动、舞蹈、散步、太极、按摩等动形之法，也可以借助调饮食、节劳逸、慎起居、避寒暑等方法。

（三）保精护肾、调养脾胃

肾为先天之本，脾为后天之本，培补先后天之精气，也是养生的基本原则。

肾为元气、阴精的生发之源，生命活动的调节中心。肾中精气的盛衰，决定着人的强壮衰弱、寿命的长短。正如《医学正传·医学或问》中所说：“肾元盛则寿延，肾元衰则寿夭。”

保精护肾，一是节欲保精、房事有节，既不过分压抑，又不恣情纵欲；二是顺应自然，注重冬季保藏精气，不要扰乱或损伤精气；三是在中医理论指导下采用食疗补肾、吞唾叩齿、按摩益肾等方法。如冬季辨体质服膏方，按摩命门穴、肾俞穴、涌泉穴、太溪穴等穴位。

脾胃为气血生化之源，脾胃健旺，则水谷精微化源充足，脏腑功能强健。《景岳全书·先天后天论》中说：“后天培养者，寿者更寿；后天斫削者，夭者更夭。”

调养脾胃的原则是益脾气、养胃阴。药补不如食补，孙思邈《千金药方·食治卷》指出，“用之充饥则谓之食，以其疗疾则谓之药”，倡导先食疗、后用药。节饮食、调精神、常运动、防劳倦等均为健运脾胃、调养后天的重要方法。

合理的养生，能够为预防奠定良好的基础，有效地防止疾病的发生。

思考

何谓“天年”？延年益寿需要掌握哪些原则？

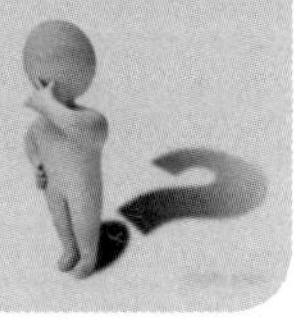

第二节　治未病

《黄帝内经》提出“治未病”的预防思想。治未病，就是指采取适当的预防或治疗手段，防止疾病的发生、发展及传变。治未病是中医学预防为主、防重于治的养生保健思想的集中体现，包括未病先防、既病防变和愈后防复三个方面。

一、未病先防

未病先防，是指在疾病发生之前，采取各种预防措施，增强机体的正气，消除有害因素的侵袭，以防止疾病的发生。

（一）扶助机体正气

1. 调畅情志、精神内守

良好的精神状态，可以提高机体适应环境和抵抗疾病的能力，进而预防疾病发生，也有利于患者病情好转。

研究显示：癌症、动脉硬化、高血压、消化性溃疡、月经不调等疾病与心理的压抑感有关。这类疾病被称为心身性疾病。

如果人体整天处于焦躁不安、发怒、紧张、贪婪等状态，会导致免疫系统功能障碍或紊乱。心理学发现：一个人在大发雷霆时身体产生的压力激素，足以让小鼠致死。因此“压力激素”，又称“毒性激素”。

如果人是快乐的，大脑就会分泌多巴胺等“益性激素”。快乐来自多方面，比如，与人为善，常做好事，会产生愉快感和自豪感，进而降低压力激素水平，促进“有益激素”的分泌。益性激素让人心绪放松，产生快感，这种身心都很舒服的良好状态，可使人体各机能互相协调、平衡，促进健康。

所以，调畅情志一方面要避免来自内外环境的不良刺激，营造优美和谐的自然环境、社会环境和家庭氛围。另一方面要提高自我心理调适能力，保持开朗乐观的心态。

调摄情绪的方法有多种，遇到烦心事首先要想办法排解和转移，可以大声呼叫来直接发泄，也可以找人倾诉帮助排解，或者采用运动移情的方法。

这里给大家推荐调神养生的“五心养生法”，即心态平和的平心、心情快乐的开心、心地善良的仁心、心胸宽阔的宽心、心思纯净的静心。

2. 起居有常、饮食有节

起居有常是指生活起居保持规律性，顺应四时和昼夜的变化，建立合理的作息制度。日常生活中，还要注意体力劳动与脑力劳动相结合，避免过劳和过逸。

有规律的生活对人体的健康至关重要。很多人经常熬夜加班或者喜欢熬夜追剧、打游戏，导致入睡困难，“夜不寐而昼不精”，白天自然没有精神。如果人体生物钟长期被打乱，就会导致各种功能紊乱，难以抵御外邪，易患各种疾病。

“民以食为天”，维持人体生命活动的营养物质来源于饮食五味。饮食养生要注意：①饮食种类合理搭配，平衡膳食结构。②饮食有节制，定时定量，不可过饥过饱或暴饮暴食。③克服饮食寒热、五味偏嗜，不可过食肥甘厚味。如偏嗜咸味可引起高血压。④注意饮食卫生，防止“病从口入”。

3. 锻炼身体、增强体质

适度的形体锻炼和体力劳动可以促进气血流通，强健肌肉筋骨，增强脏腑机能，提高生命力和抗御病邪能力。运动还能舒缓压力，产生愉悦感，进而减少疾病的发生。传统的八段锦、太极拳以及快步走都是简便易行的锻炼方法，可以根据自己的身体状况进行选择。注意循序渐进，量力而行，做到“形劳而不倦”。

健康的生活方式是提高人体正气的根本。一个人20年前的生活方式决定20年后的身体状况。因个人不健康的生活方式和行为习惯而造成的慢性非传染性疾病，也就是“生活方式病”，已经成为人类健康的“杀手”。

世界卫生组织据此提出健康四大基石，即合理膳食，适量运动，戒烟限酒，心理平衡。恰与中医养生防病的理念和方法不谋而合。

（二）防止病邪入侵

邪气是导致疾病发生的重要因素。避邪气的方法包括：防止六淫邪气的侵害，如夏日防暑邪，秋天防燥邪等；避疫毒，防止水源和食物的污染，预防疠气之传染；避免外伤、虫兽伤害和交通事故等。

我国在16世纪就发明了人痘接种术预防天花，开创人工免疫之先河。中草药预防疾病也有良效，如用板蓝根、大青叶预防流感、腮腺炎；用茵陈、贯众预防肝炎等。

在疫病流行之时，如SARS（严重急性呼吸综合征）、甲型H1N1流感、新冠肺炎等疫病，采取消毒或隔离措施，避免与传染病患者接触，尽量减少外出和不必要的社会交往，减少被传染和发病的机会；也可以根据体质辨证防护，提前服用中药以增强正气，提高抗病力。

二、既病防变

既病防变，指在疾病发生之后，力求做到早期诊断，早期治疗，见微知著，防微杜渐，以防止疾病的发展和传变。

（一）早期诊治

疾病的发生非一朝一夕而成，在始发阶段必有先兆。所谓“见微知著，弥患于未萌，是为上工”。如中风发病前，患者常有头目眩晕，言语不清，一侧肢体运动无力等先兆症状，需要及时就医，尽早做出诊断，及时进行治疗。

不论是外感病还是内伤杂病的初期，由于邪未深入，脏腑气血未伤，病情轻浅，正气未衰，因此，诊治越早，疗效越好。否则容易延误病情，丧失治疗良机，使病邪步步深入，加重病情，乃至危及生命。

（二）防止传变

1. 阻截病传途径

根据不同疾病的传变规律，及时采取适当的防治措施，截断其传变途径，这是阻断病情发展或恶化的有效方法。如根据伤寒病的六经传变规律，太阳病是外感伤寒侵犯体表的早期阶段，因此太阳病的有效治疗是伤寒病早期诊治的关键。

2. 先安未受邪之地

根据疾病传变规律，对尚未受邪而可能被传及之处，事先予以调养充实，实施预见性治疗，可以控制疾病的传变或恶化。如《金匮要略》中说："见肝之病，知肝传脾，当先实脾。"临床上治疗肝病时常配合健脾和胃之法，就是要先补脾胃，使脾气旺盛而不受邪，以防止肝病传脾。

三、愈后防复

愈后防复，是指在疾病初愈、缓解或痊愈时，重视善后调理，预防疾病复发或病情反复。

患者初愈后，正气尚虚，邪气留恋，生理功能尚未完全恢复，要注意休息、畅达情志、合理饮食、避邪防劳，以免旧病复发。若病人精神负担较重,应"告之以其败，语之以其善，导之以其所便，开之以其所苦"，对患者采取启发开导的方法，消除患者的思想顾虑，树立战胜疾病的信心。

中医治病主张三分治七分养，充分发挥人体的自愈能力来恢复健康。比如心血管病患者不仅要注意避免饱食、饮酒、过度劳累、情绪激动、大便秘结等诱发因素，还要改变不健康的生活方式，注意适量运动、合理膳食、调畅情志、按时服药、定期体检和复诊等，以防疾病复发。

思考

如何理解"未病先防，既病防变"？

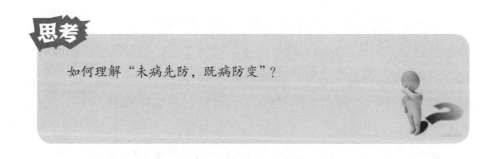

第三节 治则

一、概述

（一）治病求本 基本大法

《素问·阴阳应象大论》中说：“治病必求于木。”治病求本是中医学治疗疾病的指导思想和总原则。中医学强调在治疗疾病时，必须找出疾病的根本原因，抓住疾病的本质进行治疗。

疾病的发生，总是通过若干症状和体征表现出来。这些显露于外，孤立的症状或体征不能完全反映疾病的本质，因而不能作为治疗的依据。比如头痛，可以由外感、血虚、肝阳上亢、痰湿、瘀血等多种原因引起，不能简单地采取止痛法对症治疗，而应当辨证求因，分别采用解表、养血、平肝潜阳、燥湿化痰、活血化瘀等方法进行治疗，即审因论治、治病求本。

中医所说的治病求本，实质上就是辨证治疗。通过辨证，分析认识疾病的病因、病位、病性、病势，再实施根本性的治疗。

治病求本是整体观念与辨证论治在治疗观中的体现，位于治则治法理论体系的最高层次。

（二）治则治法 相随而行

治则，是治疗疾病的基本原则，对临床立法、处方、遣药具有普遍指导意义。正治反治、治标治本、扶正祛邪、调整阴阳、调理气血、调和脏腑及三因制宜等，均属于基本治则。

治法是在一定治则指导下制定的治疗疾病的治疗大法、治疗方法和治疗措施。

治疗大法，是针对一类相同病机的证候而确立的，如汗、吐、下、和、清、温、补、消八法以及寒者热之、热者寒之、虚者补之、实者泻之等，其适应范围相对较广，在治法中位于较高层次。

治疗方法，是针对某一具体证候所确立的具体治疗方法，如辛温解表、镇肝熄风、健脾利湿等。

治疗措施，是对病证进行直接治疗的具体技术、方式与途径，包括药物内服与外用、针灸、按摩、贴敷、熏洗等。

治则是治疗疾病时指导治法的总原则，而治法是治则理论在临床实践中的具体运用。如扶正祛邪为治则，益气、养血、滋阴、补阳等治法就是扶正治则的具体体现；而发汗、涌吐、攻下、清热等治法是祛邪治则的具体体现。

二、七大治则

（一）逆者正治　从者反治

在错综复杂的疾病过程中，有疾病本质与临床征象一致的，也有疾病本质与临床征象不完全一致者，因而产生了正治与反治的差别。《素问·至真要大论》中说："逆者正治，从者反治。"

1. 正治

正治是指采用与证候性质相反的方药进行治疗的法则，又称为"逆治"，适用于疾病的征象与其本质相一致的病证，这是治疗疾病的常规思路。

（1）寒者热之：是指用温热方药或具有温热功效的措施而治疗寒性病证的治法。如治疗表寒证用麻黄汤、桂枝汤等辛温解表方药，治疗里寒证用理中汤、四逆汤等辛热温里方药或是艾灸关元穴等方法。

（2）热者寒之：是指用寒凉方药或具有寒凉功效的措施而治疗热性病证的治法。如治疗表热证用银翘散、桑菊饮等辛凉解表方药，治疗里热证用白虎汤、承气汤等苦寒清里方药。

（3）虚则补之：是指用补益方药或具有补益功效的措施而治疗虚性病证的治法。如肺脾气虚证用四君子汤，血虚证用四物汤等。

（4）实则泻之：是指用攻伐方药或具有攻伐功效的措施而治疗实性病证的治法。如阳明腑实证用大承气汤泻下通腑，血瘀证用血府逐瘀汤活血化瘀。

2. 反治

反治是指顺从病证的外在假象治疗的法则，采用的方药性质与病证中假象的性质相同，又称为“从治”。当病情发展比较复杂，处于危重阶段，病变本质与临床表现不完全符合而出现假象时，使用反治（方药的性质与证候本质仍是相反的）。

（1）热因热用：是指用温热方药或具有温热功效的措施来治疗真寒假热证。如虚寒证，由于阳气虚极，阴寒之气壅闭于内，逼迫阳气浮越于外，反而表现为身热、面赤、口渴等症，但其症身热却喜盖衣被，面红却颧浮如妆，口渴而喜热饮，说明疾病本质是真寒。治疗应采用温热方药来温里散寒，比如《伤寒论》中用通脉四逆汤治疗阴盛格阳之证。

（2）寒因寒用：是指用寒凉方药或具有寒凉功效的措施来治疗真热假寒证。如里热盛极的热厥证，因阳气郁阻于内而格阴于外，表现为手足厥冷、脉沉伏的假寒之象。患者手足虽冷但胸腹灼热，手足冷却想要掀衣揭被，脉象沉伏但数而有力，说明疾病的本质是里热盛极。治疗可以采用《伤寒论》中的承气汤之类来通腑泻热。

（3）塞因塞用：是指用补益、固涩的方药或措施来治疗具有闭塞不通症状的真虚假实证。如有些女孩过度节食减肥后，由于血液亏虚无法下注于子宫，导致血虚经闭。治疗时应当补益气血，而不能采用活血化瘀之法，否则只会雪上加霜，加重病情。

（4）通因通用：是指用通利方药或措施来治疗具有通泻症状的真实假虚证。比如小儿食积后容易发生腹痛腹泻，这是由于食滞内停、阻滞胃肠气机升降而导致的，此时不能用止泻法治疗，而要采用消食导滞攻下之法推荡积滞，食积消除，腹泻自止。

正治与反治，都是针对疾病的本质而治的，同属于治病求本的范畴。病变本质与临床表现相符者，采用正治法；病变本质与临床表现属性不完全一致者，采用反治法。临床上大多数疾病的本质与其征象的属性是一致的，故正治是最常用的一种治疗法则。

（二）标本缓急　分清主次

治标和治本，首见于《素问·标本病传论》。标本是相对的：从邪正关系来说，人体正气为本，致病邪气为标；从病因与症状关系来说，病因为本，症状为标；从疾病先后来说，旧病、原发病为本，新病、继发病为标。

标本先后治则遵循“急则治标，缓则治本，标本兼治”的原则。正所谓“病有本标，治有缓急，知所先后，乃得其宜”。

1. 缓则治本

缓则治本是指病势缓和，病情缓慢，先治其本，针对主要病因、病证进行治疗，本病愈而标病自除。如肺阴虚所致的咳嗽，阴虚为本，咳嗽为标，治疗宜滋阴润燥、润肺止咳，肺阴充足则咳嗽自愈。

2. 急则治标

急则治标是指标病危急时必须先治其标，标病缓解后再治本病。适用于以下情况：在疾病过程中出现危及生命的情况时，或者疾病突发且病情危重，或者疾病过程中出现某些急重症状并影响治疗时，应当先治其标。如妇人产后大出血，尽管出血症状为标，出血病因为本，但如24小时内失血量超过500mL，会继发出血性休克，并易于发生感染。因此，不论何种原因引起的出血，必须以止血治标为首务，待止血后再针对出血之病因治其本。

如发生剧痛、频繁呕吐、不能服药或大小便不通等症时，应采用缓急止痛、降逆止呕、通利二便等治法，先缓解标急再治其本。再如胸痹心痛突发时，表现为心前区、胸骨处憋闷疼痛甚至压榨样绞痛，此时当活血化瘀、行气止痛以治标急，辨证选用血府逐瘀汤、丹参饮等方，或丹参滴丸、速效救心丸等中成药。

3. 标本兼治

标本兼治是指标病与本病错杂并重，标病与本病俱缓或俱急时，应治标与治本兼顾。如参苏饮主治素体脾肺气虚之人，内有痰湿，复感风寒之证。单纯补气容易留邪，仅用发汗解表又伤正气。因此，用发汗力弱的苏叶、葛根宣肺解表，加少量人参扶助正气，再结合化痰、行气之法，补散并用，益气解表。

但“急则治标，缓则治本”的理解不能绝对化。《顾松园医镜》说：“标急则先治其标，本急则先治其本。”本急必须治本，如亡阳虚脱时，急用回阳救逆的方法，就是治本。标缓不代表不治标，虚人感冒患者可在补虚基础上用解表药兼治其标。

区分标病与本病的主次缓急，有利于从复杂多变的疾病过程中抓住主要矛盾，最终达到治病求本的目的，也是中医治疗的原则性与灵活性有机结合的体现。

（三）扶正祛邪　灵活运用

扶正祛邪是针对邪正虚实病机而确立的治疗原则。

扶正，即扶助正气，适用于以正虚为主的虚证或真虚假实证。一般多用于某些慢性疾病，或疾病的后期、恢复期，或素体虚弱之人。虚则补之，扶正固本可采用药物、针灸、推拿、气功、食养、精神调摄、体育锻炼等方法。

祛邪，即祛除邪气，适用于邪实为主的实证或真实假虚证。实则泻之，祛邪重在因势利导，使邪有出路。如医家张从正善用汗、吐、下三法攻邪：邪在肌表者，可解表发汗以透邪外出；邪在里偏上者，如痰涎或食积等，可用吐法，使邪从口中涌吐而出；邪在里偏下者，可用下法，通利二便而邪出。

扶正祛邪的应用，以扶正不留邪、祛邪不伤正为准则。临床疾病错综复杂，须根据病情决定扶正祛邪运用的先后与主次。

1. 扶正祛邪同时运用

适用于正虚邪实并存、虚实夹杂，邪正主次地位大体相当的病证。

（1）虚中夹实：如素体脾胃虚弱者，症见形体消瘦、四肢乏力、食欲减退、胸脘痞闷，或呕吐或便溏，或咳嗽痰色稀白，乃脾胃气虚，纳运失调，湿阻气机所致。治疗上以扶正为主，辅以祛邪，可用参苓白术散补气健脾，祛湿理气以止泻、止咳，标本同治。

（2）实中夹虚：若患者在发高烧的同时，伴有口干渴、乏力、少气等症时，治疗上以祛邪为主，兼顾扶正，可用白虎加人参汤治疗，清热的同时兼顾益气生津。

2. 扶正祛邪先后使用

当正邪力量不均时，需要根据虚实的轻重缓急而变通使用扶正与祛邪，分清先后。

（1）先祛邪后扶正：即先攻后补。适用于邪盛正虚，但正气尚可耐攻的病证。如瘀血所致的崩漏证，瘀血不去，则崩漏难止。瘀阻胞宫之病因为本，崩漏难止之症状为标。如果此时补血止血，反而易闭门留邪，加重瘀阻；故应先逐瘀止血，然后补血养血。

（2）先扶正后祛邪：即先补后攻。适用于机体过于虚弱，正气虚衰严重，病邪虽然盛实但不危急的虚实错杂证。如某些虫积患者，因久病正气大虚，不宜即行驱虫，此时若祛邪非但邪气难除，反而更伤正气；必须先健脾和胃以扶正，使正气得到一定程度恢复后，再给予驱虫消积以攻邪。

扶正与祛邪，相互为用又相辅相成。正所谓正胜邪自去，邪去正自安。

（四）调整阴阳　以平为期

调整阴阳，是针对阴阳失调病机而制定的治疗原则。

1. 损其有余

即“实则泻之”，适用于人体阴阳失调中阴或阳偏盛的实证。

根据阴阳对立制约原理，对“阳胜则热”所致的实热证，治疗用寒凉药物以清泻阳热的偏盛，即“热者寒之”。对“阴胜则寒”所致的实寒证，用温热药物治疗以消除其阴寒的偏盛，即“寒者热之”。

如果由于阳偏盛导致阴气亏虚，出现“阳胜则阴病”，此时要注意在清热的同时兼顾补阴；如果由于“阴胜则阳病”，在阴偏盛的同时导致阳气不足，此时要注意在散寒的同时兼顾补阳。

2. 补其不足

即“虚则补之”，适用于人体阴阳失调中阴或阳偏衰的虚证。

（1）阳病治阴、阴病治阳：语出《素问·阴阳应象大论》，是根据阴阳相互制约的关系而确立的治法。对“阴虚则热”所出现的虚热证，采用“阳病治阴”的原则，补阴以制阳。“阳病”指的是阴虚导致阳气相对偏亢，治阴即补阴之意。六味地黄丸用以治疗肾阴虚的虚火上炎之证，即王冰所谓的“壮水之主，以制阳光”。对“阳虚则寒”所出现的虚寒证，采用“阴病治阳”的原则，补阳以制阴。“阴病”指的是阳虚导致阴气相对偏盛，治阳即补阳之意。金匮肾气丸用以治疗畏寒肢冷、腰膝冷痛、水肿、泄泻等肾阳虚证，即王冰所说的“益火之源，以消阴翳”。

（2）阳中求阴、阴中求阳：是根据阴阳互根互用原理而确立的治法。明代张介宾提出“阴中求阳”与“阳中求阴”以治疗虚热证和虚寒证。治疗真阴不足之证用左归丸，在滋阴剂中适当佐以补阳药，即“阳中求阴”，阴得阳升则泉源不竭。治疗命门火衰的肾阳虚证用右归丸，在助阳剂中适当佐以补阴药，即“阴中求阳”，使阳得阴助、生化无穷。

（3）阴阳双补：是针对阴阳两虚证而确立的治法，须兼顾不足，分清主次。久病体弱者，冬不耐寒、夏不耐热，畏寒肢冷、潮热盗汗兼而有之，虚寒与虚热并存。治疗时要滋阴补阳双管齐下，以龟鹿二仙胶为代表方。

（4）回阳救阴：是针对阴阳亡失而确立的治法。亡阳者，治以回阳固脱；亡阴者，治以救阴固脱。阴阳亡失实际上都是人体内阴阳二气的突然大量脱失。因此，治疗时都要兼以峻剂补气，须用人参大补元气、救逆固脱。回阳救逆临床常用参附注射液，益气养阴固脱常用生脉注射液，都含有人参。气脱导致大汗淋漓，也要注意使用止汗收摄药，如山茱萸、五味子等。

（五）调理气血　相互为用

调理气血是针对气血失调病机而确立的治疗原则。

1. 调气

（1）补气：适用于气虚证。补气主要是补后天肺脾之气，以调补脾胃为重点，临床常用四君子汤以健脾益气。若气虚至极，则需补肾，可选用金匮肾气丸以温阳化气。

（2）调理气机：适用于气机失调的病证。气滞者宜行气，气逆者宜降气，气陷者宜补气升气，气闭者宜顺气开窍通闭，气脱者则宜益气固脱。同时还须注意顺应脏腑气机的升降规律，如肝气郁结者可用逍遥散、柴胡疏肝散调理，中气下陷证常用补中益气汤治疗等。

2. 理血

（1）补血：适用于血虚证。补血须注意调补心、肝、脾胃、肾等脏腑的功能，以调补脾胃为重点，如归脾汤、四物汤均为临床常用的补血方。

（2）调理血行：血液运行失常的基本病变主要有血瘀、出血等，治疗血瘀宜活血化瘀，因血寒而瘀者宜温经散寒行血；出血者宜止血，根据出血的不同病机而采用清热止血、温经止血、补气摄血、化瘀止血、收涩止血等治法。

3. 调理气血关系

气与血关系的失调，主要有气血两虚、气虚血瘀、气滞血瘀、气不摄血以及气随血脱等病理变化。

气血两虚者，宜气血双补。气虚生血不足而致血虚者，宜补气为主，辅以补血；血虚导致气虚者，宜养血为主，酌加补气。如八珍汤是治疗气血两虚证的常用方，为四君子汤和四物汤的复方，益气与养血并重。

气虚行血无力而致血瘀者，宜补气为主，辅以活血化瘀；肝失疏泄、气滞不通而致血瘀者，宜行气为主，辅以活血化瘀。清代名医王清任创制的补阳还五汤，重用生黄芪益气活血，再配合少量活血通络之品，用来治疗气虚血瘀之中风半身不遂；他还创制了血府逐瘀汤，作为行气活血的代表方，主治胸中血瘀证，加减化裁广泛用于血瘀气滞而引起的多种临床病证。

气虚不能摄血者，以补气为主，佐以收涩止血之剂等，如脾不统血之崩漏、便血之证，可用归脾汤治疗。

气随血脱者，先用独参汤益气固脱以止血，待病势缓和后再补血。

气血同病者，须把握“调气为上，调血次之”的原则。《医宗必读·水火阴阳论》明确指出：“气血俱要，而补气在补血之先，阴阳并需，而养阳在滋阴之上。”

（六）调和脏腑　兼顾关系

调和脏腑是针对脏腑功能失调而制定的治疗原则，以调和脏腑的阴阳气血、顺应脏腑的生理特性、调和脏腑的相互关系为原则。

1. 调和脏腑的阴阳气血

调和脏腑首先要调整脏腑阴阳气血失调的状态。如肝之阴阳气血失调，主要侧重于肝气、肝阳常有余，肝阴、肝血常不足。肝气郁结者宜疏肝理气；肝火上炎者宜清泻肝火；肝血虚者宜补养肝血；肝阴不足者宜滋养肝阴；肝阳上亢化风者宜滋养肝肾、平肝熄风潜阳等。

2. 顺应脏腑的生理特性

脏腑的生理特性是对其生理功能的概括。如脾主运化，其气主升，胃主受纳，其气主降；脾喜燥而恶湿，胃喜润而恶燥。治疗脾病宜用益气升提、苦温燥湿之剂，慎用阴寒之品，以免助湿伤阳；治疗胃病宜用消食和胃、降气止呕、甘寒生津之剂，慎用温燥之品，以免伤胃阴。

再如用泻黄散治疗脾胃蕴热所致的口臭口疮、烦渴易饥之症。用石膏、栀子清热泻火，配伍藿香芳香醒脾、防风疏风散热，清泻与升散并用且重用升散药，以健脾助运，恢复脾之运化、升清。

3. 调和脏腑的相互关系

（1）根据脏腑相互关系调和脏腑。

脏病治腑：脏实泻其腑，如心火上炎之证，可通利小肠以直泻心火，用导赤散使心经之热从小便而出，心火自降。

腑病治脏：腑虚补其脏，如膀胱气化无权而致的小便频数，甚则遗尿，用补肾固涩之法治之。

脏腑同治：如脾与胃纳运相得，燥湿相济，升降相因，脾病胃病常相互影响，治疗应脾胃同治。

（2）根据五行生克规律调和脏腑。

（七）三因制宜　整体治疗

三因制宜是因时、因地、因人制宜的统称。疾病的治疗应充分考虑天、地、人的特性和差异对疾病的影响，制定最适宜的治疗方法。

1. 因时制宜

因时制宜，即根据自然界的时令气候特点和年、月、日的时间变化规律而论治。

《素问·六元正纪大论》中说："用寒远寒，用凉远凉，用温远温，用热远热，食宜同法。”说明治疗用药或饮食调摄必须根据四季气候变化而调整。春夏季节，气候由温渐热，阳气升发，人体腠理疏松而易于汗出，即使外感风寒，也应慎用麻黄、桂枝等发汗力强的辛温发散之品，以免耗伤气阴；秋冬季节，气候由凉变寒，人体腠理致密，阳气内藏，用药或饮食应避免过于寒凉。此时若患热证，也当慎用石膏、黄连等寒凉之品，以防苦寒伤阳。此外，人体因四时所受邪气不同，治法与用药亦有差别。如春天风温宜辛凉解表，夏季暑热夹湿宜清热解暑化湿，秋天外感秋燥宜辛凉润燥，冬季易感风寒宜辛温解表。

人有悲欢离合，月有阴晴圆缺。人之气血，月满则盈，月亏则虚。月圆前后，人体血气旺盛，情绪易于激动，易见出血性疾病、精神疾病。《素问·八正神明论》提出了“月生无泻，月满无补”的治疗原则。如治疗妇女月经不调，可以参照月经的周期节律以及气血的盛衰变化而施治。

中医治疗还讲究择时服药，清晨至上午阳气升发，发汗解表药、益气升阳药、利水祛湿药宜在此时服用；下午和晚上阳气衰减、阴气上升，适合服用滋阴生津药、养血安神药。

2. 因地制宜

因地制宜，指根据不同的地域环境特点，制定适宜治法和方药的原则。

在治疗方法和药物选择方面，还要考虑地域环境所造成的差异性。我国西北地区，气候寒燥，阳气内敛，人们腠理致密，外感风寒居多，常用麻黄、桂枝等辛温解表峻剂，药量也偏重。东南地区，气候温暖潮湿，阳气容易外泄，人们腠理较疏松，外感风热居多，常用桑叶、菊花、薄荷等辛凉解表药；若感受风寒，多用荆芥、防风等发汗解表轻剂，药量宜轻。

3. 因人制宜

因人制宜，指根据患者年龄、性别、体质等不同特点，来考虑治疗用药。

（1）年龄：小儿生机旺盛，但脏腑娇嫩，气血未充，《小儿药证直诀》谓小儿“五脏六腑，成而未全……全而未壮”，脏腑调节能力还不健全，常因感受外邪或饮食所伤而发病，当重视宣肺散邪和调理脾胃功能。治疗小儿疾病，药量宜轻，疗程宜短，忌用峻剂和补剂。小儿属“稚阴稚阳”之体，不论用温热剂还是苦寒剂，均应中病即止。因苦寒之品易伐小儿生生之气，辛热之属则易损真阴。

青壮年气血旺盛，脏腑充实，病发多由于邪正相争剧烈而多表现为实证，可侧重于攻邪泻实，药量亦可稍重。

中年人处于生机由盛渐衰的转折时期，精血暗耗，阴阳渐亏，故容易出现脏腑机能失调的病理特点。所以治疗中年人疾患，要及时补益精血阴阳，注意调理脏腑机能，张景岳提出“中兴论”，认为“人于中年左右，当大为修理一番，则再振根基，尚余强半。”

老年人生机减退，气血日衰，脏腑功能衰减，病多表现为虚证，或虚中夹实；治疗上多用补虚之法，或攻补兼施，用药量应比青壮年少，中病即止，以免更伤正气。《温疫论·老少异治论》对此有精辟论述：“凡年高之人，最忌剥削。设投承气，以一当十；设用参术，十不抵一。盖老年荣卫枯涩，几微之元气易耗而难复也……所以老年慎泻，少年慎补，何况误用也。亦有年高禀浓，年少赋薄者，又当以权，勿以常论。”清代医家叶天士也强调，对老年病的治疗应审体质、保真气、慎劫夺。

（2）性别：治疗用药还必须考虑男女在生理、病理的不同特点。男子以肾为先天，精气易虚，患有精神疾患及性功能障碍等病证，宜在调肾基础上结合具体病机而治。

女子以肝为先天，气有余而血常不足，在临床治疗中应特别注意女性患者是否有肝郁、血虚之证。女性的生理特点决定了其在临床上易患经、带、胎、产诸疾及乳房、胞宫之病。月经期、妊娠期用药时，当慎用或禁用峻下、破血、重坠、开窍、滑利、走窜伤胎或有毒药物；带下病以祛湿健脾为主；产后诸疾则应考虑气血亏虚、恶露留存的特殊情况，治疗时兼顾补虚、化瘀。如成年女性停经，必须先排除怀孕后再考虑活血化瘀。

（3）体质：体质是治疗的重要依据。个体的体质有强弱之分、寒热之别，因此，还要注意根据体质差异而进行个体化治疗。

《素问·五常政大论》曰：“能毒者以厚药，不胜毒者以薄药。”一般而言，体质强者，病证多实，能够耐受攻伐，治疗宜攻邪，用药量宜重；体质弱者，病证多虚或虚实夹杂，体虚而不耐攻伐，治疗宜补虚，若属虚实夹杂，则攻伐药量宜轻。

体质差异使病情随体质变化而发生“从化”。偏于阳盛或阴虚体质者，病证多从体质而“热化”，治疗用药宜寒凉而慎用温热；偏于阴盛或阳虚体质者，病证多从体质而“寒化”，治疗用药宜温热而慎用寒凉。正如《伤寒论·伤寒例》中所说：“况桂枝下咽，阳盛则毙；承气入胃，阴盛以亡，死生之要，在乎须臾。”

“因人制宜”的核心就是把握体质的特异性，使治疗个体化。个体化诊疗是因人制宜的精华，也是中医辨证论治的精髓所在。

三因制宜治则充分体现了中医治病的整体观念和辨证论治在实际应用上的原则性和灵活性。

思考

1. 人们常说“中医治病治根”，你是如何理解这句话的？

2. 三因制宜反映出中医的什么基本思想？

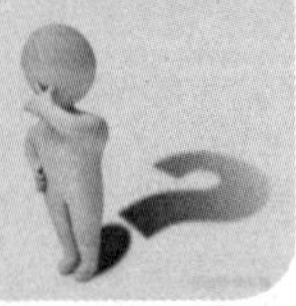